# 中宁枸杞职业技能等级证书鉴定用书

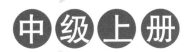

《中宁枸杞职业技能等级证书鉴定用书》编委会 主编

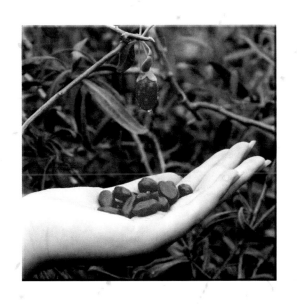

黄河出版传媒集团
阳光出版社

图书在版编目（CIP）数据

中宁枸杞职业技能等级证书鉴定用书：中级：上下
册 / 本书编委会主编. -- 银川：阳光出版社，2023.12
ISBN 978-7-5525-7230-8

Ⅰ. ①中… Ⅱ. ①本… Ⅲ. ①枸杞－职业技能－鉴定
－教材 Ⅳ. ①R282.71

中国国家版本馆CIP数据核字(2024)第012842号

## 中宁枸杞职业技能等级证书鉴定用书　中级　上下册

《中宁枸杞职业技能等级证书鉴定用书》编委会　主编

责任编辑　马　晖
封面设计　马春辉
责任印制　岳建宁

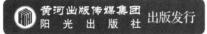

出 版 人　薛文斌
地　　址　宁夏银川市北京东路139号出版大厦（750001）
网　　址　http://www.ygchbs.com
网上书店　http://shop129132959.taobao.com
电子信箱　yangguangchubanshe@163.com
邮购电话　0951-5047283
经　　销　全国新华书店
印刷装订　宁夏云成印刷包装有限公司
印刷委托书号　（宁）0028381

开　　本　787 mm×1092 mm　1/16
印　　张　20.25
字　　数　280千字
版　　次　2023年12月第1版
印　　次　2023年12月第1次印刷
书　　号　ISBN 978-7-5525-7230-8
定　　价　88.00元

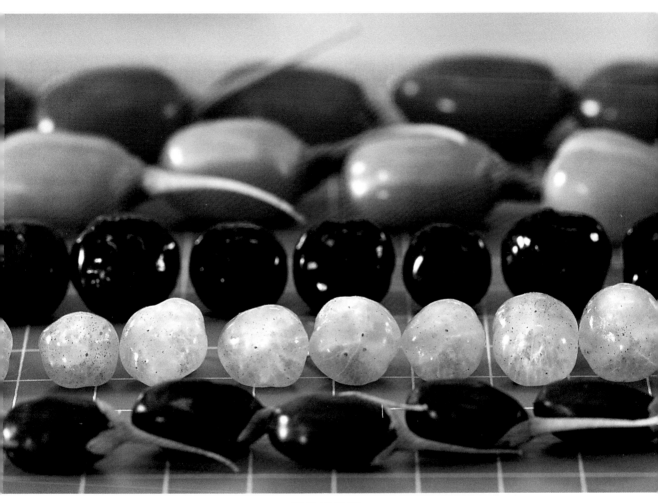

杞鑫五色果

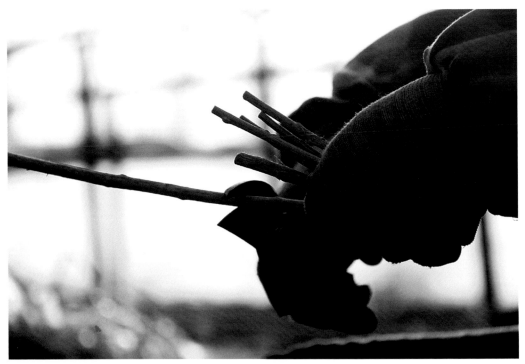

插条制作

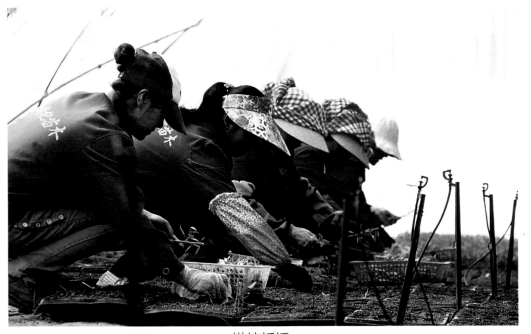

嫩枝扦插

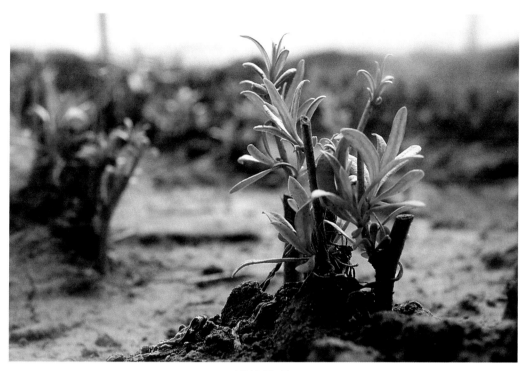

嫩枝发芽

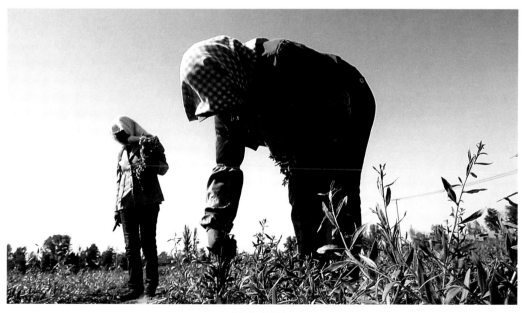

除杂提纯

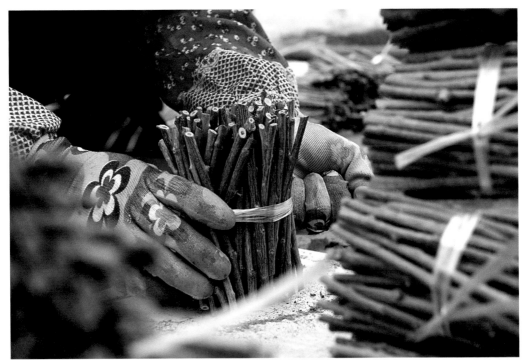

插条制作

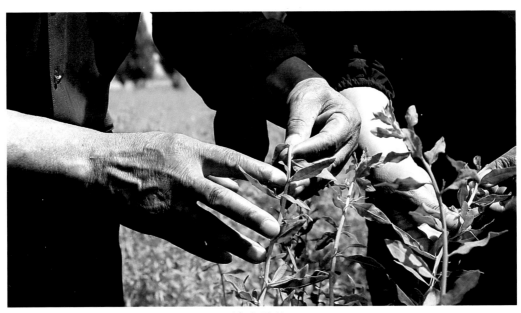

纯度验收

# 前　言

职业教育是指为适应社会经济发展和人力资源需求，而专门培养、提高和更新劳动者职业技能、职业素养和创新能力的教育活动。它既为专业人才培养提供了必要的知识和技能，还为社会需求提供了对口的专业人才，解决了企业用人的需求，推动了社会的发展和经济的繁荣。简言之，既解决了人员就业，又解决了社会需求。

枸杞是宁夏极具优势的地方特优产品，自古以来享誉海内外，宁夏枸杞是国家药典唯一入选的枸杞，宁夏中宁县是国务院命名的"枸杞之乡"。"天下黄河富宁夏，中宁枸杞甲天下"。枸杞既是宁夏亮丽的名片，又是宁夏的支柱产业。枸杞产地由卫宁平原发展到清水河黄河流域，几乎覆盖了宁夏全境。

与此同时，随着枸杞药食同源的发展，枸杞越来越受到社会各界的重视，枸杞的种植也由过去的宁夏及宁夏周边地区，发展为当今中国北方大部分地区广泛种植，如青海、甘肃、新疆、内蒙古等地的发展势头十分强劲。尤其是三年疫情的暴发，人们越来越认识到人体免疫力的重要性，作为可以提高人体免疫力的中药材枸杞，引起人们更加重视，这必将加强宁夏枸杞产业的迅猛发展。

在这样的背景下，枸杞产业急需大批专业人才：从枸杞育种、种植枸杞、管理枸杞、采摘枸杞，到烘干枸杞、储藏枸杞、运输枸杞、经营枸杞，再到加工枸杞、枸杞基础研究等各个环节，都需要专业人才的培养和使用。

鉴于此，我们编写了这部《中宁枸杞职业技能等级证书鉴定用书》，意在为枸杞职业技能等级鉴定而定制开发的标准用书。

整套书分为初级、中级、高级三个等级。每个等级分为上、下两册。

初级主要内容是枸杞概况：上册包括枸杞的主要生物学特性、枸杞的养生功能、枸杞的药用价值、宁夏枸杞的成名史、枸杞的栽培历史、革新与传播；下册包括枸杞市场与市场化经营、枸杞产品的加工、有机枸杞的种植发轫和标准化、甲骨文和诗经中的枸杞、古文古诗中的枸杞。

中级级主要内容是枸杞栽培：上册包括枸杞生长的规律、生态环境对枸杞生长的影响、枸杞苗圃、枸杞园建立；下册包括；枸杞园的管理、枸杞树的整形与修剪、枸杞病虫害的防治、枸杞主要病虫害防控原则与措施、枸杞采收制干与包装贮存。

高级主要内容是枸杞科研：上册包括枸杞优良品种的科学培育研究、枸杞功效功能产品研究、枸杞功能基因组学研究现状及研究前景、果实胚胎发育研究；下册包括"锁鲜"枸杞关键技术攻关与转化应用、"枸杞原浆"关键技术攻关与转化、"枸杞籽油"提取技术研发与转化、枸杞糖肽的科学研究、野生红果苦味枸杞种植研究的最高进展。

需要说明的是：

一、本用书所涉及的内容、观点、出处、数据、事实、科研、文化，均有案可稽，参考了枸杞方面公开出版的大量书籍和科研资料。因为是教材而非科学论文，按照教学用书的一般规则要求，不做印证注明。

二、章节的选择使用，主要是相关的职业内容。章，是一个独立的个体内容；节，是章中的一个部分，并非课时的安排。章节的长短，因内容的不同而长短也有所不同，有的较长，有的较短。建议教师在教学时，可根据每章节的具体内容安排课时，该安排几个课时就安排几个课时，不必拘泥，更不必生搬硬套。

三、为了学习者能够熟练掌握最基本的知识要点，每章课后出有思考练习题。

四、本书是迄今为止第一次较为全面整理出的有关枸杞古诗文的精华。书中涉及的古代典籍，较为深邃的地方做了标明解释和欣赏。有难度的地方附加了扼要的现代译文。一般明白的古白话不作翻译解释。

五、这套枸杞职业技能等级用书，既是专业学校学院学员的专业学习考试用书，也是社会上从事枸杞行业专业人员的等级技能考核用书。

本书的编写是一项开拓性工作，需要完善的地方还有很多，在教学实践中肯定会发现许多不足和需要改进的地方。敬请教师学员社会各界人士提出宝贵意见，以便进一步完善，为培养枸杞专业人才贡献力量。

编者

2023 年 4 月

银川撰写，北京修改。

# 目　录

第一章　枸杞的生长规律 ……………………………………… 1

　　第一节　根系的生长规律 …………………………………… 1

　　第二节　芽与枝叶的生长规律 ……………………………… 6

　　第三节　花芽的分化规律 …………………………………… 11

　　第四节　开花坐果的规律 …………………………………… 14

　　第五节　果实生长发育的规律 ……………………………… 18

　　第六节　营养物质的合成与利用 …………………………… 23

　　第七节　枸杞的物候期 ……………………………………… 27

　　第八节　枸杞的生命周期 …………………………………… 29


第二章　生态环境对枸杞生长的影响 ………………………… 34

　　第一节　温度的影响 ………………………………………… 34

　　第二节　光照的影响 ………………………………………… 44

　　第三节　水分的影响 ………………………………………… 52

　　第四节　土壤的影响 ………………………………………… 59

　　第五节　其他因素的影响 …………………………………… 68

　　第六节　枸杞的抗逆性 ……………………………………… 75

**第三章　枸杞苗圃** ································· 79

第一节　苗圃的建立 ································· 79

第二节　枸杞实生苗的繁育 ·························· 83

第三节　自根苗的繁育 ······························ 87

第四节　苗木出圃 ································· 109


**第四章　枸杞园建立** ······························ 113

第一节　园地选择的原则 ···························· 113

第二节　枸杞园的规划 ······························ 121

第三节　枸杞定植技术 ······························ 125

# 第一章 枸杞的生长规律

## 第一节 根系的生长规律

**一、根系的分类**

枸杞根系是枸杞的重要器官之一，主要分为实生根系、茎源根系、根蘖根系三大类。

实生根系是从种子的胚根发育而来的根系被称为实生根。其特点：一般主根发达、分布较深，对根际环境有较强的适应能力，个体之间的差异较大。

茎源根系是用枝条进行繁殖时，根系起源于茎上的不定根，被称为茎源根系。其特点：主根不发达，分布较浅，对根际环境的适应能力，不如实生根系。因来源于同一品种或母本，其个体之间差的异较小。

根蘖根系是在根段（根蘖）上形成不定芽，并发育为根系，最后形成独立的植株，被称为根蘖根系。其特点：与茎源根系相似。

**二、根系的结构**

枸杞根系包括主根、侧根和须根三个部分：由种子胚根发育而成的根系被称为主根，在其上面着生出的粗大分支被称为侧根，侧根上形成的较细的根系被称为须根。

枸杞实生繁殖的植株有主根，营养繁殖的植株没有主根，只有侧根和须根，其根系来源于母体茎或根上的不定芽。

在枸杞根系生长期间，须根上生长出白色的小根，叫做生长根。一般被分为根冠区、分生组织区、细胞生长区和根毛区。

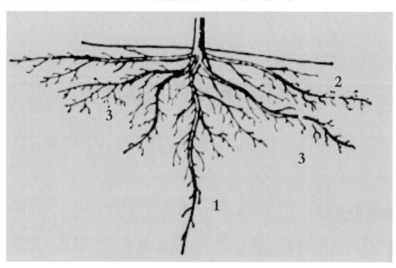

1. 主根； 2. 侧根； 3. 须根。

图 1-1　枸杞根系结构图

### 三、根系的分布

枸杞根系垂直分布范围主要在 20~40 cm 的土层内，分布广度与栽培条件关系极大，栽培条件好的根系有的分布可以达到枸杞树冠的 4 倍以上。

枸杞根系的分布深度和广度与土壤的理化性质、地下水位高低以及栽培管理条件密切相关。土壤肥沃，土层深厚，地下水位较低的砂壤土层，根系分布较深，水平分布范围较小，须根较少；土壤贫瘠，土层较薄，地下水位高的土地，垂直生长受阻，根系分布较浅，水平分布范围较广，须根较多。

经多年观察发现：1 年生的枸杞扦插苗，水平根长达 2.34 m，是其树冠直径的 4.21 倍；5 年以上枸杞树的水平根生长能超过 10 m。

### 四、根系的生长动态

枸杞根系生长在一年中经历着周期性变化。经多年观察发现：在宁夏平原地区，20 cm 土层内，土温到达 1 ℃时根系开始活动，土温到达 7 ℃时新根开始生长，土温到达 15~25 ℃生长量最大，土温到达 26 ℃以上根系进入夏季休眠期；秋季土温降到 25 ℃以下时，枸杞根系进入第二次生长；11 月上旬进入休眠。

由此得知：枸杞根系在年生育期有两次生长现象，即春季（4—6 月）生长和秋季（8—10 月）生长。幼龄枸杞（3 年以下）由于代谢旺盛，生命力强，生长、开花、结果相继不断，两次根系生长现象并不明显。

### 五、根系的更新规律

枸杞根系的生命周期变化与地上部枸杞树有着相似的特点，同样经历着发生、发展、衰老、死亡与的更新过程。

枸杞定植后，在伤口和根颈以下的粗根上首先发生新根，2~3 年内垂直生长旺盛，开始结果后即可到达最大深度。此后以水平伸展为主，同时在水平骨干根上再发生垂直根和斜生根，根系占有空间呈波浪式扩大，在结果盛期根系占有空间最大。

吸收根的死亡与更新在枸杞根系生命的初始阶段就已发生。随之而来的是须根和低级次骨干根也发生着更新现象。当枸杞树进入结果后期或衰老期，高层次骨干根也会进行更新。

随着枸杞树年龄的增长，根系更新呈向心方向进行，根系占有的空间也呈波浪式缩小，直至大量骨干根死亡。

对于经营枸杞园的种植户来说，在枸杞树盛果期以后，就要考虑整个杞园的更新，而不需等到枸杞根系及枸杞树衰老阶段再进行，那样会贻误发家致富的时机。

### 六、影响根系生长的因素

枸杞根系的生长依赖于地上有机营养的供应，包括枸杞根系所需的养分、水分的吸收运输和合成所需的能量物质，都有赖于地上有机营养的供应。在枸杞树新梢旺盛生长期间，新梢下部叶片制造出的光合产物，主要运输到枸杞树根部。因此，有节奏和适度地增加枸杞树新梢生长，对维护枸杞树根系的正常生长是必不可少的。结果太多或叶片损伤都会引起有机营养的供应不足，从而抑制枸杞树根系的生长，即使加强肥水也极难奏效。

研究表明，影响枸杞树根系生长的环境因素，主要是土壤温度、土壤组成和土壤营养。

#### （一）土壤温度

枸杞树根系在最适宜温度下生长最快。不同种类的枸杞树其根系最适温度也存在差异。但对大多数枸杞品种，根系的适宜生长温度为 20~26 ℃，宁夏枸杞根系生长最适宜的温度为 22 ℃。尽管因试验取材不同、方法各异，现有枸杞根系与温度关系的研究结果并不完全一致，但适宜温度除了与遗传因素有关外，土壤通气和水分条件也影响根系要求的温度条件。

#### （二）土壤组成

土壤是由固相（土壤质粒）、液相（水分）、气相（空气）等三相物质组成的。研究表明，生长在 30%~40% 固相、18%~40% 液相和 12%~36% 气相土壤中的宁杞 1 号，根系发育良好。

水分也会影响枸杞根系生长，当土壤可利用水分下降时，首先是枸杞根系细胞分裂速度降低，短期内根毛密度加大，然后就停止生长、木栓化，直至吸收根系死亡。通常情况下，土壤最大田间持水量的 50%~70% 是最适宜枸杞根系生长的持水量。当最大田间持水量在 15% 以下时，根系生长量下降，生长会受到抑制。不同种类枸杞在水分胁迫下，根系停长的早晚和木栓化快慢不同，宁夏枸杞树在停止灌水后的 7~8 d 根系停止生长，但云南枸杞根系木栓化和叶片萎蔫早期发生，这是植物对干旱性的反应；灌水后再生新根，云南枸杞约为 4 d，宁夏枸杞需要 10~15 d 才能再生新根。需要注意的是大气突然干旱也会对根系生长产生抑制作用。

土壤通气性不良影响枸杞树根系的生理功能和生长，氧气不足时，枸杞树根和根际环境中的有害物质会增加，枸杞树根系正常生长要求 10% 以上的 $O_2$。此外，土壤的通气性还必须考虑 $CO_2$ 的含量影响，一般大于 5%，根系生长就会受到抑制。$CO_2$ 的含量常与根系呼吸、土壤微生物及有机物含量有关，枸杞根系过密或枸杞园作物以及杂草的根系过密也会造成土壤 $CO_2$ 过高，常常导致根系死亡。土壤干旱瘠薄时要求的土壤体积大，这样才能保证枸杞树体得到足够的水分和养分。枸杞树根系的合理密度为 0.8~5.0 cm/cm$^3$。

### （三）土壤养分

一般情况下，土壤的养分不像水分、温度和通气条件那样成为根系停止生长，乃至死亡的因素。但肥沃的土壤根系发育良好，吸收根多，持续活动时间长。氮和磷刺激根系生长，不同的氮素形态影响不同。硝态氮使枸杞根生长细长，侧根分布广；铵态氮使枸杞根生长短粗而丛生。缺钾对根的抑制比枝条严重。钙、镁的缺乏使根系生长不良。土壤中的其他矿质也会影响 pH 的变化，从而影响根系的生长。

# 第二节　芽与枝叶的生长规律

### 一、芽的形成与分化

枸杞树芽的是枝、叶、花蕾等器官的原始体，由其萌发抽枝、长叶、现蕾等进行植株个体生长发育。枸杞树的芽依其发育形态和着生部位的不同，有定芽与不定芽、叶芽与混合芽之分。

定芽是在枝条上有明显的固定位置，如枝梢的顶芽和枝条节间处的芽眼，侧枝多由此萌发而来，由侧枝上分生细侧枝上的定芽长叶现蕾，随着枝龄的增长，芽眼圆而突起，形似"鸡眼"。

不定芽是在枝条基部有芽点，但既不发叶也不长枝，当修剪短截后，这些芽点才萌发新枝长出叶片。

叶芽是只长叶片不现蕾。

混合芽是在同一芽眼生叶现蕾或抽生新的侧枝。

枸杞芽的萌生力强，一年生枝的萌芽率达 76%，由发芽而形成枝条的成枝率为 6%~8%，当年生枝条上能连续萌发二次枝和三次枝。在同等气候条件下，幼龄植株比成龄植株萌芽早 5~7 d，同一植株，树冠上部枝条的萌芽期比树冠下部枝条的萌芽期早 3~5 d。

### 二、芽的特征

#### （一）芽的异质性

枝条不同部位的芽体形成期，其营养状况、激素供应及外界环境条件不同，造成了它们在质量上的差异，称为芽的异质性。通常，枝条如能及时停长，顶芽质量最好。秋季形成的顶芽时间晚，有机营养积累时间短，芽多不饱满，甚至顶芽尚未形成，由于温度降低，也会使其停止生长。腋芽质量主要取决于该节叶片的大小和提供养分的能力，因为芽形成的养分和能量主要来自该节叶片，所以，枝条基部和先端芽的质量较差。高质量的芽在相同条件下萌发早，抽生的新梢健壮，生长势强。

### （二）芽的早熟性和晚熟性

枸杞新梢上的芽当年就能大量萌发并可连续分枝，形成二次梢或三次梢，大多数枸杞品种都具有这种特性。有些枸杞品种的芽，一般情况下萌发缓慢，新梢也不能分枝，称为芽的晚熟性，如云南枸杞具有晚熟性。具有早熟性芽的枸杞进入结果期早，且采收期长；晚熟性芽结果期较晚，主要以秋果为主。

### （三）萌芽力与成枝力

枝条上的芽能抽生枝叶的能力叫萌芽力，以萌发芽占总芽数的百分比表示。萌发的芽可生长为长度不等的枝条，把抽生长枝的能力叫成枝力，以长枝占总萌发数的百分比表示成枝力。通常把大于 15 cm 的枝条作为长枝的标准，根据调查的目的和品种，可以提高或降低这一标准，但不应该小于 5 cm。

萌芽力与成枝力因品种而异，宁夏枸杞的萌芽力和成枝力较强，黑果枸杞的萌芽力和成枝力较弱。

### 三、枝的伸长生长与加粗生长

枝条多由定芽萌发伸长而形成，是形成枸杞主干，主枝和侧枝的原始体，是输送水分、养分和贮存养分的通道和器官。

### （一）伸长生长

枝条伸长生长是通过顶端分生组织分裂和节间细胞的伸长实现的。随着枝条的伸长，进一步分化出侧生叶和芽，枝条形成表皮、皮层、木质部、韧皮部、形成层、髓和中柱鞘等各种组织。从芽的萌发到长成结果枝经过三个时期。

开始生长期：从萌芽至第一片真叶分离。此时期主要依赖上年贮藏的养分。从露绿到第一片真叶展开的时间长短，主要取决于气温的高低。晴朗高温，持续的时间短；阴雨低温，持续时间长。

旺盛期：此阶段枝条生长快，叶片的数量和面积增加也快，所需能量主要依靠当年叶片制造的养分。不同类型枝条旺盛期持续的时间不同，其中，短果枝持续的时间短，徒长枝持续的时间长。

缓慢生长期：由于外界条件的变化和果实、花芽、根系发育的影响，枝梢长至一定时期后，细胞分裂和生长速度逐渐降低和停止，转入成熟阶段。

### （二）加粗生长

树干、枝条的加粗都是形成层细胞分裂、分化和增大的结果。枸杞植株解除休眠是从根颈开始，逐渐上移，但细胞分裂活动却首先在生长点开始，它所产生的生长素刺激了形成层细胞的分裂，所以加粗生长略晚于伸长生长。初始加粗生长依赖上年贮藏的养分，当叶面积达到最大面积的70%左右时，养分即可外运供加粗生长。所以，枝条上叶片的健壮程度和大小对加粗生长影响很大。在生产中，枸杞定干后，主干30 cm以下的芽可暂不抹去，有利于主干加粗。多年生枝的加粗生长则取决于该枝上的长梢数量和健壮程度。随着新梢的伸长，加粗生长也会达到高峰，此时，伸长生长停止，加粗生长也逐渐减弱。枸杞的加粗生长的停滞期比伸长生长晚1个月左右。

### 四、顶端优势

顶端优势是活跃的顶部分生组织、生长点或枝条对下部的腋芽或侧枝生长的抑制现象。枸杞植株有较强的顶端优势，在枝条上表现为上部的芽萌发后能形成新梢，愈向下生长势愈弱，最下部芽处于休眠状态。顶端枝条沿母枝枝轴延伸，愈向下枝条开张度愈大。如果除去先端生长点或延长枝，留下的最上部芽或枝仍沿原枝轴生长。

树冠层性是顶端优势和芽的异质性共同作用的结果。中心干上部的芽萌发为强壮的枝条，愈向下生长势愈弱；基部的芽多不萌发，随着年龄的增大，强枝愈强，弱枝愈弱，形成了树冠中的大枝呈层状结构，这就是层性。不同品种层性差异较大，宁夏枸杞层性明显，中国枸杞和云南枸杞层性不明显。

### 五、叶的形态与结构

叶片自叶原基出现后即开始发育。新形成的叶原基向生长点弯曲，随着芽的萌动逐渐增大、直立，其后逐渐离轴反折生长，在萌发过程中分化出叶柄、托叶和叶身。叶原基的表面有一层分生细胞，称原生表皮，最后长成表皮层，并逐渐分化出气孔。表皮下方的细胞分化为原生形成层和基本分生组织，它们可以分别衍生出形成层和叶肉。新梢基部和上部的叶片较小，中部叶片较大。幼树的叶片比成年树叶片大；树膛内的叶片比外围叶片大；短梢上的叶片比长梢上的叶片大，通常用树冠外部新梢中部的叶片作为该树的代表性叶片。

枸杞的叶片为单叶，新梢早期为单叶互生；后期为三叶并生；多年生枝（极短枝）为5~8片叶簇生。枸杞叶片形状为披针形或椭圆披针形，全缘，叶片基部楔形，叶尖为渐尖或急尖，叶片主脉明显。总之，叶片形态特征是进行分类和识别品种的依据之一。

### 六、叶片的生长发育

枸杞叶片的叶面积开始增大很慢，以后迅速增大，当达到一定值后又逐渐变慢，呈现出 Logistic 曲线。不同种类、不同枝条、不同部位的叶片，从展叶至停止生长所需要的天数并不一样，宁夏枸杞约30 d，中国枸杞20 d左右。新梢基部和上部叶片停止生长早，叶面积小，中部晚，叶面积大。

上部叶片主要受环境影响，基部受贮藏养分影响较大。

枸杞叶片生长初期，其净光合速率（Pn）往往为负值，此后随着叶片增长，Pn 逐渐增高；当叶面积达到最大时，Pn 最大，并维持一段时间；以后随着叶片的衰老和温度下降，Pn 也逐渐下降，直至落叶休眠。

### 七、叶面积指数与叶幕的形成

叶面积指数是指单位面积上所有枸杞叶面积的总和与土地面积的比值。单位叶面积与树冠投影面积的比值，称为投影叶面积指数。枸杞叶面积指数为 3~4 较适合，指数太高，叶片过多相互遮挡，功能叶比率降低，果实品质下降；指数太低，光合产物合成量减少，产量降低。果实不但要求合理的叶片数量，也要求叶片在树冠中分布合理。一般接受直射光的树冠外围叶片具有较高的光合效率，所以，也可以用叶片曝光率表示叶片在树冠中的分布状况。

枸杞叶幕是指同一层骨干枝上全部叶片构成的具有一定形状和体积的集合体。不同的密度、整形方式和树龄，叶幕的形状和体积不同。适当的叶幕厚度和叶幕间距，是合理利用光能的基础。实践研究表明，主干疏层形的树冠第一、第二层叶幕厚度为 20~30 cm，叶幕间距 60 cm。叶幕外缘呈波浪形是较好的丰产结构。

# 第三节　花芽的分化规律

枸杞芽的生长点经过生理和形态的变化，最终构成各种花器官原基的过程，叫花芽分化。为了使枸杞植株尽早开花、结果，就要尽早完成从营养生长向生殖生长的转化，形成数量适当、质量好的花芽，才能保证稳产和优产。

## 一、枸杞花芽分化的过程

枸杞的生长点内开始区分出花或花序原基时叫花的开始分化。花器官各部分原基陆续分化和生长，叫花的发育。从花原基最初形成至各花器官形成完成叫形态分化。在此之前，生长点内进行着由营养生长向生殖状态的一系列的生理、生化转变叫生理分化。不同枝条、不同部位、不同花序的枸杞花芽形态分化的进程各异。在宁夏银川芦花台，枸杞老眼枝上的芽眼花芽分化从4月初开始。花芽分化是从外叶腋开始进行，逐渐向花序中心分化；当年生结果枝的花芽分化随着枝条延长自下而上进行，新梢伸长生长停止（6月下旬）后，花芽分化从主叶腋开始，然后两侧的副叶腋开始分化。枸杞的花芽分化从4月开始，一直持续到9月上旬。因此，枸杞的花芽分化，表现出单花分花期短，速度快等特点，但对一个枝条或一株树来说，有分化持续期长的特点。

枸杞花芽分化过程，按花器外部形态结构变化可分为5个时期。

### （一）花芽分化初期

在新梢生长到 5.7 cm 左右、基部第 5 个节的叶腋突起为小半球形、在显微镜下观察，小半球为花原始体；在老眼枝的花芽萌动前（一般在 4 月初）剥开花芽毡绒层和叶原基，同样可以看到突起的小半球，这一形态的形成表明花芽分化开始。

### （二）花萼期

花原始体逐渐增大，顶部中央平，四周产生突起体，即萼片原始体。约在花原始体出现后 2 d 发生。

### （三）花冠期

花原基继续增大，萼片伸长，在其内侧产生小突起，这是花瓣原始体，在萼片形成约 3 d 后发生。

### （四）雄蕊形成期

花冠原基形成后，在其内侧很快产生新的小突起，即为雄蕊原基。在花瓣原始体后 2 d 发生。

### （五）雌蕊形成期

雄蕊原基形成后，在其中央出现较大突起，中心凹陷，周围突起，发育为雌蕊原基。雌蕊逐渐生长，产生胚珠，花柱伸长到柱头。雌蕊的形成约需 8 d。

## 二、影响枸杞花芽分化的主要环境因素

### （一）光照

光是花芽形成的必需条件，在多种植物上都已证明遮光会影响植物的花芽分化率。枸杞是强阳性植物，低光照成花率和花芽形成量都会降低，花期延长。光的质量对花芽形成也有影响，紫外线抑制生长，钝化 IAA，诱发乙烯产生，促进花芽分化，易于成花。

## （二）温度

温度对植物新陈代谢产生的影响是众所周知的事实，如光合、呼吸、吸收和激素变化等，当然也会对花芽分化发生作用。枸杞对温度的要求不太严格，并且具有较强的耐寒性，在气温到达 16 ℃时，花芽开始分化。随着温度的上升，花芽量逐渐增大。枸杞花芽分化的适宜温度为 17~22 ℃。气温超过 33 ℃时，枸杞花芽分化明显受到抑制。昼夜温差也影响枸杞花芽分化，在有效积温 ≥ 10 ℃的条件下，昼夜温差小，呼吸、蒸腾强度大，有效积累偏少，花芽分化率低；昼夜温差大，有效积温累积多，有利于花芽分化。

## （三）水分

枸杞花芽分化期适度的水分胁迫可以促进花芽分化。枸杞在水分胁迫下花芽开始分化，灌水有利于花的发育，枸杞在花芽分化期土壤水分以 10% 为宜，其他时期要保持 50% 的有效水分。适当干旱可使营养生长受抑制，碳水化合物易于积累，有利于花芽分化。过度干旱则不利于花芽的分化与发育。

## （四）土壤养分

土壤养分的多少和各种矿质元素的比例可以影响花芽分化。缺氮花芽少，影响花芽发育，畸形花比率增加。适当增施钾肥可增大枸杞的花序，提高坐果率。

枸杞是耐盐碱能力很强的植物，对土壤盐碱度适应范围很广。在含盐量为 0.5%~0.9%，pH 为 8.5~9.5 的灰钙土或荒漠土中，枸杞植株能够正常生长发育，并能获取一定的经济效益。

# 第四节　开花坐果的规律

## 一、开花结果的习性

枸杞是两性花，由花萼、花瓣、雄蕊和雌蕊构成。花萼钟状，2 裂；花冠一般为紫红色，漏斗状，先端通常为 5 裂，个别为 4 裂或 6~7 裂；裂片卵形，基部有耳，边缘无缘毛；雄蕊 5 枚，花药椭圆形，淡黄色，花丝长短不齐，略高或略低于柱头；雌蕊子房上位，二室，花柱绿色、丝状。

枸杞是无限花序，一年的开花次数多，花期长，花期可持续 4~5 个月，盛花期每天都有开花，自花芽分化到开花需 20~25 d。气温低、湿度大或阴天，会使开花期推迟。在盛花期，昼夜开花，但白天开花数多于夜间。日气温在 18 ℃时，中午开花数量多；在 18 ℃以上时，上午开花数量多。在弱日照条件下，白天的气温差异不大时，全天各个时段开花数量差异不明显。

## 二、花的开放

花的开放是一种不均衡运动。多数果树的花瓣基部有一条生长带，当它的内侧伸长速率大于外侧时，花就开放。某些植物的花瓣开闭是由细胞膨压变化引起的。枸杞花的开放过程，按其外部形态可以分为以下 5 个时期。

### （一）现蕾期

腋芽产生绿色的幼小花蕾，花蕾长 2~3 mm，粗度 1.0~1.5 mm，花药青色，属于花母细胞形成时期，生长期约 6 d。

## （二）幼蕾期

花蕾长 3~4 mm，粗度 2~3 mm，花萼绿色，包围住花瓣，花瓣为淡绿色，花药乳白色，柱头绿色，生长期约为 12 d。

## （三）露冠期

自花萼开裂露出花冠到花冠松动为止，约 3 d，此时花药为乳白色，柱头绿色，花瓣紫红色。

## （四）开花期

自花瓣松动开始到向外平展为止，花冠裂片紫红色，雄蕊逐步伸出花冠筒，多数高于雌蕊，随后花药裂开，花粉变为淡黄色，大量花粉散落，柱头变为头状，子房基部分泌出大量的蜜腺。

## （五）花谢期

花瓣开始发白，并逐渐转为深褐色；雄蕊干萎，变为淡褐色；柱头由绿色变为黑色，子房快速膨大。整个花冠干死脱落约为 3 d。

## 三、受精过程

枸杞花粉落在柱头上之后，花粉管从发芽孔处萌发，进入花柱后即诱导生长素的增加，呼吸强度也随之提高，这时要消耗大量糖类等能源物质和氧气。随着花粉管向胚珠方向延伸，氧分压逐渐下降，在进入子房之前，甚至可在极低的氧分压下进行。脯氨酸是花粉中的主要氨基酸，花粉管伸长所必需的酶蛋白合成与脯氨酸关系很大。同时，花粉管伸长要依赖于可溶性的纤维素酶和果胶的增加来软化细胞壁。枸杞植物授粉后，24~72 h 可以完成受精，未受精的花，在 4~5 d 脱落。

温度可以影响花粉发芽和花粉管生长，枸杞花粉发芽和花粉管生长的适宜温度是 12~26 ℃；温度也影响花粉管通过花柱到子房的时间，常温下需 48~72 h，高温下只需 24 h。温度不足，花粉管生长慢，到达胚囊前，胚囊已失去受精能力。如花期遇到过低温度，会使胚囊和花粉受到伤害。此外，低温时期长，开花慢而叶生长快，叶片首先消耗了贮藏营养，不利于胚囊的发育和受精。低温影响授粉昆虫的活动，一般蜜蜂活动要求 15 ℃以下的温度。花期大风，不利于昆虫活动，干风或浮使柱头干燥，不利于花粉发芽。阴雨潮湿不利于传粉，花粉很快失去生活力。空气污染也可以影响花粉发芽和花粉管生长。

枸杞花粉受精过程中，由于某种原因会使胚或胚乳发育受阻，果实发育不全，呈畸形、易脱落。同时，由于多倍体染色体行为不正常，即使已受精的结合子也不能正常发育。

### 四、坐果机制

在开花时子房生长极慢，一旦受精，子房又重新加速生长，对于单性结实和无融合生殖的果实要依赖花粉刺激或落花后子房生理活性的提高。不仅花粉中含有生长素（auxin）和 GA（赤霉素，gibberellin）物质，而且花粉管也可以释放出使色氨酸转化为生长素的酶。授粉后的果树植物的果实中含有较高的 GA 物质。与其相反，生长抑制物质却在下降，且已证明抑制物为 ABA（脱落酸，abscisic acid)。子房内部的这种变化构成了一个营养中心，使受精子房可能连续不断地吸收外来同化产物进行蛋白质合成，细胞迅速分裂。而那些未受精或内源生长激素含量较低的果实，有时也能依赖本身的营养在树上维持一段时间，但生长缓慢，终至停长和脱落。

### 五、枸杞落花落果的原因

枸杞植株的新枝生长和开花坐果是同时进行的。一边新梢生长，一边多年生长枝产生花蕾、开花、结出青果，同时还有果实不断成熟。在新梢生长最迅速的时期，二年生结果枝进入结果盛期。此时，树体所需要的养分量最大，枝条生长和果实膨大争夺养分，在养分不足时，枝条生长减慢，落花落果增多。如树体养分得不到及时补充，随着枝条和花果的继续生长，养分的进一步消耗，枝条的生长就会变慢或停止。大量青果和花由于养分供应不足而脱落。

因此，枸杞落花落果主要原因：一是由于肥水不足，树体积累的养分不够，坐果花比例不高，造成落花；二是栽培管理粗放，树体生长势弱，花前花后没有及时补充养分，造成落花落果；三是花期遇到连雨天气，枸杞的授粉受精不良，造成落花落果。

宁夏枸杞除麻叶系外，绝大多数品系自交不亲和，繁育系统类型为兼性或专性异交。枸杞的自交亲和水平正在由自交不亲和向"部分自交亲和"演替，在人工栽培这一大的前提下，其自交亲和水平自"大麻叶"开始在不断地提高。高的自交亲和水平是枸杞新品种能否在生产上大面积单一品种种植的关键，自交不亲和也是诸多品系落花落果的主要原因。

**六、提高坐果率的措施**

在枸杞生产上，主要从以下几个方面来提高枸杞的坐果率：一是控制树体的生长势，调节枝条生长和结果的矛盾。对于生长旺盛的树，可采取疏枝、短截等技术促进花芽分化，使其开花结果。二是加强生长发育期的肥水管理，特别是果实发育期的肥水管理，对改善树体营养状况，提高坐果率尤为重要。生产上常常在花芽萌动前追施尿素，施肥后及时灌透水，可促使开花整齐一致，减少落花落果，并有利于新梢及根系的生长。三是种植自交亲和水平高的枸杞品种（系）或配置合理的授粉树。此外，减少落花落果还可以通过改善外界条件、增加激素含量和提早疏除晚期花果等途径加以解决。

# 第五节　果实生长发育的规律

## 一、果实的生长发育

果实主要指被子植物子房及其包被物发育而成的多汁或肉质可食部分。果实由一个雌蕊形成，心皮一至数个，外果皮膜质，中果皮、内果皮均肉质化，充满汁液，内含一粒或多粒种子。枸杞果实属于浆果。

### （一）枸杞果实细胞分裂

多数浆果类果实有两个分裂期，即花前子房期和花后幼果期。子房细胞分裂一般在开花时停止，受精后再次迅速分裂。同一树种中，大果品种和晚熟品种细胞分裂期不同，一般胎座组织先停止，随后是子房内部、中部、外部顺序停止。果实不同部位细胞分裂的时期、方向以及它们与细胞膨大时期的相互作用，对细胞最终的大小、形状、状态及果肉的质地都有影响。

### （二）枸杞果实细胞膨大

细胞分裂之后体积膨大，但在一个果实内这两个过程在时间上有一段交叉。果实细胞膨大的倍数达数百倍。同果实的成熟细胞直径不同，枸杞果肉细胞直径为 200~300 μm。果肉细胞的膨大过程常伴随出现染色体加倍现象。

细胞的数目和大小是决定果实最终体积和重量的两个最重要因素。但在不同情况下，作用并不相同。例如，同一株树上的大果比小果的细胞数目多；在细胞分裂初期或中期，疏果使细胞数目增加，有时细胞体积也相应增加；在细胞分裂末期，疏果只能增加细胞体积。除了细胞数目和体积外，细胞间隙也影响果实大小。

## 二、果实生长型

果实生长型是以果实体积、纵、横直径或鲜重的增长曲线表示。研究表明，枸杞生长型为双"S"形。根据果实生长发育的外部形态变化，可以分为3个时期。

### （一）青果期

花受精后，子房膨大成绿色，花柱干萎，花冠和花丝脱落。幼果长出花萼，绿色青果大小随不同品种、栽培条件、树龄、着果部位及生长时期而异，需22~29 d。

### （二）变色期

青果继续生长发育，果色由绿色变为淡绿—淡黄—黄红。果肉致密，胚乳饱满，幼胚形成，种子白色，鲜果可溶性固形物（糖分）含量逐步增大。需3~5 d。

### （三）果熟期

果实生长最快，体积迅速膨大12倍，色泽鲜红，果肉变软、汁多、含糖量高，鲜果可溶性固形物含量达到最高，果萼易脱落，种子变为黄白色。约为1 d。

枸杞果实在发育期，先是纵径生长，横向生长较慢。枸杞果实细胞的分生组织属于先端分生组织，所以，在幼果初期细胞纵向生长快于横向生长；但到后期果熟时，细胞迅速膨大，纵径、横径也迅速增大。细胞分裂快，细胞数量多，易形成大果。

## 三、影响果实生长发育的因素

从理论上讲，凡是有利于果实细胞加速分裂和膨大的因子都有利于果实的生长发育。在生产实践中，影响因素则复杂得多。

## （一）充足的贮藏养分与适当的叶果比

果实细胞分裂主要依赖蛋白质的供应。细胞分裂期的营养主要依赖树体贮藏的养分。如果养分贮备不足，就会影响单果细胞数，最终影响单果质量。开花期子房大小对细胞分裂期长短也有一定影响。子房大、细胞基数多，形成激素早且数量多，所以细胞分裂快、数量多；相反，子房小、细胞基数小，形成激素数量少，养分吸取力低，细胞分裂慢，常会造成脱落。

果实发育的中后期，以细胞体积增大为主，此时期叶片大量形成，果实的重量主要在该时期完成，叶果比起着重要作用。果实附近的叶片对果实膨大作用尤为重要，无叶果枝上的果实坐果率很低，枸杞叶果比为 3 ∶ 1 时，果实大小适中

## （二）无机营养和水分

磷的含量虽然不多，但缺磷会导致果肉细胞减少。在细胞增大初期以细胞质增加为主，缺磷影响果实增长。钾对果实的增大和果肉干重的增加有明显作用。钾主要是促进细胞增大，主要原因是钾提高了原生质活性，促进了糖的运转流入，因而干重增加。此外，钾与水合作用有关。钾多，果实鲜重中水分百分比也增加，钾对果实后期增大有良好作用。

钙与果实细胞结构的稳定和降低呼吸强度有关。缺钙会引起果实生理病害，如枸杞黑果病。钙进入果实主要在前期，后期随果实增大，钙的浓度被稀释，因此大果易出现缺钙生理病。钙只能由根系经木质部供应，不能从叶经韧皮部向果实供应。旺盛生长的新梢顶端也需钙，并与果实发生竞争，所以徒长枝多的树上易出现缺钙生理病。

果实中 80%~90% 为水分，水分又是一切生理活动的基础。果实生长自然离不开水分，干旱影响果实增长比其他器官要大。果实中的水分在树体水分代谢中还具有水库作用，过分干旱，果实中的水分可倒流至其他器官，水分多时果实可进行一定程度的贮藏，这种现象在果实发育后期更为明显。

## （三）温度

果实的成熟都需要一定的积温。同一品种在不同立地条件下，由于有效积温的差异，果实成熟期是不同的，如在新疆的精河、青海诺木红，果实成熟期均晚于宁夏中宁。过低或过高的温度都能促进果实呼吸强度上升，影响果实生长。由于果实生长主要在夜间进行，所以夜温对果实生长影响更大。

## （四）光照

光照对果实生长是不言而喻的，众多试验表明，遮阴影响果实的大小和品质。套袋果实同样可以正常增大，说明光照对果实的影响是间接的。光照影响叶片的光合速率，使光合产物供应降低，果实生长发育受阻。低光照加速叶片的老化，长期光照不足会引起早期落叶。

### 四、果实的品质形成

果实的品质由外观（果形、大小、整齐度和色泽）和内在品质（风味、质地、香味和营养）构成。市场经济的发展要求具有性状、性能和嗜好三种品质。性状指果实的外观，如大小、果形、整齐度、光洁度、色泽、硬度、汁液等；性能指与食用目的有关的特性，如风味、糖酸比、香气、营养和食疗功能等；嗜好是因国家、地区、民族、集团乃至个人爱好而有所差异。如我国人民多喜欢个大、红色果实，日本人喜欢甜味较浓的水果。发展枸杞产业应注意鲜果与干果的综合品质。

## （一）果实成熟

果实的发育达到该品种固有的形状、质地、风味至可食用阶段，称为成熟。通常，果实成熟之后才进行采收，但有时为了运输方便或考虑早上市的需要可提早采收。果实成熟阶段各种化学物质都会发生变化。现已明确，果实的成熟不仅仅是一个降解的生理过程，果实内部为了延缓衰老而产生一系列的抵抗作用，其中线粒体更显得比其他细胞微器官抗崩溃，核糖体数目的减少是果实衰老的开始。

### （二）果实的硬度

决定果实硬度的内因是细胞间的结合力、细胞构成物的机械强度和细胞膨压。果实细胞间的结合力受果胶影响。随着果实的成熟，可溶性果胶增多，原果胶减少，原果胶与总果胶之比下降，果实细胞间失去结合力，果肉变软。枸杞果实属于浆果，果肉柔软多汁，果实硬度较低，很难贮藏保鲜。在生产上主要通过制干保存枸杞果实。

### （三）果实的糖和酸

果实中的糖主要有果糖、葡萄糖和蔗糖。枸杞果实可溶性总糖含量变化为生长前期变化不明显，近成熟时迅速积累至最高。果实中的可溶性有机酸主要是二羧酸与三羧酸，枸杞果实总酸含量在果实的成熟过程中呈现先升高后降低的变化趋势。枸杞果实中的有机酸主要为苹果酸、柠檬酸、草酸，随着枸杞果实的成熟，苹果酸、柠檬酸、草酸均呈下降趋势，而柠檬酸在果实成熟时含量较高。

### （四）维生素和蛋白质含量

果实富含多种维生素，维生素 C 在营养上极为重要。枸杞果实发育期间维生素 C 含量变化总体上呈先升高后降低的变化趋势，花后 22 d 和 31 d 维生素 C 含量保持较高水平。枸杞果实在发育前期可溶性蛋白质含量较低，随着果实的发育，含量升高，至花后 27 d 含量达最高峰，以后逐渐减少，到成熟时降至最低水平。

# 第六节 营养物质的合成与利用

## 一、枸杞营养生长

根、茎、叶是植物体主要的吸收、合成和输导器官，称为营养器官。

### （一）根的生长

植物的主根由胚发育而来。根的生理功能主要是固定植株，从土壤中吸收水分和养分，合成细胞分裂素、氨基酸。生长和吸收功能良好的根系是高产、稳产的基本保障。根的生长部位有顶端分生组织，也具有生长周期的特征。根也有顶端优势，主根的生长抑制侧根的生长，育苗移栽时切除主根可以促进侧根的生长。环境条件影响根的生长，根的生长具有向地性、向湿性、背光性和趋肥性。根生长受阻后，延长区减少、变粗，构造也发生变化，如维管束变小，表皮细胞数目和大小也在改变，皮层细胞增多。土壤水分过少时，根生长慢，同时使根木质化；土壤水分过多时，通气不良，根短且侧根数增多。

### （二）茎的生长

茎由胚芽发育而成，是植物体的营养器官，是绝大多数植物体地上部分的躯干。其上有芽、节和节间，并着生叶、花、果实，具有背地性，有输导、支持、贮藏和繁殖的功能。控制茎生长最重要的组织是顶端分生组织和近顶端分生组织。前者控制后者的活性，而后者的细胞分裂和伸长决定茎的生长速率。茎的节通常不伸长，节间伸长部位则依植物种类而定，有均匀分布于节间的，有在节间中部的，也有在节间基部的。双子叶植物茎的增粗是形成层活动的结果，单子叶植物茎的增粗是靠居间分生组织活动。

### （三）叶的生长

叶是植物的重要营养器官，一般为绿色扁平体，具有向光性。植物的叶有规律地生长于茎枝的节上，其主要的生理功能是进行光合作用、气体交换作用。叶生长发育的状况和叶面积大小对植物的生长发育及产量影响较大。植物叶片的大小随着植物的种类和品种不同差异较大，同时也受温、光、水肥，气等外界条件的影响。单叶片自叶片定型至1/2叶片发黄的时期，称叶片功能期。衡量植物叶面积大小常用叶面积指数表示，叶面积指数是指植物群体的总绿色叶面积与其所对应的土地面积之比。植物群体的叶面积指数随生长时间而变化，一般出苗时叶面积指数最小，随着植株的生长发育，叶面积指数增大，植物群体繁茂的时候叶面积指数达到最大。但当叶面积指数最大时，植物群体透光率最低，此后，部分叶片逐渐老化、变黄、脱落，叶面积指数变小。枸杞种类和品种以及外界环境条件的差异，是决定枸杞种植和产量的重要指标。研究表明，叶片斜向上伸展、株型紧凑的植物，最适叶面积指数较大；而叶片平展、株型松散的植物，最适叶面积指数较小。

### 二、枸杞的生殖发育

花、果实和种子是植物体主要的繁衍后代器官，称为繁殖器官。

### （一）花的生长发育

植物经过适宜条件的成花诱导之后，产生成花反应，其明显标志就是茎尖分生组织在形态上发生显著变化，从营养生长锥转变成生殖生长锥。经过花芽分化过程，逐步形成花器官。大多数植物的花芽分化都是从生长锥伸长开始的，逐步分化形成若干突起体，在原来叶原基的位置，分化形成原基、雄蕊原基和雌蕊原基。枸杞的花芽分化是在同一朵花内形成雌蕊和雄蕊，为两性花，这类植物称为雌雄同花植物。

不同植物的开花龄期、开花季节、花期和单花的开放时间长短差异极大。多年生植物生长到一定时期才能开花，少数植物开花后死亡，多数植物一旦开花便每年都开花，直到枯萎死亡为止。花粉成熟后，花粉借外力的作用从雄蕊的花药传到雌蕊柱头上的过程，称为传粉。传粉的方式主要分为自花传粉、异花传粉和常异花传粉。枸杞属于常异花传粉植物，是指异花传粉介于5%~50%的传粉方式。因为异花传粉时，由于雌、雄配子来自不同的植物体，分别在差异较大的环境中产生，遗传性差异较大，由此结合而产生的后代具有较强的生命力和适应性。

**（二）果实的生长发育**

果实是由子房或与子房相连的附属花器官（花托、花萼、雄蕊、雌蕊等）发育而来。多数果实是子房通过授粉、受精发育而来。果实生长过程一般也和营养生长一样呈"S"形曲线，表现为"慢—快—慢"的生长周期，如枸杞等。但一些核果类植物生长则呈双"S"形，在生长中期有一个缓慢期。果实在生长末期发生一系列特殊的质变，称为成熟。枸杞果实成熟时，呼吸作用和代谢发生变化，色、香、味也都发生变化，果肉也由脆变软。但有些植物果实成熟时没有显著变化。

**（三）种子的生长发育**

种子由子房内的胚珠发育而成。在自然成熟情况下，种子和果实的成熟过程同时进行。对于采收的未成熟果实，在贮藏期间用乙烯利等人工催熟剂处理后，虽然果实可以发生成熟时的生化变化，但种子并不随之成熟。这表明种子和果实在成熟时各有其独立的生理生化变化规律，但相互之间也有影响。在种子形成初期，呼吸作用旺盛，因而有足够的能量供给种子生长并满足有机物的转化和运输。随着种子的成熟，呼吸作用逐渐降低，代谢过程也逐渐减弱。在种子成熟期间，可溶性物质如糖类、氨基酸、无机盐等大量输入种子，成为合成贮藏物质的原料。多数药用植物的果实和种子的生长时间较短、速度较快，此时若营养不足或环境条件不适宜，都会影响其正常生长和发育。因此，以果实或种子为食用器官的植物，给予适宜的营养条件和环境条件，才有利于果实和种子的正常发育。

对于多年生植物而言，营养生长和生殖生长交错进行，而且不同年份的生殖器官发育也有重叠发生。营养生长是生殖发育的基础，生殖器官的数量和强度又影响营养生长。研究表明，随着结果数量的增加，营养生长对单株总重量影响较少，对茎和叶的干物质积累影响较大。营养生长和生殖发育是相互依赖、竞争和抑制的，在营养物质的分配上，生殖器官影响物质分配最显著，同一棵树不同生长时期，由于生殖器官发生早晚、发育质量和获得营养的范围差别，其花芽质量、坐果率和果实大小都不一样。在春天，枸杞多年生枝花芽分化和花芽质量都优于新梢，且果实成熟期较早。同时，生殖器官之间也存在着竞争，过多地开花或结果，由于供给营养物质不足，常会引起落花落果，而降低产量。

# 第七节　枸杞的物候期

枸杞树的物候期一般可以分为萌动期、萌芽期、展叶期、新梢生长期、现蕾期、开花期、果熟期、落叶期和休眠期。物候期是枸杞树对适应当地气候变化做出的反应。除年平均气温对枸杞物候期的迟早影响明显外，萌芽、展叶、落叶、休眠与≥ 5 ℃有效积温关系密切，春梢生长、果熟与≥ 10 ℃有效积温关系密切。物候期与各地气候条件温不同而有所变化（表 1-1）。一般情况下，年平均气温高的地区比低的地区萌芽、开花、果熟期等物候期要早，即落叶和休眠期要迟。枸杞在不同的地区物候表现迟早有一定差异。

表 1-1　枸杞在各地的物候期

| 气候条件与物候期 | 宁夏银川 | 甘肃临夏 | 新疆精河 | 宁夏中宁 | 内蒙古巴盟 |
|---|---|---|---|---|---|
| 年平均气温 /℃ | 9.0 | 7.6 | 7.4 | 9.5 | 6.5 |
| 初霜期 /（旬 / 月） | 中 /10 | 中 /10 | 中 /10 | 中 /10 | 中 /10 |
| 终霜期 /（旬 / 月） | 中 /4 | 中 /5 | 中 /5 | 中 /5 | 中 /5 |
| 全年日照时数 /h | 2 972 | 2 762.5 | 4 444 | 2 961 | 3 202.5 |
| ≥ 10 ℃有效积温 /℃ | 3 349 | 2 937.3 | 3 609 | 3 321 | 2 800 |
| 萌芽期 /（旬 / 月） | 上 /4 | 中 /4 | 上 /4 | 上 /4 | 中 /4 |
| 展叶期 /（旬 / 月） | 中 /4 | 下 /4 | 中 /4 | 中 /4 | 下 /4 |
| 春梢生长期 /（旬 / 月） | 下 /4 | 上 /5 | 下 /4 | 下 /4 | 上 /5 |
| 现蕾期 /（旬 / 月） | 下 /4 | 上 /5 | 上 /5 | 下 /4 | 上 /5 |
| 开花初期 /（旬 / 月） | 上 /5 | 中 /5 | 中 /5 | 上 /5 | 中 /5 |
| 果熟期 /（旬 / 月） | 中 /6 | 上 /7 | 下 /6 | 中 /6 | 上 /7 |
| 落叶期 /（旬 / 月） | 下 /10 | 下 /10 | 下 /10 | 下 /10 | 下 /10 |
| 休眠期 /（旬 / 月） | 上 /11 | 上 /11 | 上 /11 | 上 /11 | 上 /11 |

　　注：内蒙古巴盟，现为内蒙古巴彦淖尔市。

经 10 年的观测，枸杞在宁夏银川地区的气候条件下，其营养生长和生殖生长的物候表现规律如表 1-2 和表 1-3 表示。

**表 1-2　枸杞营养生长物候期**

| 时间 | 气温 /℃ | 物候表现 | 特征 |
|---|---|---|---|
| 4 月上旬 | 7.0 | 萌芽期 | 枝条上的芽鳞片展开，吐出绿色嫩芽 |
| 4 月旬 | 13.0 | 展叶期 | 幼芽的芽植有 5 个幼叶分离 |
| 4 月下旬至 6 月中旬 | 16~30 | 新梢萌发 | 新梢萌发至枝条延长封顶生长期 |
| 8 月上旬 | 26 | 秋梢萌发期 | 树冠上部枝条上的芽植分离抽梢 |
| 8 月中旬至 9 月下旬 | 23~18 | 秋梢生长期 | 秋梢生长延长至封顶 |
| 10 月下旬至 11 月上旬 | 12~9 | 落叶期 | 枝条上的叶片半数脱落 |
| 11 月中旬至翌年 3 月中旬 | ≤ -8 | 休眠期 | 叶片落完，根系停止活动 |

**表 1-3　枸杞生殖生长物候期**

| 时间 | 气温 /℃ | 物候表现 | 特征 |
|---|---|---|---|
| 4 月下旬至 6 月下旬 | 16~30 | 现蕾期 | 有 1/5 的结果枝出现花曾 |
| 5 月上旬至 7 月上旬 | 18~32 | 开花期 | 有 1/5 的花蕾开花 |
| 5 月下旬至 7 月中旬 | 20~32 | 幼果期 | 有 1/5 的幼果露出花萼 |
| 6 月中旬至 8 月上旬 | 26~28 | 果熟期 | 有 1/5 的青果能大转变为红色 |
| 8 月中旬至 9 月上旬 | 24~18 | 秋蕾开花期 | 有 1/5 的秋蕾开花 |
| 9 月中旬至 10 月中旬 | 18~12 | 秋果果熟期 | 有 1/5 的秋果成熟直至下霜 |

注：根据这一立地条件下枸杞植株受气候影响所表现的生长发育和生殖结果物候期，可以为及时正确地制定和实施枸杞田间管理技术措施提供依据。

# 第八节 枸杞的生命周期

枸杞的生命活动从上一代营养体产生的种子、侧根和枝条开始，历经萌发形成幼苗，逐渐生长成为具有根、茎、叶的植株，然后开花结果，初冬进入落叶休眠，翌年春季开始萌芽生长。如此循环往复，直至根系衰老、株体死亡。枸杞株体一生所经历的苗木繁育、营养生长、生殖生长，直至株体衰老死亡的过程，就是它的生命周期。在有效土层深厚的土壤上栽培的枸杞，其生命年限可达百年，有效生产（产果）年限 30 年左右。按照产果的特点，一般将它的有效生命周期分为 5 个阶段。

## 一、苗期（营养生长期）

有性实生苗从种子开始萌发到第一次开花结实前，或者无性器官苗从器官长出新根以后到第一次开花结果前，这段生长时间称为苗期。实生苗一般苗期 1~2 年，这个时期植株幼小，树冠和根系生长势都很强，不加修剪措施，地上部多呈直立生长，生长旺盛。无性器官苗，大多取自枸杞树的成熟器官，发育程度高，结果年限提前。尤其是无性硬枝扦插苗，育苗材料取自于母树强壮结果枝条，成熟枝条的生根点多，生根率高，须根发达，春季育苗就是不加修剪措施，也能于当年秋季开花结实；如果加以修剪措施，从生根到开花结实只有 3 个多月的时间。此时加强水肥管理，促进生长，加强修剪管理，促发侧枝，培育壮苗和大苗，为丰产打好基础。一般根颈年生长增粗 0.5~1.3 cm，是粗生长最快的阶段。

## 二、结果初期（幼龄期）

结果初期指从第一次开花结实到大量结果即进入生殖生长期，一般无性扦插苗从育苗当年至第三年；有性实生苗从第二年开始至第五年。这一时期的特点是根系生长迅速，树冠发育快，是冠层培育的最佳时期，也是生产优质果实最好的阶段。此时期加强水肥供应，防治好病虫害，合理修剪，尤其是加强夏季修剪管理，根据植株大小，采取剪、截、留的修剪手法，对徒长枝及时修剪，对中间枝进行短截，促发二次、三次枝，迅速扩大树冠，放顶成型，为优质高产打好基础。此时期一般根颈年生长增粗 0.5~1.0 cm，冠幅年扩大增长 30~50 cm。

## 三、结果盛期（盛果期）

结果盛期指栽后 4~30 年的生长期，这一时期株体新陈代谢旺盛，是营养生长与生殖生长的共生期，树体不断充实、枝叶茂盛，树冠增幅达到最大值。此时树高 1.6~1.7 m，根颈粗 5~13 cm。这是枸杞大量结果、产量最高的时期，每亩产量达 150~250 kg。由于大量开花结实和树龄的增长，树体养分积累下降，树体生长量逐渐减少，结果枝层逐渐外移，要获得优质高产的果实，必须加强水肥和树体管理。这一时期又分为三个阶段：5~10 年为盛果初期，这一时期，树体、根系生长仍然处于旺盛生长阶段，根颈年生长量 0.4 cm 左右。10~20 年为盛果中期，生长开始放缓，根颈年生长量 0.20 cm。20~30 年为盛果末期，生长更慢，根颈年生长量为 0.15 cm，后期树冠下部大主枝开始出现衰老或死亡；此时期更应加强水肥管理，防治病虫害，在修剪上以改善光照，更新修剪为主，注意利用中间枝和徒长枝弥补树冠的空缺，利用新枝更新老枝，以延长盛果期的年限。

## 四、结果后期

结果后期指栽植生长 30 年以上 50 年以下的时期，是盛果期的延续。此时期生长势逐渐减弱，根颈年生长量平均仅在 0.1 cm 以下。结果能力开始下降，果实变小，树冠出现较大缺空，顶部有不同程度的裸露。此时期在栽培上应着重进行修剪，更新老枝，对中间枝及时摘心、短截，促发果枝，延缓结果。须要进行全园更新。

### 五、衰老期

衰老期指栽植生长 50 年以上的老树期，此时期生长势显著衰退，树冠失去原有饱满姿态，结果能力也显著下降，产量剧减。主干、主根都会出现心腐，已失去经济栽培价值。

以上所述枸杞各个发育阶段虽在形态特征上有明显的区别，但其变化是连续的，逐步过渡的，并无明显的界线。而各时期的长短和变化速度，主要取决于栽培管理技术。正确认识各个时期的特点及其变化规律，可以有针对性地制定合理的管理措施，以利早结果、高产稳产，延长盛果期，从而提高经济效益。

**思考练习题：**

1. 枸杞根系分哪几类？

2. 宁夏平原地区，多少土层上，土温到达多少摄氏度时枸杞根系开始活动，土温到达多少摄氏度时新根开始生长，土温到达多少摄氏度生长量最大，土温到达多少摄氏度以上根系进入夏季休眠期；秋季土温降到多少摄氏度以下时，枸杞根系进入第二次生长；几月上旬枸杞树根系进入休眠？

3. 土壤是由固相（土壤质粒）、液相（水分）、气相（空气）等三相物质组成的。研究表明，生长在百分之几的固相、百分之几的液相和百分之几的气相土壤中的宁杞1号，根系发育良好？

4. 何为定芽与不定芽、叶芽与混合芽？

5. 枸杞芽从萌发到长成结果枝要经过哪三个时期？

6. 枸杞叶片什么时候开始发育？

7. 为了使枸杞植株尽早开花、结果，要采取什么措施？

8. 枸杞花芽分化过程中，按花器外部形态结构变化可分为哪五个时期？

9. 枸杞的花芽分化适合在哪种温度下进行？温度过高或过低对花芽分化有什么影响？

10. 什么是氮素？氮素在植物生长中有什么作用？

11. 什么是光合作用？光合作用的过程是怎样的？

12. 什么是根系？根系有哪些结构和功能？

13. 果实的生长发育与哪些因素有关？请简述其中一个因素的影响。

14. 枸杞果实的细胞分裂和膨大是如何进行的？请简述其中的关键过程。

15. 枸杞果实的生长型包括哪几个时期？请简述每个时期的特点。

16. 枸杞哪些器官是植物体的主要营养器官？它们具有什么功能？

17. 枸杞的叶面积指数对植物的生长发育及产量有什么影响？

18. 枸杞的花和果实是植物体的什么器官？它们是如何发育的？

19. 什么是物候期？枸杞物候期有哪些？与当地气候的关系是什么？

20. 根据本章表格数据，指出哪个地区的年平均气温最高？枸杞的哪些物候期在该地区出现较早？哪些物候期出现较晚？

21. 枸杞的营养生长和生殖生长的物候表现规律分别是什么？在宁夏枸杞营养生长过程中，什么时候是萌芽期？新梢萌发期？秋梢萌发期？什么时候是落叶期？休眠期？在宁夏枸杞生殖生长过程中，什么时候是现蕾期？开花期？果熟期？秋蕾开花期？秋果果熟期？

22. 枸杞的生命活动包括哪些阶段？请简要介绍每个阶段的特点。

22. 为了延长枸杞的盛果期年限，应该采取哪些管理措施？

23. 枸杞有效生产年限是多少？在什么样的土壤上栽培的枸杞其生命年限可达百年？

# 第二章 生态环境对枸杞
# 生长的影响

枸杞树的生长发育是在一定的环境条件下进行的，栽培学的目的就是根据枸杞的特性，改变和创造适合的环境条件以满足枸杞生长发育的需求。因此，掌握枸杞种植区域的周年环境条件和变化是指导枸杞引种种植和科学栽培的重要依据。枸杞树的生态环境是指影响其生存空间一切因素的总和，包括气候条件、土壤条件、地势条件、生物因子（含人为因素）。野生枸杞性喜干寒，耐盐碱，耐贫瘠，但人工栽培的枸杞则要求适宜的温度、光照、水分和土壤条件的合理配置，并通过研究这些条件的配置与枸杞生育的关系，为栽培管理技术措施的制定提供科学的依据，从而使枸杞生长健壮，稳产高产，降本增效。

## 第一节 温度的影响

### 一、温度与枸杞的地理分布

温度是枸杞重要的生存因子之一，决定着自然界"适者生存"的分布规律，遵循着"优胜劣汰"的自然选择法则，其中，年平均温度、生育期所需的有效积温及冬季最低温度都是引种首要考虑的生态因素。

枸杞在自然界的长期演变过程中，形成了较耐寒的特性，并逐渐形成了以适宜低温为主导因子的不同生态栽培区。但即使是同一品种，都会因生态栽培区的改变，而使枸杞品质特性发生改变，这是因为每一物种的生理代谢对温度的适应范围不同。宁夏产区生产出的枸杞称为"道地性"产品，《中华人民共和国药典》确定"药用枸杞子为宁夏枸杞"，其中的温度是影响枸杞品质的主要因子之一。

枸杞树一年中对温度的要求，因生长发育阶段而异。休眠期需低温，生长期需高温。冬季休眠时期耐寒能力很强，在 -41.5 ℃的绝对低温条件下能安全越冬。表 2-1 是枸杞原产地及引种栽培地的主要气候条件。

表 2-1　宁夏枸杞原产地分布及引种规培区的气候条件

| 省（区） | 分布地点 | 年平均气温 /℃ | 年降水量 /mm | 年蒸发量 /mm | 无霜期 /d | 全年日照 /h | 野生或栽培 |
|---|---|---|---|---|---|---|---|
| 宁夏 | 银川 | 9.0 | 205.2 | 1 626.0 | 164 | 2 972.0 | ⊕ |
| | 中宁 | 9.5 | 228.1 | 2 050.6 | 164 | 2 961.0 | ⊕ |
| | 盐池 | 9.2 | 280.0 | 2 171.1 | 148 | 2 886.7 | + |
| 甘肃 | 兰州 | 8.9 | 331.5 | 1 577.7 | 166 | 2 725.0 | + |
| | 民勤 | 7.7 | 109.5 | 2 651.6 | 182 | 3 001.0 | ⊕ |
| | 靖远 | 8.7 | 251.4 | 1 829.7 | 164 | 2 663.1 | + |
| | 武都 | 14.5 | 476.4 | 1 526.0 | 252 | 1 920.9 | + |
| 青海 | 西宁 | 5.6 | 371.2 | 1 621.8 | 130 | 2 792.6 | ⊕ |
| | 德令哈 | 1.9 | 126.2 | 2 346.2 | 98 | 3 108.3 | ⊕ |
| | 香日德 | 3.7 | 161.0 | 2 313.6 | 98 | 2 994.6 | ⊕ |
| | 兴海 | 0.6 | 353.0 | 1 660.8 | 38 | 2 832.4 | ⊕ |
| 新疆 | 乌鲁木齐 | 7.3 | 194.6 | 1 690.8 | 175 | 3 121.7 | ⊕ |
| | 哈密 | 9.9 | 29.2 | 3 465.7 | 228 | 3 413.9 | △ |
| | 和田 | 12.1 | 32.1 | 2 509.8 | 227 | 3 000.0 | △ |
| | 精河 | 7.4 | 111.6 | 1 624.9 | 173 | 2 800.0 | ⊕ |
| 陕西 | 西安 | 13.3 | 584.4 | 1 302.4 | 209 | 2 164.9 | ⊕ |
| | 榆林 | 7.9 | 451.2 | 1 861.4 | 154 | 2 986.5 | ⊕ |

| 省（区） | 分布地点 | 年平均气温 /℃ | 年降水量 / mm | 年蒸发量 / mm | 无霜期 / d | 全年日照 / h | 野生或栽培 |
|---|---|---|---|---|---|---|---|
| 内蒙古 | 呼和浩特 | 5.7 | 414.7 | 1 843.0 | 129 | 2 976.8 | ⊕ |
|  | 乌拉特前旗 | 6.8 | 215.4 | 2 462.4 | 163 | 3 210.6 | ⊕ |
|  | 二连浩特 | 3.5 | 142.2 | 1 670.0 | 121 | 3 238.7 | △ |
| 山西 | 太原 | 9.4 | 494.5 | 1 851.6 | 202 | 2 641.9 | △ |
|  | 朔州 | 6.9 | 474.9 | 2 059.8 | 159 | 2 898.0 | △ |
|  | 离石 | 8.7 | 550.0 | 1 850.8 | 150 | 2 633.8 | ⊕ |
| 天津 | 静海 | 11.8 | 564.9 | 1 879.3 | 227 | 2 761.4 | ⊕ |
| 河北 | 衡水 | 12.6 | 504.2 | 2 201.8 | 213 | 2 658.9 | ⊕ |
| 山东 | 菏泽 | 13.7 | 672.3 | 1 852.4 | 219 | 2 586.7 | △ |

注：⊕表示野生和栽培；＋表示栽培；△表示野生。

## 二、枸杞全生育期界限温度指标

枸杞对温度的要求不太严格，并且具有较强的抗寒性。通过模拟气象因子得出：枸杞全生育期的合适热量评价界限温度≥10℃积温为3 150℃。在≥10℃积温在2 800~3 500℃时，枸杞一般能获得正常产量。而在≥10℃积温在2 800℃以下时，热量不足会引起枸杞减产，主要减产在秋果，可收批次减少。这种气象条件往往与秋季降温和霜冻来临过早有关，因为宁夏初霜冻往往接近≥10℃终日。≥10℃积温超过3 500℃的年份往往与6—9月高温有关，一是缩短了以夏果为主的产量形成期，高温使分化生长停止，果实生长加速，果实成熟集中，增大了树体负担，养分供应失调，形成小果，采收间距由7 d缩短到3~4 d。二是延长了枸杞夏眠期，这阶段的高温并不能够提供枸杞生长发育的热量。而气温下降后，秋梢才生长，使秋果生长期间的热量相对并没有增加太多。加上秋果受树体本身生理消耗规律的影响，产量一般只占全年总产的30%左右，对全年产量的贡献也有限。

科研人员在深入研究宁夏枸杞产的农业气象指标后，通过小气候推算方法，引入地理信息，开展了宁夏枸杞气象条件区域分布推算，并进行了区划，即依据枸杞全生育期最优界限温度指标≥10℃积温，综合一系列指标分别构造了枸杞气候适宜性评判指标体系（见表2-2）、宁夏各地枸杞气候适宜性区划评判指标（见表2-3）及中国北方地区枸杞适宜性区划指标及其意义（见表2-4）。

## （一）枸杞气候适宜性评判指标

表2-2　枸杞气候适宜性评判指标

| 指标因子 | 等级 | 最优等级 | 次优等级 | 可种等级 |
|---|---|---|---|---|
| ≥10℃积温/℃ | 2 800~3 500 | 3 000~3 200 | 2 800~3 000 | ≤2 800 |
| ≥10℃积温期间日数/d | 170 | 160~170 | 150~160 | 150 |
| ≥10℃积温期间降水量/mm | 100~240 | 240~300 | 300~400 | 400 |
| 6月下旬平均气温日较差/℃ | 10~13 | 13~15 | 15~17 | 17 |
| 6月下旬平均相对湿度/% | ≥60 | 50~60 | 40~50 | 40 |
| 6月下旬平均风速/（m·s$^{-1}$） | 1 | 1~2 | 2~3 | 3 |
| 6月下旬累计日照时数/h | 100 | 100~110 | 110~120 | 120 |

表2-2中，6月下旬对应的各项因子代表枸杞幼果气象条件，不同地区热量不同，范围应不同。宁夏灌区均出现在6月下旬，山区则根据≥10℃积温期间日照适当推迟，即如果≥10℃积温期间日数由灌区普遍的176 d缩短到150~160 d，则计算7月上旬各因子的值。

## （二）宁夏各地枸杞气候适宜性区划评判指标

表2-3　宁夏各地枸杞气候适宜性区划评判指标

| 地点 | ≥10℃积温 | ≥10℃积温期间日数/d | ≥10℃积温期间降水量/mm | 6月下旬日温日渐差/℃ | 6月下旬平均相对湿度/% | 6月下旬平风速/（m·s$^{-1}$） | 6月下旬气照时数/h |
|---|---|---|---|---|---|---|---|
| 惠农 | 3 317.2 | 171.5 | 155.3 | 13.76 | 53.0 | 3.0 | 94.8 |
| 平罗 | 3 278.1 | 171.2 | 158.0 | 13.71 | 57.8 | 2.1 | 100.9 |
| 陶乐 | 3 328.5 | 171.2 | 153.9 | 14.00 | 52.3 | 2.8 | 97.4 |
| 银川 | 3 329.9 | 174.5 | 167.5 | 12.38 | 59.4 | 2.0 | 96.2 |
| 永宁 | 3 254.5 | 174.6 | 161.0 | 13.18 | 64.5 | 2.0 | 95.3 |

| 地点 | ≥10℃积温 | ≥10℃积温期间日数/d | ≥10℃积温期间降水量/mm | 6月下旬日温日渐差/℃ | 6月下旬平均相对湿度/% | 6月下旬平风速/（m·s⁻¹） | 6月下旬气照时数/h |
|------|---------|-----------------|-------------------|----------------|------------------|-------------------|----------------|
| 灵武 | 3 328.5 | 174.6 | 172.3 | 13.77 | 59.9 | 2.4 | 100.2 |
| 吴忠 | 3 283.4 | 175.6 | 160.8 | 13.05 | 61.3 | 2.0 | 95.8 |
| 盐池 | 3 026.3 | 162.0 | 232.2 | 13.68 | 49.9 | 2.8 | 92.0 |
| 中卫 | 3 201.9 | 173.3 | 157.4 | 13.47 | 63.0 | 2.1 | 92.3 |
| 中宁 | 3 350.8 | 175.9 | 187.3 | 13.21 | 57.8 | 3.0 | 94.3 |
| 韦州 | 3 124.2 | 164.4 | 217.4 | 13.02 | 49.4 | 3.6 | 89.5 |
| 同心 | 3 207.9 | 169.4 | 231.1 | 13.90 | 51.3 | 3.4 | 95.9 |
| 兴仁 | 2 647.1 | 149.7 | 202.0 | 13.98 | 55.1 | 3.4 | 87.7 |
| 海原 | 2 398.1 | 140.3 | 284.1 | 11.52 | 54.8 | 3.6 | 83.7 |
| 固原 | 2 301.3 | 140.8 | 352.7 | 11.95 | 65.4 | 2.7 | 78.3 |
| 西吉 | 2 060.1 | 132.4 | 313.5 | 13.07 | 68.2 | 2.2 | 74.3 |
| 隆德 | 1 883.9 | 125.5 | 384.6 | 12.17 | 70.2 | 2.0 | 68.1 |
| 泾源 | 1 921.8 | 124.2 | 432.7 | 10.21 | 72.5 | 2.8 | 69.6 |

宁夏全区区划评述如下。

最优区——包括银川地区以及以北惠农地区，银南的灵武、中宁地区。该区热量资源丰富，气温稳定通过10℃积温一般在3 100~3 300 ℃，持续日数一般≥170 d。降雨日数少，有黄河灌溉，枸杞产量高，品质优，是枸杞生长最优区。

次优区——包括银北的平罗，银南的大部分地区。该地区热量资源丰富，气温稳定通过10℃积温一般在3 200~3 400 ℃，持续日数一般在160 d以上，气象条件与最优区类似，但6月下旬容易遭受干热风，夏果期降水量也比最优区大，产量品质与最优区类似。

可种植区——包括海原北部同心至固原黑城段清水河及周边地区，盐池中南部和韦州一带。该地区气温稳定通过10 ℃积温一般在

2 800~3 200 ℃，持续日数一般 150~160 d，积温不足，枸杞秋果生长期热量欠缺，秋果产量低而不稳，枸杞幼果期出现干热风的机会较少，但采果期容易遇到较大的降水，影响品质。

不宜种植区——包括海原南部、西吉、隆德、泾源、彭阳及同心的麻黄山地区。该地区气温稳定通过 10 ℃积温一般在 2 600 ℃以下，热量不足，虽然枸杞幼果期没有干热风，但采果期比灌区推迟 1 旬（15 d）以上，遇到雨季，因降水量较高，枸杞黑果病严重，品质差，不宜发展枸杞。

### （三）中国北方地区枸杞适宜性区划指标及其意义

全国枸杞可分为 9 个区域，7 个大类，分类评述如下。

A 区：枸杞最适宜区包括宁夏灌区中南部和北部的惠农区，河套西北的杭锦后旗，毛乌素沙漠西缘，腾格里沙漠，河西走廊南部张掖东南至武威、民勤地区，新疆天山北麓。

该地区枸杞生育期间 ≥ 10 ℃活动积温为 3 000~3 600 ℃，可利用生长季节 190 d 左右，降水量 100~240 mm。黑果病，北疆很少，宁夏较少，河套西部略多。枸杞幼果期，北疆发生干热风较多，甘肃河西走廊南段、宁夏、河套西部发生较少。枸杞干果产量高，品质优，药用成分含量高。该区域中现有宁夏、甘肃河西走廊、杭锦后旗、北疆石河子、建设兵团 5 个枸杞产区，其中宁夏、甘肃河西走廊南段是《本草纲目》记载的优质区。

B 区：优质次适宜区包括两片，一片是内蒙古阿拉善盟和甘肃河西走廊西段，另一片是北疆西北沙漠边缘。

该地区枸杞生育期间 ≥ 10 ℃活动积温为 2 900~3 100 ℃，略欠缺，可利用生长季节 170~190 d，降水量 100~240 mm，品质较好，总糖适中，多糖高，药用成分高，但油果子偏多。枸杞幼果期发生干热风频率较高，成熟快，果实扁小，产量偏低。目前该区有新疆精河县枸杞产区，是值得开发的区域。

C 区：南疆博斯腾湖枸杞高产次优质区为博斯腾湖周边。

该地区枸杞生育期间 ≥ 10 ℃活动积温为 3 600 ℃以上，热量丰富，可利用生长季节 150~170 d，降水量 100 mm 以上，枸杞总糖含量高，多糖略偏低，几乎无黑果。枸杞幼果期干热风严重。目前该区为新疆生产建设兵团种植枸杞。

D 区：北疆东部一般区为北疆东部沙漠边缘。

该地区枸杞生育期间 ≥ 10 ℃活动积温为 2 900~3 100 ℃，年活动温度差异大，生育期热量不足，产量较低，能栽培，夏果能成熟，可利用生长季节 190~210 d，降水量不足 100 mm，枸杞总糖含量略高，偶发干热风，产量正常，果实正常，品质优。目前该地区只有吉木萨尔有零星枸杞种植。

E 区：枸杞适宜区，包括宁夏山区长山头区以南至固原黑城以北地区、甘肃兰州以西、陕北和西北部地区。

该地区枸杞生育期间 ≥ 10 ℃活动积温为 2 800~3 100 ℃，略欠缺，可利用生长季节 170~190 d，降水量 240~380 mm，品质一般，总糖和多糖偏低，黑果率较高。枸杞幼果期基本无干热风。目前该地区有宁夏山区、陕北和内蒙古托克托县 3 个种植区，与之毗邻的还有河套灌区的乌拉特前旗枸杞种植区。

F 区：枸杞次适宜区包括甘肃陇东、陕北延安地区、山西中部、河北中部。

该地区枸杞生育期间 ≥ 10 ℃活动积温为 3 200~3 600 ℃，热量充足，鲜果产量较高，可利用生长季节 190~210 d，降水量不足 380~520 mm，产果量一般，除在陕北有零星种植外，河北的巨鹿和辛集有小规模种植供应当地的药材市场。

上述区划结果表明，我国北方有一些枸杞最适宜区和适宜区正在大力发展枸杞产业，如河套西部的枸杞与宁夏枸杞在产量、质量上相差不大，基本处在同一个水平，根据取样资料对河套西部的枸杞品质进行聚类分析，结果表明，内蒙古巴彦淖尔地区的枸杞品质总体良好，其多糖含量、百粒重、色泽等项指标均符合行业标准。

表 12-4 中国北方地区枸杞适宜性区划指标及其意义

| ≥10℃有效积温 | | ≥10℃期间累积日数 | |
| --- | --- | --- | --- |
| 因子范围 /℃ | 因子代表的意义 | 因子范围 /d | 因子代表的意义 |
| 2 600 | 产量低，基本不能栽培夏果，完全成熟不能保证 | 130~150 | 产量差，夏果迟，品质差，夏果不能完全成然 |
| 2 700~2 900 | 产量较低，能栽培夏果能成熟 | 150~170 | 产量一般，夏果偏迟，品质一般，夏果能成熟，秋果成熟差 |
| 3 000~3 100 | 产量一般，能栽培，夏果好，但秋果产量不稳 | 150~170 | 产量一般，秋果品质差，夏果好，但秋果不稳定 |
| 3 100~3 300 | 产量较高，适宜区域夏果70%，秋果30% | 170~190 | 产量较高，品质好，夏果产量高，秋果占 30% |
| 3 300~3 500 | 产量高，稳定，品质较好但新疆总糖高，华北总糖低，夏秋果产量对半 | 190~210 | 产量高，夏眠期较长，夏秋果产量对半 |
| 3 500 | 产量较高，品质一般，药用品质差，夏果产量低于秋果 | 230 | 产量高，夏眠期长，夏果产量低于秋果 |

| ≥10℃期间降水量 | | 幼果期降水量与日照时数百分比 | |
| --- | --- | --- | --- |
| 因子范围 /mm | 因子代表的意义 | 因子范围 /% | 因子代表的意义 |
| 100 | 因大气干旱，总糖高，药用品质差，但口感好 | 5.0 | 发生强干热风，发生率高。花蕾受精不良，减产，成熟快，果实小，但品质较优 |
| 100~240 | 品质好，总糖适中，多糖高，药用成分高 | 5.0~7.5 | 发生干热风，频率较高。成熟快，果实偏小，产量偏低，品质优 |
| 240~380 | 品质一般，总糖偏低，多糖偏低，黑果率较高 | 7.5~12.5 | 偶发干热风，产量正常，果实正常，品质优 |
| 380~520 | 果实偏小，品质差，总糖、多糖偏低，黑果率高，不法商贩多用硫黄熏蒸 | 12.5~15.0 | 基本无干热风，鲜果产量较高，黑果病较重，品质差 |
| 520 | 果实小，品质差，总糖、多糖低，果味酸高，黑果率高 | 15.0 | 降水过多，日照偏少，产量受影响，黑果病重，品质差，色泽发黄，味苦 |

### 三、不同生育时段气象因子对枸杞产量的影响及原因

为确定气象因子在不同时段对枸杞产量的影响，科研人员利用宁夏1975—2001 年逐旬气象资料与气象产量进行相关普查。得出该时段某些特定因子并不是总能满足枸杞生长发育的需求，枸杞处在该因子的临界状态。按照这个推论，经分析，可以得到以下几个结论。

冬眠期：11 月下旬枸杞落叶，进入冬眠期，该旬降温往往伴随着降水天气，降水量越大，落叶越快，秋果期结束得也越早。12 月下旬霜日越多，气候越冷，不利于枸杞病虫越冬，对第 2 年生育有利；风速越大，冬季枝条抽干越严重。1—3 月份，枸杞处于冬眠期，生理活动微弱，耐低温，各种因子影响不大。但经过 1 月份的严寒后，末梢枝条保水性下降，2 月中下旬一般开始有刮风天气，这一时段容易造成枝条抽干，影响 4 月份发枝。

萌芽期：3 月下旬，树液开始流动，枝条表皮转绿。李润淮（1990）认为，此时发生大风或沙尘天气，能加速枸杞枝干的水分散失，损伤新芽；4 月上旬正值枸杞萌芽期，降水有助于减少枝条抽干。

展叶—现蕾期：4 月中下旬为枸杞展叶期，各种气象条件均能满足枸杞展叶需要；5 月上旬，枸杞进入新梢生长期和老眼枝现蕾始期，降水有利于新梢萌生，但该时段是宁夏风沙相对较多时期，如遭受大风扬沙天气，大量的新梢和幼蕾都会因风害而干枯，严重影响当年产量；5 月中旬新梢继续生长，老眼枝开花，枸杞适宜的界限温度开始升高，最低气温表现出显著性，此时段也是宁夏春、夏转型期，气温波动大，枸杞处在热量满足与不足之间，对枸杞产量有较大影响。

现蕾—开花期：5 月上中旬为老眼枝现蕾、开花期，5 月下旬为新枝现蕾期，也是营养生长盛期。枸杞开花、幼果期需要相对较低的温度条件，以延长营养生长和生殖生长的时间，分化更多的花蕾，从而获得较高的产量；6 月上旬，老眼枝处在幼果期，但新梢开花，沙尘暴同样能使花蕾干枯或受

精不良，造成脱落而影响产量。

幼果—夏果成熟始期：6月中旬是二年生果枝果熟期和新梢幼果期，也是气温迅速升高的时期。高温、晴天、日照强烈和大的风速对枸杞产量有明显的不利影响，而适当的降水、相对较高的湿度反而有助于枸杞产量的提高。这种现象与人们的认识存在巨大差距，一般认为，高温、强日照有利于果实迅速生长和成熟，表面上看起来，成熟和采摘进度加快，单位时间内获取的产量高，造成气温越高，枸杞越增产的假象。从枸杞耐低温，主要分布在我国北方的特性说明枸杞并非喜温植物，而是喜光、喜凉、耐高温、耐低温植物。幼果生长期不耐高温，高温会缩短幼果生长的时间，加速成熟，从而使大量的果实集中在一段相对缩短的时间内成熟，加重了植株营养供应的负担，单果获取营养减少，果实内营养物质积累少，果肉薄，使果实变小，产量降低。降水量增大，湿度增大，有助于缓解晴天高温和大风对枸杞的不利影响。

夏果成熟期：7月上旬至8月上旬，此阶段为夏果成熟期，一般每5~7 d采摘一批夏果，直至8月上旬。该阶段是宁夏最热的时期，平均气温一般在20 ℃以上。表明枸杞果实膨大到成熟需要较高的温度和晴天，宁夏该时期各种气象要素处在枸杞的适宜范围内，没有出现气象灾害，也说明枸杞成熟期耐高温。

秋梢生长期：8月中旬至9月上旬，此时期为秋梢生长、现蕾、开花和幼果期，随着气温的回落，气候条件仍在枸杞生长适宜范围内。

秋果成熟期：9月中旬至10月中旬，这一时段为秋果成熟期，可以采摘直到重霜冻到来。11月中旬是宁夏重霜冻的平均初日，由于秋果产量本身占总产的比重就不高，对总产的贡献小。

# 第二节　光照的影响

光照是枸杞生命活动中起到重大作用的生存因子，同时也是枸杞树光合作用的能量来源。枸杞树体的生长发育与产量形成都需要来自光合作用形成的有机物质。为枸杞园营造良好的光照环境、提高光能利用率是实现丰产优质的主要途径之一。

## 一、枸杞园的光照状况

太阳光是太阳辐射以电磁波形式投射到地面上的辐射线。科技工作者在 1976 年提出，太阳辐射经过大气层的吸收、反射和散射作用，平均只有 47% 到达地面。其中，直接辐射占 24%，来自云层的散射辐射（即云光）占 17%，来自天空的散射辐射（即天光）占 6%。直接辐射是指太阳辐射以平行光的光束直接投射到地面的太阳辐射，而散射辐射是指经过大气与微粒散射作用而到达地面的太阳辐射。散射辐射的强度只有直接辐射的 1/4~1/3，在阴雨天、日出或日落时散射辐射量会相对增加。太阳辐射量及时间的长短受纬度、海拔、季节及云量等因素影响。太阳辐射光谱组成的波长范围很大，主要波长范围 150~4 000 nm，约占太阳辐射总能量的 99%。根据人能否感受到的光谱段，可分为可见光和不可见光。可见光谱段的波长在 380~760 nm > 760 nm 的光谱段称为红外光，有热效应；< 380 nm 的光谱段为紫外光，能抑制植株的生长，促进花青素的生成。太阳辐射光中具有生理活性的波段称为光合有效辐射，大致与可见光的波段相对应。

其中以 600~700 nm 的橙光和红光具有最大的生理活性，其次是蓝光，绿光的吸收最少。

枸杞园受光的类型根据投射光的来向可分为上光、前光、下光和后光。上光和前光是太阳照射到树冠上方和侧方的直射光和散射光，这是枸杞树接收的主要光源。下光和后光是土壤、道路、水面或周围其他物体反射的光，可改善树冠下部的生长与果实品质。

**二、枸杞的需光度和对光照的反应**

枸杞是一种强阳性树种。科研工作者发现，枸杞的全生育期最适日照时数为 1 640 h。在 1 500~1 800 h 内，日照对枸杞产量不是限制因素。低于 1 500 h，全生育期日数短，积温少，会导致枸杞减产；高于 1 800 h，由于高温的影响，会加速夏果发育，延长夏眠期，产量也会有所下降。

宁夏中宁地区的枸杞全生育期日照时数为 1 706.8 h，日照百分率为 67%。该地区光能资源丰富，在枸杞果实成熟盛期，晴朗的天气有利于果实的成长和着色。如果阴雨天气较多，日照较少，就不利于果实的着色，影响果实的品质，同时也不利于及时晾干，最终会影响产量。

**（一）枸杞不同种间光合特性**

光照是光合作用的能源，对光合作用有很大影响。2004 年，科研工作者对 11 种不同种质的枸杞进行了光合特性指标的测定（见表 2-5）。结果显示，不同种质之间的各项光合指标差异较大，其中不同种间的气孔导度（Gs）差异最大，其次是净光合速率（Pn），细胞间 $CO_2$ 浓度（Ci）差异最小；变异系数分别为 57.46%、38.22% 和 8.81%。中国枸杞的 Gs 最高值为 2 058.67 mmol·m$^{-2}$·s$^{-1}$，云南枸杞的 Gs 最低值为 691.38 mmol·m$^{-2}$·s$^{-1}$。新疆枸杞和蔓生枸杞的 Pn 最高值分别为 19.46 μmolm$^{-2}$·s$^{-1}$ 和 17.96 μmol·m$^{-2}$·s$^{-1}$，黄果枸杞和黑果枸杞的 Pn 最低值分别为 8.69 μmol·m$^{-2}$·s$^{-1}$

和 7.29 $\mu mol \cdot m^{-2} s^{-1}$。黄果枸杞的 Ci 最高值为 375.42 $\mu mol \cdot mmol^{-1}$，蔓生枸杞的 Ci 最低值为 289.39 $\mu mol \cdot mmol^{-1}$。

表 2-5　枸杞不同种间光合特性

| 品种 | Chl* | Gs/（mmol· $m^{-2} \cdot s^{-1}$, $H_2O$） | Pn/（$\mu mol \cdot$ $m^{-2} \cdot s^{-1}$, $CO_2$） | Evap/（mmol· $m^{-2} \cdot s^{-1}$, $CO_2$） | Ci/（$\mu mol \cdot$ $mmol^{-1}$） | WUE/（mmol· $m^{-2} \cdot s^{-1}$, $CO_2$） |
|---|---|---|---|---|---|---|
| 黄果枸杞 | 48.87 | 1 018.47 | 8.69 | 6.53 | 3 75.42 | 1.33 |
| 北方枸杞 | 56.76 | 550.64 | 13.13 | 5.64 | 332.28 | 2.33 |
| 黑果枸杞 | 55.85 | 1 359.22 | 7.29 | 6.52 | 352.89 | 1.12 |
| 中国枸杞 | 56.37 | 2 058.67 | 15.98 | 6.61 | 330.19 | 2.42 |
| 红枝枸杞 | 49.56 | 1 093.60 | 15.15 | 5.36 | 303.75 | 2.83 |
| 蔓生枸杞 | 50.81 | 849.57 | 17.96 | 6.21 | 289.39 | 2.89 |
| 云南枸杞 | 39.85 | 691.38 | 14.18 | 5.66 | 299.38 | 2.51 |
| 新疆枸杞 | 62.93 | 1 819.64 | 19.46 | 7.10 | 295.27 | 2.74 |
| 柱筒枸杞 | 70.75 | 925.31 | 9.40 | 6.19 | 318.23 | 1.52 |
| 截萼枸杞 | 62.98 | 882.33 | 9.19 | 5.98 | 321.33 | 1.54 |
| 宁杞 1 号 | 60.77 | 821.63 | 10.90 | 6.27 | 320.06 | 1.74 |
| 平均值 | 56.54 | 1 069.54 | 12.96 | 6.19 | 320.78 | – |
| 变异幅度 | 75.2~32.2 | 4 118~60 | 23.8~1 | 8.41~1.35 | 400~259 | – |
| 变异系数 | 17.40 | 57.46 | 38.22 | 14.04 | 8.81 | – |

注：叶绿素 Chl 使用日本生产的 SPAD502 叶绿素仪测定。

种质间光合特性的差异表现：黑果枸杞的气孔导度和细胞胞间 $CO_2$ 浓度均高于平均值，但叶片净光合速率最差，且低于平均值；新疆枸杞的气孔导度高于平均值，净光合速率、蒸腾速率最高；虽然蔓生枸杞的气孔导度、细胞间 $CO_2$ 浓度均低于平均值，但其光合速率仅次于新疆枸杞。

## （二）枸杞光合速率

科技工作者对枸杞、春小麦同时次光合作用、蒸腾作用，气孔导度的日变化进行对比研究发现，枸杞任何时次光合速率均大于春小麦。中午差异比早晚大，表明气温越高，辐射越强，光合速率差异越大，即枸杞比小麦更喜光。二者日变化有很大区别，春小麦为单峰，最大光合速率出现在11：00前后，下午光合速率下降，光合午休明显，且下午没有恢复。而枸杞为双峰型，11：00左右光合速率维持在较高水平上，13：00左右光合速率出现低谷，证明枸杞也存在光合午休现象。第二个峰值出现在15：00左右。光合午休是植物较普遍的现象，除小麦外，大豆、油菜、花生、甜菜等也都存在光合午休现象。

关于枸杞光合午休的机理，国内外有许多不同观点。中国科技工作者1999年发现，Rubisco酶的初始活性和气孔导度下降可能是造成中午光合速率下降的原因；1994年指出，水稻光合午休是环境条件与内生节奏相互作用的结果，即长期适应环境的结果。国外科技工作者1968年认为，光合和水分传输都有自身的内在规律。这些研究都从不同侧面反映了光合午休的原因。从影响光合速率的外部环境因素和内部因素综合来看，枸杞是旱生植物，长期自然驯化使其在水分控制上有自身的特点。高温下，午后强辐射造成蒸腾失水加剧和叶温的升高，刺激了气孔，气孔导度降低，避免了过量失水，但同时使$CO_2$吸收量减少和体内营养物质的传输减慢，导致光合速率降低。另外，午后强光、高温的条件提高了叶片光呼吸消耗，使净光合速率下降。

宁杞1号不同生育期（春梢生长期、青果期和果熟期）的净光合速率（Pn）的日变化，均表现为双峰型。各生育期的光合午休现象出现的时间和程度有明显的差异：春梢生长期和青果期，光合午休发生在11：00—13：00，而果熟期提前到9：00—11：00。随着枸杞的生长进程，双峰曲线发生不同程度变化，光合午休前峰值随生长期而降低，光合午休后峰值随生长期而增加。枸杞叶片在一天中植物的气孔导度如果以和光合速率相同的趋势变化，并维持Ci相对稳定，是植物为了在光合下降时减少蒸腾，以有限的水分散失来换取最大的 $CO_2$ 同化量的功能，气孔的这种行为是植物为了实现水分利用最优化的一种对策。

### （三）枸杞蒸腾速率

枸杞蒸腾速率日变化呈双峰型，但下降不明显，春小麦呈单峰型。上午随着气温升高，二者蒸腾速率均很快增大，但气温继续升高，二者均出现光合午休，叶片气孔张开度减小，气孔阻力加大，蒸腾速率维持在相对较高但较平稳的水平上；15：00 左右，枸杞蒸腾速率再度上升，达到全天的最高值，下午随着气温下降，蒸腾速率相应降低。枸杞是耐旱植物，但叶片蒸腾速率全天略高于春小麦，是以前从没有认识到的现象。科技工作者 1999 年观察到枸杞气孔较大，约 413 $\mu m^2$，叶片两面均有分布，密度达 136 个 /$\mu mm^2$。虽然枸杞气孔导度远低于春小麦，但叶片蒸腾速率比小麦高。小麦自 11：00 开始逐渐进入光合午休状态，气孔张开度变小，此后一直没有恢复，也是叶片蒸腾速率低于枸杞的主要原因。

### （四）枸杞气孔导度

枸杞气孔导度普遍较低，仅是春小麦的 1/3，反映出枸杞的耐旱性。从日变化来看，枸杞呈双峰型，与光合速率曲线相位相同，但最高值出现在 15：00，此时光合速率出现次大值；13：00 左右，枸杞光合午休时段，气孔导度出现低谷；16：00 以后，随着辐射降低，气孔导度降低。春小麦与枸杞不同，11：00 出现高峰后，随着光合午休的出现，气孔导度迅速下降；16：00 以后，气孔导度又回升，但因辐射减弱，光合速率和蒸腾速率并没有回升。

枸杞叶片有发达的角质膜，有栅栏组织，无海绵组织，起到良好的保水作用；维管束、维管束鞘发达，保证了深层水分传输；气孔大，分布密集，光合速率高；气孔导度小，蒸腾速率低，是枸杞适合干旱地区生长的生理基础。

### 三、光对枸杞生长发育的影响

光照强弱和日照长短直接影响光合作用，也影响枸杞的生长和发育。被遮阴的枸杞树比在正常日照下生长的弱，枝条细长，节间也长，木质化程度低，发枝力弱，枝条寿命短，尤其是膛内，因缺光照而枯死的枝条多。遮阴树的叶片薄，色泽发黄，花果很少。据调查，树冠各部位因光照强弱不一样，枝条坐果率也不一样。树冠顶部枝条的坐果率比中部枝的高，外围枝坐果率比内膛的高，南面枝坐果率比北面高（表2-6）。光照还会影响果实中可溶性固形物的含量。在果实成熟期的6月下旬，在同一株树上取样测定，树冠顶部光照充足，鲜果的可溶性固形物含量为16.33%；而树冠中部光照弱，鲜果可溶性固形物含量为13.68%。

由于光照对枸杞生长发育影响大，所以，在生产中应合理选择栽培密度、方式和修剪量，既充分利用土地和空间，又能得到良好的光照，才能提高品质，获得丰产。

表2-6 光显对坐果率及果实可溶性固形物的影响

单位：%

| 树冠部位 | 树冠顶部 | 中层外围 | 中层内部 | 下层外围 | 南面 | 北面 |
|---|---|---|---|---|---|---|
| 相对光照 | 97.50 | 82.50 | 13.30 | 44.50 | 85.10 | 65.00 |
| 坐果率 | 69.43 | 69.37 | 48.97 | 50.20 | 66.02 | 60.38 |
| 可溶性固形物 | 16.30 | 13.63 | 10.44 | 11.80 | 14.03 | 13.50 |

### 四、光照对枸杞生理代谢的影响

很多植物的果实也能进行光合作用，但果实自身光合作用对果实生长发育的贡献是不同的。科研人员用6年生宁杞1号枸杞，在盛花期对果实进行遮光处理，以自然光照为对照，研究果实光合作用对果实糖积累和相关酶活性的影响。研究发现，在遮光处理后，果实单粒重和果实中叶绿素含量均降低，体积却有所增加。果实遮光处理主要影响果实着色期和成熟期的糖含量，对果实发育初期影响不大；遮光处理不同程度增加了果实转化酶、蔗糖磷酸合成酶和蔗糖合成酶的活性。果实遮光处理后，在果实发育前期，果实蔗糖、葡萄糖和果糖含量下降幅度不大，在着色期和成熟期下降幅度较大，说明遮光处理主要影响果实着色期和成熟期的糖含量，而对果实发育初期影响不大。处于不同发育时期的枸杞果实多糖和总糖与对照相比均有所下降，但不同时期下降幅度有一定差别。说明枸杞果实多糖的形成与果实正常光照具有一定的关系，而总糖含量的积累似乎与光照关系不大。果实被遮光后，果实自身光合受限，导致果实蔗糖代谢酶活性增加，从而使果实在遮光情况下依然可以从叶片获得较多的糖分供给。说明枸杞果实的光合作用对枸杞果实的发育具有一定的贡献，虽然遮光对枸杞果实总糖含量影响不大，但却降低了枸杞多糖的含量，从而影响枸杞品质。因此，在枸杞生产栽培中要重视对枸杞枝条的修剪，避免枝条的过度重叠遮光，为获得品质优良的枸杞打下基础。

### 五、光能利用和枸杞增产

根据科技工作者的观察，从枸杞园树冠内外的光分布来看，树冠外部光照强度最大，内部最小，树枝集中的侧面也较小。光照强度弱会导致大部分花蕾脱落，坐果率低，表明枸杞喜光。太阳光进入枸杞田园间后，受到枸杞枝、叶的影响，一部分被吸收，一部分被反射，还有一部分阳光透过第一层叶片进入第二层后又被吸收、反射等，其中少量太阳光穿过枸杞茎叶空隙直接到达地面。

枸杞园内，辐射、气温、地温和风速等气象要素均随着植被覆盖度的增加而减少，而园间相对湿度则反之，随着植被覆盖度的增大而增大。枸杞是喜光植物，辐射增强可提高其品质，而相对湿度增加却对其品质有不利影响。因此，通过合理安排株距、行距和调节种植密度，可以在一定程度上改善枸杞园内的小气候环境，提高枸杞的产量和品质，防止枸杞病害的发生，从而提高枸杞园的综合经济效益。

光照不足会导致枝条变短，木质化程度降低；果节数也会减少，枝条果节间距离明显变长；幼果脱落，结果数普遍减少，夏果枝封顶；叶绿素含量降低，叶片脱落，叶面积减少；光合速率降低，从而减少了叶片制造光合产物的源和运转速度；成熟果实粒径明显降低，百粒重降低；果色由鲜红褪色到橘黄色，多糖和总糖含量减少。

由于光照对枸杞树的生长发育影响很大，因此在生产栽培中采取的措施如下：合理密植，培养冠幅小、冠层薄的立体枸杞树形；处理好土地、空间和光照的协调关系，才能生产出优质高产的果实。

# 第三节　水分的影响

水是枸杞树生存的重要生态因素。水是枸杞树体内的重要成分，树体的含水量达 50%~83%，因器官不同而有变化。足够的含水量可以使细胞保持膨压状态，以维持正常的生理活动。水是理想的溶剂，营养物质的吸收、转化、运输、分配以及光合作用、呼吸作用等重要的生理过程，都必须在有水的环境中才能正常进行。田间条件下的水以其热容量高，汽化潜热高的特性，调节树体与环境间的温度变动，从而保护树体避免或减轻灾害。因此，枸杞园的水分管理是实现优质高产的重要保证。

## 一、枸杞树对水的反应

枸杞是一种耐旱能力强的植物，特别是野生枸杞在宁夏这个年降水量仅有 226.7 mm，而年蒸发量却是 2 050.7 mm 的干旱山区悬崖上也能生长；在缺乏水分的古老长城上也能见到枸杞生长，而且能够开花结果。这是因为它的根系发达并且能伸向较远的土层吸收水分，同时，枸杞叶是等面叶，正反两面的栅栏组织都很发达，这种组织的细胞间隙小，使叶面水分蒸发受到节制，相对保持了更多树体水分，因此耐旱能力强。但是，若要获得丰产，就必须有足够的土壤水分供应。

在年降水量少，蒸发量却很大的情况下，土壤水分含量的多少会直接影响枸杞根系的生长。据试验调查，枸杞在地下水位 1.5 m 以下，20~40 cm 深的土壤，含水率 15.3%~18.1% 时生长正常。地下水位若过高，则对枸杞生长不利。当地下水位在 60~100 cm 时，树体生长弱，发枝量少，枝条短，花果少，果实也少，叶色提早发黄，容易加重落花落果和落叶，树体寿命短。因为地下水位过高，土壤的通气条件恶化，根系不发达，生长缓慢，影响枸杞根系的生长或呼吸作用。另外，地下水位过高会引起土壤次生盐渍化，使土壤可溶性盐含量增加，导致枸杞生长衰弱，产量低（表 2-7）。只有土壤中根系吸水和叶片蒸腾达到平衡状态，才是适宜土壤水分。

表 2-7 地下水位、盐渍化对枸杞生长及产量的影响

| 地下水位深度 /m | 盐渍化状况 | 枸杞生长情况 | 产量 /（kg·亩 $^{-1}$） |
|---|---|---|---|
| 2.0 | 0 级盐渍化（无盐化） | 枝梢旺盛 | 50~75 |
| 1.0~1.5 | 重盐渍区（地表盐结皮含盐量 12%，表土含盐量大于 1.0%） | 生长衰弱 | 5 |

宁夏枸杞老产区的农民说："枸杞离不开水，又见不得水。"枸杞最忌地表淹水和表土长期积水，在过湿的土壤中，将迅速引起树体死亡。据吴以德调查，宁夏恩和乡的沙滩生产队于 1958 年在枸杞园周围种水稻，导致枸杞园地下水位上升，使大量枸杞受浸死亡；1959 年东升乡大湖滩上的枸杞因近邻的旱地种上了水稻，也有大量枸杞死亡。可见枸杞园的地势要高，不能积水，一旦积水，应马上排除才能有利枸杞生长。枸杞树对水的需要因季节不同而反应不一。春季，土壤中水分不足时，影响萌芽和枝叶生长；秋季干旱，使枝条和根系的生长提前停止。在花果期，尤其是果熟期，如果土壤水分足，果实膨大快，果粒大；如果缺水，就会抑制树体和果实生长发育，使树体生长慢，果实小，还会促进花柄和果柄离层形成，加重落花落果，降低产量。在生长季节，若连天阴雨时间长，枸杞易得霜霉病和黑果病，红熟了的果实会破裂，从而降低果实质量。

枸杞对水质要求不严，宁夏枸杞老产区中宁县的枸杞园都是引黄河水灌溉，水的矿化度为 1 g/L 以下。但在宁夏干旱地区，如同心县王团乡和海

原县高崖乡，枸杞园用矿化度 3~6 g/L 的苦水灌溉，树生长良好。

## 二、水分对枸杞树生长发育的影响

2006—2007 年，科技工作者在宁夏银川园林场进行了连续两年的田间控制灌水次数试验，以宁杞 1 号（10 年树龄）为材料。根据试验结果、枸杞发育期水分利用率变化规律和最终获取的经济效益分析，得出以下结论：在有灌溉条件下，每月 4 月、5 月、6 月各灌水 1 次，7 月灌水 2 次，8 月、9 月各灌水 1 次，共灌水 44 m³/亩。相比传统灌溉，每亩节水 100 m³。其中，4 月、5 月份的灌水能促进发枝和新梢生长，7 月份的灌水能有效降低落花落果率，提高特优和特级干果量。

### （一）不同灌水次数对枸杞发枝数和新梢生长的影响

表 2-8　不同处理间枸杞发枝数和新梢生长量变化

| 项目 | 处理 1 | 处理 2 | 处理 3 | 处理 4 | 处理 5 | 处理 6 | 处理 7 |
|---|---|---|---|---|---|---|---|
| 发枝数 /个 | 28 | 30 | 18 | 21 | 17 | 21 | 17 |
| 春梢生长速率 /（cm·d$^{-1}$） | 1.09 | 1.17 | 1.22 | 1.22 | 1.16 | 1.21 | 1.08 |

由表 2-8 可以看出，在不同灌水次数下，各个处理间枸杞的发枝数和新梢生长量明显不同。其发枝数呈现"灌水多，发枝多；灌水少，发枝少"的变化趋势；春梢生长速率呈现出水分过量，发枝数多，但春梢生长速率较低（如处理 1 和处理 2）；灌水次数过少严重干旱条件下，春梢生长速率同样较低（如处理 5、处理 6、处理 7）。

### （二）不同灌水次数对枸杞落花落果及青果数的影响

表 2-9　不同灌水次数对枸杞落花落果率及青果数的影响

| 项目 | | 处理 1 | 处理 2 | 处理 3 | 处理 4 | 处理 5 | 处理 6 | 处理 7 |
|---|---|---|---|---|---|---|---|---|
| 老枝 | 落花落果 /%） | 10.39 | 14.66 | 12.01 | 10.19 | 11.37 | 12.67 | 19.20 |
| | 花总量 /(个·枝$^{-1}$) | 367 | 483 | 295 | 249 | 336 | 314 | 264 |
| 新梢 | 落花落果率 /% | 11.89 | 11.92 | 12.66 | 13.01 | 11.41 | 10.21 | 15.59 |
| | 花总量 /(个·枝$^{-1}$) | 510 | 527 | 570 | 546 | 542 | 576 | 483 |
| | 青果数 /(个·枝$^{-1}$) | 63 | 65 | 79 | 77 | 67 | 76 | 62 |

不同灌水次数对各个处理老枝的落花落果影响较为明显，青果数的多少直接决定着枸杞产量的高低，适宜的灌水次数对开花结果都能起到积极的作用。由表2-9可看出，各处理间老枝较新梢开花数量较少，落花落果率较高；从青果数量上来看，处理3和处理4灌水次数较为理想。

**（三）不同灌水次数对枸杞干果等级率及经济效益的影响**

表2-10　不同灌水次数对枸杞干果等级率及经济效益的影响

| 项目 | 特优/（kg·亩⁻¹） | 特级/（kg·亩⁻¹） | 甲级以下/（kg·亩⁻¹） | 总干果量/（kg·亩⁻¹） | 采摘费/（元/亩⁻¹） | 干果金额/（元/亩⁻¹） | 其他费用/（元/亩⁻¹） | 经济效益/（元/亩⁻¹） | 投入产出比 |
|---|---|---|---|---|---|---|---|---|---|
| 处理1 | 53.9 | 55.00 | 46.09 | 154.99 | 1 549.9 | 6 153.62 | 1 600 | 3 003.72 | 1 ： 1.954 |
| 处理2 | 57.75 | 67.10 | 64.90 | 189.75 | 1 897.5 | 7 183.00 | 1 700 | 3 585.50 | 1 ： 1.997 |
| 处理3 | 66.00 | 43.67 | 43.89 | 153.56 | 1 535.6 | 6 409.48 | 1 450 | 3 423.88 | 1 ： 2.147 |
| 处理4 | 78.10 | 51.70 | 28.60 | 158.40 | 1 584.0 | 7 165.40 | 1 500 | 4 081.40 | 1 ： 2.323 |
| 处理5 | 38.94 | 38.61 | 39.60 | 117.15 | 1 171.5 | 4 516.38 | 1 250 | 2 094.88 | 1 ： 1.865 |
| 处理6 | 57.20 | 42.13 | 35.64 | 134.97 | 1 349.7 | 5 674.46 | 1 300 | 3 024.76 | 1 ： 2.142 |
| 处理7 | 34.43 | 34.54 | 26.84 | 95.81 | 958.1 | 3 861.44 | 1 200 | 17.34 | 1 ： 1.789 |

水分直接影响枸杞果实的体积、色泽、含水量、干物质积累等。由表2-10可见，增大灌水次数，干果的总量也随之增高，但同时增加了劳动成本。所以，从获取最大的经济效益出发，处理4的灌水次数最为适宜，投入产出的比值最大。

**（四）不同灌水次数枸杞叶片日光合速率的变化**

枸杞叶日光合速率的变化呈双峰型，即在光合速率日变化过程中，第一个峰值之后出现一个"午休"低谷，然后逐渐升高达到了第二个峰值。然而，不同灌水次数下各处理间峰值和"午休"的时空差异较大。处理1、处理2和处理3的双峰值较高，且第一个峰值低于第二个峰值，发生了明显的"午休"；处理5、处理6和处理7中，第一个峰值降低，发生期提前，"午休"也提前。由此可见，随着灌水次数的减少，"午休"发生的时间也提前，第一个峰值逐渐降低。所以适度减少灌水量可以提高光合速率的利用率，减少或避免由于"午休"现象造成植物叶片光合物质消耗。在生产上，为了获取一定的经济产量，既要适度降低"午休"消耗，又要保证较高的光合速率代谢。综合分析认为：处理4的灌水次数比较适合当地生态环境下枸杞规范化种植的要求。

### （五）不同灌水次数对枸杞生育期水分利用率的影响

通过试验分析发现，枸杞生育期水分利用率整体呈现先上升后下降的趋势，其中7月份枸杞的水分利用率最高。5—6月，水分利用率缓慢提高，6—8月，快速提高转向快速降低。从生育期水分利用率变化规律来看，从4月初枸杞开始萌发，到5月份枸杞新梢快速生长，枸杞主要以营养生长为主。植物体内养分消耗来自两个方面，一是体内上年营养积累，二是光合代谢产物，主要以后者为主。因此水分利用率升高缓慢。但是灌水次数多的处理水分利用率较高，这主要是因为水量充足，促发大量新梢生长，加快体内养分消耗，从而提高水分利用率。6月份是枸杞盛花期，也是枸杞营养生长和生殖发育竞争最为激烈的时期，养分消耗也急剧上升。此时，枸杞养分消耗主要是光合代谢产物，从水分利用率的变化规律来看，处理4水分利用率大幅增加，这主要是前期灌水量适中，促发新梢适量，到6月份盛花期，体内光合产物基本能够满足营养生长和生殖发育的需求。因此，从生育期水分利用率上来看，处理4的灌水次数是相对理想的。

### 三、干旱地区人工补水对枸杞生长经过的影响

枸杞根系发达，耐旱力强，在年周期内不同生育期对水分的要求不同。春季为枸杞营养生长期，现蕾到开花期水分要充足。果实膨大期如果缺水会影响树体和果实生长发育，果实小，且加重落花落果。果实成熟期则要适当控制水分，枸杞成熟期极短，成熟后 2~3 d 内必须采摘，否则红熟的果实遇到阴雨天气容易开裂，晾干后枸杞品质很差，经济价值低，一般不采摘，从而影响产量；同时降水偏多，枸杞易得霜霉病和黑果病，从而降低产量并影响果实质量。田间长期积水，通气不好，会影响根系的生长。宁夏中宁地区枸杞全生育期降水量为 238.1 mm，年蒸发量为 2 050.7 mm，降水偏少且季节分布不均匀，4—6 月降水量为 56.4 mm，降水偏少，为枸杞生长的旱季；7—8 月为雨季，降水量为 91.6 mm，不利于夏果采摘晾晒，果熟期要注意排水。经过前期的果实生长，枸杞树损失了大量养分，秋季需要补充水分；9—10 月降水量为 35.5 mm，降水偏少。依据本地区的气候条件在自然降水不能满足枸杞生长对水分的要求时，可采取人工补水的办法也能获得一定的产量。

科技工作者在宁夏中宁县徐套乡和海原县七营乡干旱区，采用自行研制的地下渗灌器，对枸杞树进行全年补水试验。通过集雨水窖配合地下渗灌器的节水灌溉技术，在无灌溉条件下的宁南山区，亩补水不超过 10 m$^3$ 的情况下，使枸杞枝条的萌芽率由 71% 提高到 85%，成枝率由 13% 提高到 33%，成枝力由 2 提高到 3，春梢日平均生长量由 0.78 cm 提高到 1.04 cm；枸杞单株干果产量由 0.24 kg 增加到 0.6 kg。经过补水后产量不仅翻了一番，而且干果特优率由 23.4% 提高到 28.5%，特级率由 30.49% 提高到 34.2%；每亩平均增产 60 kg，显著增加了农民收入。试验表明，在干旱区通过微弱补水提高枸杞产量是可行的。

#### 四、干旱胁迫对枸杞树生理代谢的影响

在受到干旱胁迫时，植物细胞中生物活性氧的积累是造成细胞伤害乃至死亡的主要原因。干旱胁迫下，活性氧自由基积累导致膜脂过氧化，膜透性增加，电解质和有机物质大量外渗，严重时导致植物死亡。郑国琦等（2008）利用不同程度的水分胁迫处理盆栽枸杞幼苗，研究表明，枸杞幼苗在 45% 以下的干旱胁迫下细胞膜透性增大，说明膜系统结构遭到破坏。这是由于干旱胁迫下，枸杞幼苗体内的放氧速率呈现上升的趋势，细胞内活性氧水平增高，引发膜脂过氧化作用生成较多 MDA（苹果酸脱氢酶），引起膜功能紊乱，使细胞膜透性增加，可溶性蛋白含量严重下降。

大量研究表明，在逆境下，抗逆性强的植物 SOD（超氧化物歧化酶）活性降低幅度小或保持相对稳定，因而可以避免或减轻活性氧引起的伤害。干旱胁迫下枸杞幼苗具有较强的抗旱性。在干旱胁迫程度低于 45% 的条件下，枸杞幼苗 SOD 酶活性与对照相比变化幅度不大，保持了相对的稳定性；而在 30% 的干旱胁迫下，SOD 酶活性下降显著，表明以 SOD 为主的抗氧化保护酶系统遭到了破坏。因此，初步确定田间最大持水量的 45% 是枸杞正常生长的临界值。即在此水分条件下，枸杞正常生长，而当提高干旱胁迫程度时，枸杞生长会受到一定程度的影响。

# 第四节　土壤的影响

土壤是枸杞栽培的基础。枸杞生长发育所需要的水分和矿质营养主要通过根系从土壤中吸收。土壤条件对枸杞有多方面的影响。营造良好的土壤环境，满足枸杞树体对水、肥、气、热的需求，是获得枸杞丰产的基础。

## 一、土壤厚度

枸杞属于深根性植物。枸杞根系具有重要而活跃的生理功能，根系的生长与分布对枸杞生长结果以及抵抗环境胁迫能力有重要影响。枸杞根系分布的深度与广度取决于土壤的性质、肥力、地下水位高低以及栽后管理条件等。土层深厚肥沃、地下水位低的砂壤土，根系分布较深，水平分布范围较小，在分布区内须根较多；在土层薄、地下水位高的条件下，根的垂直生长受阻，根系分布较浅，但水平方向伸展较远。在 50~70 cm 厚的有效土层内，一年生的枝条扦插苗，其水平根长达 2.36 m，为树冠直径的 4.21 倍。成年树的垂直根深在 50~60 cm 的土层内，水平根可延伸到 20~30 cm 土层内的水平生长至 10 m 以外，全园根系密布如网，树冠大根系密度也大，大部分根系都分布在地表下 20~40 cm 深的范围内。

枸杞对土壤要求不严，在各种质地的土壤上都能生长。但为了更好生长，最好选土层深厚的轻壤土、砂壤土或中壤土建园。

## 二、土壤质地

枸杞对不同质地的土壤适应性强。无论是砂壤土、轻壤土、中壤土或黏土，都能种植成活并正常生长。但为了更有利树体健壮生长并获得高产优质的果实，应选用深厚、肥沃的轻壤土建园为好（表 2-11）。

表 2-11　土壤质地与枸杞生长、产量关系

| 栽植时间 | 枸杞生长情况 | | | | 深度 /cm | 质地 |
|---|---|---|---|---|---|---|
| | 树高 /m | 冠幅 /m | 产量 /（kg·亩⁻¹） | 群众评议 | | |
| 1999 年 | 1.6~1.7 | 1.5~1.7 | 285（2004 年） | 树生长快，枝梢白嫩粗壮，是当地最适宜种枸杞的土壤质地 | 0~20<br>20~50<br>50~90 | 轻壤土<br>中壤土<br>中壤土 |
| 2000 年 | 1.3~1.5 | 1.2~1.4 | 210（2005 年） | 土质僵硬，枸杞生长较差，枸杞上枝条细弱而稀疏 | 0~20<br>20~40 | 重壤土<br>重壤土 |

轻壤土之所以较适于枸杞生长，是因为它土质疏松，透水快，通气性好。在生产中土质过沙，肥水保持能力差，容易干旱，枸杞生长不良。土质过于黏重，如黏土和黏壤土，虽然养分含量较高，但因经常板结，土壤通气性差，对枸杞根系呼吸及生长都不利，枝梢生长缓慢，花果少，果粒也小。黏土经过改良，如向地里增施麦秆、稻草或羊粪之类，既增加了土壤的疏松性又丰富了土壤养分，枸杞也能生长良好。

**三、土壤温度**

土壤温度直接影响根系的生长、吸收及运输能力，影响矿质营养的溶解、流动与转化。土壤温度和有机质的分解、土壤微生物的活动有密切关系，从而影响枸杞的生长发育。

枸杞根系的生长与土温有关。当地温达到 0 ℃以上时，根系开始生长。3 月底，当地温达 4 ℃时出现新吸收根，4 月上中旬当地温度达到 8~14 ℃时，新生吸收根生长加快。春季生长平均长度最大，密度也最大。此后温度升高，地上部分生长加快，新生吸收根强度减弱，并稳定在正常的生长状态。6—8 月中旬地温在 20~25 ℃，与地上的秋季生长相适应，根系生长最大值出现

秋季。8 月中旬以后，地温逐渐下降，根系生长相应减弱，直到 10 月底或 11 月初，地温降到 10 ℃以下，这时根系活动弱，基本停止生长。

土壤温度受太阳辐射能的制约，也与土壤的质地结构及土壤含水量有关。如沙土，升温快散温也快；黏性壤土内热容量比沙土大，白天增温慢，夜间降温也慢。土壤含水量的多与少，影响着土壤温度。枸杞园在夏季高温季节，提倡夜间灌水，就是为了降低土温，减缓枸杞根系的高温休眠，控制由休眠造成的营养不足，生育失调、脱水与落果。

### 四、土壤水分

水分是土壤肥力的重要组成因素，不仅作为矿质营养溶剂，使之易被植物根系吸收，还可作为营养物质液流，在土壤中流动，或向根圈随着蒸发流向土表或随潜流漏失。土壤水分还可调节土壤温度和土壤通气状况。因此，土壤水分状况，直接控制着对枸杞需水的供给。

土壤水分可分为有效水分与非有效水分两大类。有效水是指根系能有效吸收利用的田间持水量到永久凋萎点之间的土壤含水量。非有效水是指低于永久凋萎点以下的土壤含水量，主要是土壤胶体表面的吸着水与气态水。土壤类型不同，土壤有效水含量有差异。

各类土壤有效水与非有效水的不同比例，含沙粒越多，土壤有效水含量越低，越易出现干旱。积水的低洼地，种枸杞易烂根，当枸杞园地下水位过高时，应开设排水沟，降低地下水位。在无灌溉条件的干旱高地上，枸杞受旱，生长慢，产量低，果实质量差。据调查，枸杞园地下水位在 1.5 m 以下较好。

### 五、土壤通气性

土壤通气性主要指土壤空气以及其中氧与二氧化碳的含量。土壤空气中氧的含量对根系的正常生长、呼吸和营养物质的吸收具有重要作用。如果土壤空气不足，土壤空气中的含氧量由于根系和土壤微生物的呼吸消耗而下降，二氧化碳含量增高，直接影响根系的正常生长和生理代谢，进而影响枸杞的生长结果。严重时造成根系伤害，直至死亡。据测定，在温度为 20~30 ℃，土壤不通气的条件下，土壤中的氧将在 12~40 h 被耗尽。枸杞根系入土深，对深层土壤空气有更高要求。各项有利于改善土壤深层通气性的措施（如园地浅翻春园、中耕除草、翻晒秋园等），都对枸杞生长有良好效果。

### 六、土壤含盐量

枸杞耐盐，抗干旱性强，可在较重的盐碱、干旱地上生长，所以又是盐碱地和干旱地区的绿化树种，在我国北方的干旱盐碱地上无法种植粮食和其他树种，人们在上面先种枸杞，当土壤改良后挖掉枸杞种粮食都取得了很好效果。

据科技工作者 1999 年研究报道，枸杞成体能耐 1.0%~1.5% 的盐分。枸杞叶肉质，叶表有发达的角质膜，叶内有栅栏组织而无海绵组织，维管束及维管束鞘十分发达，而且细胞中有大量草酸钙砂晶，说明枸杞体内细胞汁液浓度高，胞内有较低的渗透势。枸杞的根系下扎深，能穿透地底层的钙积层，这一点是其他植物所不具备的。因此从形态上看，枸杞具有抗盐耐盐的形态结构。同时，枸杞中存在的有机物质枸杞多糖、类胡萝卜素、甜菜碱、游离氨基酸等，这些物质有可能与枸杞植株的抗盐性密切相关。甜菜碱是 Husemannhe 和 Marme（自 1983）最早从干旱地区的宁夏中宁产宁夏枸杞中首次分离得到的。研究表明，枸杞叶片内甜菜碱含量在 10~20 mg/gDW，其含量与其他耐盐植物相比较高。

### （一）盐分对植物的伤害

科技工作者提出盐分对植物的胁迫可分为渗透胁迫、离子毒害、离子不平衡或营养缺乏三类。渗透胁迫和离子毒害目前仍被认为是盐分对植物危害的两个主要过程，而且关于这两个胁迫过程的先后顺序也有人作过研究。Munns 认为渗透胁迫在前，到一定时间后，离子毒害才发生；而赵可夫认为，渗透胁迫与离子毒害同时存在，在植物整个受胁迫过程中，二者的表现在同期内呈现得强弱不同而已。

盐分对植物的伤害，主要表现在以下三个方面：一是生长抑制。这是植物对盐渍响应最敏感的生理过程。Munns 指出，当植物被转移到盐逆境中几分钟后，生长速率即有所下降，其下降速度与根际渗透压呈正比。二是光合下降。当植物受到环境胁迫时，往往会发生光抑制现象，光抑制现象的主要发生部位为 PS Ⅱ。众多实验研究表明，盐分胁迫对植物的光合作用是抑制的，并且降低程度与盐分浓度呈正相关。另外，光合能力的下降也与植物种类或品种以及盐的种类有关。三是加速衰老。在盐分胁迫下，植物细胞中盐分积累会促进细胞衰老和死亡。

**（二）植物的抗盐机理**

植物的抗盐机制是一个相当复杂的问题，有些机制虽研究得相当深入，但还是不能揭示植物抗盐的实质。一般来讲，植物的抗盐性与盐分的吸收、运输、排泄、分配、生物膜功能、离子区域化作用以及抗盐物质的合成和积累密切相关。

**1. 植物的吸钾排钠机制**

降低植物地上部分盐分浓度是植物耐盐的重要机理之一。小麦、水稻等作物在一定范围 NaCl 胁迫下，根中 $Na^+$ 比地上部高 3~7 倍，高粱在 100 mmol/L NaCl 胁迫 7 d 后，其根和茎基部中的 $Na^+$ 比穗轴木质部高 7~10 倍。任东涛等研究发现，芦苇耐盐的明显特点是限制 $Na^+$ 向上部运输，即使在 500 mmol/L NaCl 胁迫下，其叶渗透溶质也主要是 $K^+$，$Cl^-$ 和蔗糖，$Na^+$ 还不到 10%。说明植物具有显著的排钠机制。另外，在盐渍环境下，许多植物还具有选择性吸收土壤溶液中的某些浓度较低的必需元素而少吸收非必需元素的特性。由于构成盐渍土的盐类大多为 NaCl，一般 $K^+$ 浓度很低，因此，选择吸收 $K^+$ 的机能对植物至少有下列意义：一是在高钠条件下 $K^+$ 的吸收被抑制，由于植物发挥了较强的选择吸收机能，可避免植物因缺钾而抑制其生长的现象；二是植物从高盐浓度土壤中吸收多量的钾，作为无机渗透调节物质，可避免渗透胁迫；三是对钾的吸收可能与细胞拒钠有关。

**2. 细胞内的渗透调节机制**

在盐胁迫下，由于外界渗透势较低，植物细胞会发生水分亏缺现象，即渗透胁迫。植物为了避免这种伤害，在逆境情况下必须产生一种适应机制，即在盐胁迫下，植物细胞内会主动积累一些可溶性溶质来降低胞内渗透势，以保证逆境条件下水分的正常供应。渗透调节机制分为无机渗透调节和有机渗透调节。

（1）无机渗透调节物质　从土壤或细胞外界溶液中吸收积累各种无机离子，提高细胞内盐分浓度，只要这些离子不致造成极高的浓度和表现出毒性，就能被植物吸收用于提高细胞内渗透势。

（2）有机渗透调节物质　植物在逆境胁迫下，可在细胞内合成可溶性有机物质作为渗透调节物质，主要有脯氨酸、甜菜碱、可溶性碳水化合物、有机酸、游离氨基酸等，这些物质被证明对细胞无毒，对代谢过程无抑制作用。

（3）其他有机渗透调节物质　碳水化合物是植物对盐胁迫环境的适应性产物，由于碳水化合物在细胞内的溶解度较大，因此在盐胁迫下，其含量的增加对增加细胞液的浓度、降低细胞水势，提高植物的吸水能力十分有利。

**3. 离子的区域化作用**

大量的研究表明，植物吸收的 $Na^+$、$Cl^-$ 等离子必须积累在液泡中，否则会干扰细胞质和叶绿体等的生理生化代谢过程，这种作用被称为离子区域化作用。D. M. R. Harvey 等用组织化学定位方法证明，在盐胁迫下，作物的确把 $Na^+$、$Cl^-$ 等离子积累在液泡中。T. J. Flowers 等经过试验证明，盐生植物和非盐生植物的细胞质酶对 $Na^+$ 非常敏感，$Na^+$、$Cl^-$ 的区域化分配是植物对盐渍环境的适应结果。

**4. 抗氧化防御系统的活性**

20 世纪 80 年代后，科技工作者对盐分胁迫下植物抗氧化防御系统进行了大量研究，并已确定它由一些能清除活性氧的酶和抗氧化物质组成，如超氧化物歧化酶（SOD）、过氧化酶（POD）、过氧化氢酶（CAT）和抗坏血酸（AsA）等，它们协同作用共同抵抗盐分胁迫诱导的氧化伤害，单一的抗氧化酶不足以抵御这种氧化胁迫。如 SOD 催化两个超氧自由基发生歧化反应形成 $O_2$ 和 $H_2O_2$，$H_2O_2$ 再被 POD 和 CAT 催化除掉，在整个氧化防御系统中，SOD 是所有植物在氧化胁迫中起重要作用的抗氧化酶。根据结合的金属离子的不同，SOD 可分为 Cu/Zn-SOD、Mn-SOD 和 Fe-SOD 三种类型。Cu/Zn-SOD 主要存在于叶绿体和细胞质中，Mn-SOD 主要存在于线粒体中，Fe-SOD 则主要存在于叶绿体中。一般来讲，在盐分胁迫下，植物体内 SOD 等酶的活性与植物的抗氧化胁迫能力呈正相关，而且在盐分胁迫下，盐生植物与非盐生植物相比，其 SOD、CAT、POD 活性更高，因而，更能有效地清除活性氧，阻抑膜脂过氧化。

**5. 盐胁迫蛋白**

研究发现，植物在盐胁迫下，体内能合成一些新蛋白或某种蛋白在量上会发生变化，将这一类蛋白称为应激蛋白或胁迫蛋白，而且证明某些应激蛋白与植物的抗盐性有关

**（三）盐分和水分胁迫对枸杞幼苗的渗透调节效应**

利用不同浓度 NaCl 和等渗 PEG（聚乙二醇）处理枸杞幼苗，15 d 后测定叶片主要有机溶质和无机离子的含量及叶片渗透势和渗透调节能力（表 2-12，表 2-13）。从实验结果可以看出，枸杞幼苗的渗透调节物质含量及其在渗透势中的贡献，以无机离子为主，主要为 $Na^+$、$Cl^-$，其次为 $Ca^{2+}$，再

次为 $K^+$ 和 $Mg^{2+}$，无机离子在渗透势中的贡献为 90%~93%，而有机渗透物质的贡献为 7%~10%。显然枸杞具备典型双子叶盐生植物的特点。

表 2-12　盐胁迫对枸杞幼苗叶片渗透调节效应的影响

| 盐浓度 /（mmol·L$^{-1}$） | 测量渗透势（MOP） | 计算渗透势（COP） | 测量渗透势与计算渗透势之差（MOP – COP） | 渗透调节能力 |
|---|---|---|---|---|
| 0 | –1.62 0.89 | 1.52 | –0.10 | 0 |
| 100 | –2.60 1.23 | 2.44 | –0.16 | 0.98 |
| 200 | –3.73 1.46 | 3.41 | –0.32 | 2.11 |
| 400 | –4.61 1.38 | 4.03 | –0.58 | 2.99 |

表 2-13　盐分和水分胁迫下枸杞幼苗叶片各种渗透调节物质的渗透势

| 处理 | 计算渗透势（COP）MPa | 占计算渗透势（COP）的百分比 /% | | | | | | | | | | |
|---|---|---|---|---|---|---|---|---|---|---|---|---|
| | | 无机离子 | 有机物质 | 钠离子（Na$^+$） | 钾离子（K$^+$） | 钙离子（Ca$_2$） | 镁离子（Mg$_2$） | 氯离子（C1） | 氨基酸（AA） | 可溶性糖（SS） | 有机酸（OA） | 甜菜碱（Be） | 脯氨酸（Pro） |
| CK | –1.52 | 85.34 | 14.66 | 7.7 | 27.7 | 14.7 | 15.80 | 19.4 | 3.47 | 6.24 | 4.18 | 0.77 | 0.11 |
| 100 | –2.44 | 90.43 | 9.57 | 28.0 | 13.1 | 17.4 | 6.92 | 24.8 | 1.98 | 3.37 | 2.58 | 1.63 | 0.18 |
| 200 | –3.40 | 93.47 | 6.53 | 29.7 | 8.7 | 18.0 | 4.32 | 32.7 | 0.89 | 2.50 | 1.38 | 1.76 | 0.25 |
| 400 | –4.03 | 93.47 | 6.53 | 37.1 | 5.9 | 13.5 | 2.92 | 34.3 | 0.75 | 2.11 | 1.07 | 2.62 | 0.32 |
| PEG | –2.56 | 75.90 | 24.10 | 11.0 | 28.5 | 7.0 | 6.16 | 23.2 | 5.97 | 8.18 | 6.14 | 3.77 | 0.98 |

　　$Na^+$ 是大多数盐生植物生长的必需元素，在无 $Na^+$ 环境中，盐生植物不能正常生长，主要是由于 $Na^+$ 在盐生植物生长中具有调节植物渗透压和影响植物水分平衡与细胞伸展的作用，以便于适应高盐的需求。同样，$Cl^-$ 在枸杞叶片内作为一种无机渗透剂，对提高植物细胞渗透势，缓解盐渍生境产生的渗透胁迫具有积极作用，且在一定范围内还可以增加干物质累积，激发根系质膜和液泡膜 $H^+$-ATPase 活性，从而降低膜伤害。一般认为，盐生植物在盐胁迫下，其 $Ca^{2+}$ 含量呈现下降的趋势，导致 $Na^+/Ca^{2+}$ 增大，细

胞膜透性增大，而枸杞幼苗在不同盐分胁迫下，其 $Ca^{2+}$ 含量呈现略有增加的趋势，这在以往的报道中很少见，$Ca^{2+}$ 含量的增加对于维持细胞膜的通透性及缓解盐危害具有很重要的意义。$K^+$ 和 $Mg^{2+}$ 与其他盐生植物一样，仍呈现出下降的趋势。大量研究认为，盐生植物将无机离子区隔化在液泡内，以减少单盐毒害，而且从能耗角度考虑，真盐生植物采用无机离子作为主要渗透调节剂，其能量消耗远低于以有机溶质作为渗透调节的能量消耗。

# 第五节　其他因素的影响

## 一、地势因素的影响

地势是指地面形状、高低变化的程度。地势通过海拔高度、坡度和坡向等因素影响光、温、水和热在地面的分配，进而影响枸杞树的生长发育。其中，海拔高度对枸杞树的影响最为明显。

### （一）海拔高度

海拔高度对气温有规律的影响。随着海拔高度的升高，气温逐渐降低。在相同纬度下，海拔高度每升高 100 m，平均气温就会降低 0.5~1.0℃。气温递减的速率因气候条件和季节的不同而异，在气候干燥的山地变化更为规律。

科技工作者在 1983 年的研究中发现，在潮湿的四川山地，1 月份平均气温和最低气温在 1 200 m 以下时，由于云量的影响而变化不大，其递减率为（0~0.2 ℃）/100 m。当海拔高度超过 1 200 m 时，递减率分别增加为 0.56 ℃ /100 m 和 0.67 ℃ /100 m。7 月份的递减率一般为（0.40~0.50 ℃）/100 m。

受温度变化的影响，无霜期随着海拔的升高而缩短。山地作物的物候期随地势升高而推迟，而生长结束期则随海拔升高而提早。

海拔高度对光照有明显影响。科技工作者在 1983 年的观察中发现，在秦岭太白山，随着海拔升高，太阳直达辐射和总辐射都增大，散射辐射则减少。太阳的实际日照时数由于云雾的影响而变化较为复杂。在山下部，低的山谷或盆地，由于云雾较多，实际日照时数较少；在山的上部，云雾较少的坡向，实际日照时数较多。

海拔高度的变化影响降水量和相对湿度的变化。就降水量而言，在山东泰山海拔 160.5 m 时，年降水量为 859.1 mm；而当海拔升高到 1 532 m 时，年降水量则为 1 040.7 mm，降水量随着海拔高度的升高而增多。而在温暖条件下，海拔降低时，降水量反而增多。当经过山脉的气团非常潮湿而又不稳定时，最大降水量往往在山麓。

**（二）坡度、坡向、坡形**

坡度对枸杞树的生长结果有明显影响。坡度影响太阳辐射接受量、水分再分配和土壤水热状况。坡度影响土层厚度，通常土层厚度与坡度反相关。坡度越大，含石量越多，土壤含水分与养分越少。在我国黄土高原，坡度对黄土厚薄影响不大，但对土壤水分的差异仍有明显影响。科研人员于 1988 观察发现，在连续晴天时，坡度为 3°，表土含水量为 75.22%；坡度为 5°，表土含水量为 52.38%；坡度为 20°，表土含水量为 34.78%。同一面坡上，坡的上段比下段的土壤含水量低。坡度不同，土壤冻结深度也不同，坡度为 5° 时，冻结深度在 20 cm 以上；坡度为 15° 时，冻结深度则为 5 cm。

坡向也会影响光、热和水条件。不同坡向接受的太阳辐射量、日照和气温都不同。在同一坡度下，不同坡向的太阳辐射强度有明显差别。除平地外，在北半球总的趋势是南向坡接收的太阳辐射最大，北向坡最小，东坡和西坡介于两者之间。南坡日照充足、气温较高、土壤增温快；北坡则相反。西坡和东坡得到的太阳辐射相等。然而，在上午太阳照在东坡时，大量辐射热消耗蒸发或因云雾较多，太阳辐射被吸收或散射损失较多；当下午太阳照到西坡时，太阳辐射用于蒸发大大减少，或因云雾较少，地面得到的直达辐射较多，因而西坡日照较强，温度较高，树体会遭受日灼热较多。由于不同坡向的生态条件存在差异，树体的生长结果或灾害表现也不同。同一种树体在南坡比在北坡生长季开始得早，结束得晚，物候进展较快。生长在南坡的树体树势健壮，产量较高，果实成熟较早，着色好，含糖量高，含酸较少，但易遭受干旱，早开花，易受晚霜危害。生长在北坡的树体，由于温度低、日照少，枝梢成熟不良，越冬力较低。

坡形是指斜坡切面的形态，具有凹、凸及阶形坡等不同类型。不同坡形的坡面，由于耕作和水力搬运的结果，土壤的厚度和肥力不同，出现了不同的地形肥力。阶形坡的平坦或缓斜部分，其地形肥力较高，直坡的下部 1/2 部分，凹坡偏下的 2/3 部分，宽顶凸坡偏上 2/3 部分的地形肥力也较高。在长坡的中部如果出现凹地或槽谷，则当冬春夜间冷空气下沉时，使树易遭受晚霜危害或遭受寒害。

## 二、风害因素的影响

### （一）大风对枸杞树生长的影响

风害主要由台风、雷雨大风（飓风）和龙卷风等所造成。大风对枸杞树生长的影响主要有以下几方面。

#### 1. 机械损伤

大风指瞬时风速达到或超过 17 m/s 或 8 级风，可使枸杞树倒伏、折干、断枝、破叶、落叶、落果和降低果实品质等。

#### 2. 生理危害

大风可加速水分蒸腾，造成叶片气孔关闭，光合强度降低，进而导致旱害。造成树势衰弱，代谢机能紊乱。

沙地枸杞园大风可以造成移沙埋干、露根和撕破叶片，柱头粘沙或干枯，影响花期传粉媒介活动，降低坐果率。

### （二）枸杞园防护林的作用

防护林对改善枸杞园生态条件，减少风、沙、旱的危害，保证枸杞树正常生长发育和丰产优质有明显的作用。

### 1. 降低风速、减少风害

微风能够补充树冠周围的二氧化碳含量，有利于光合作用，适度促进叶面蒸腾和根系吸收，减少辐射的威胁。大风则会造成严重的后果，如断枝毁树或撕叶落果。此外，在多沙地区的枸杞园和故河道流沙地区，可以在枸杞树行间使用作物秸秆作为防风固沙屏障，起到降低风速、固定流沙的作用。据调查，距离枸杞园 10 m 沿西北方向 15 m 的乔灌混交林带比无林地带可降低风速 30%~40%，空气湿度增加 10%~20%，枸杞嫩芽受害率降低 60%~70%。

### 2. 调节温度、提高湿度

防护林对于改善枸杞园的小气候环境、调节温度和提高湿度有明显的作用。有防护林的枸杞园全年的相对湿度均高于无防护林的枸杞园。在干旱地区或灌溉成本高的地区，具有显著的生态效益和经济效益。

### 3. 保持水土，防止风蚀

山地和丘陵的枸杞园建立防护林，可以涵养水源，保持水土，防止冲刷。防护林落下大量枝叶，分解腐烂后，既可以增加枸杞园的有机质含量，又可以保护地面免受雨水冲刷和地面径流侵蚀。据测定，1 kg 枯枝落叶可以吸收 2~5 kg 降水。饱和后，多余的水分渗入土中，变成地下水，大大减少了地面径流。在 10° 的斜坡上，有覆盖着枯枝落叶的地表，其径流量仅为裸地的 1/3。在 25° 的斜坡上，枯枝落叶层内的水流速度仅为裸地的 1/40，因此起到了保护水土防止冲刷的作用。

### 4. 有利于蜜蜂活动，在枸杞开花期能提高授粉受精效果

蜜蜂是枸杞重要的传粉媒介，其出现的数量、活动能力及飞翔距离与风速的大小关系密切。科技工作者于 1981 年观察发现，春季风速小于 0.5 m/s 时，蜜蜂出现数量多，飞翔距离远；风速达到 1.5 m/s 时，蜜蜂出现的数量少，

飞翔距离近；当风速达到 2.4 m/s 时，枸杞园里基本没有蜜蜂活动。

### 三、环境污染

在生物环境中，一切能导致环境异常而影响生物活动的因素，都属于环境污染范畴。随着现代化工业的迅速发展，生物生活的环境受到愈来愈严重的污染威胁，同时也给人类自身带来很多不良的影响。消除公害，保护环境，已成为世界各国公认和关注的事项，也是关乎人类生存的重大问题。

枸杞作为防病治病和保健的特殊商品，其产品的安全性是第一位的。影响枸杞产品安全性的因素主要是枸杞生产园区环境是否有污染。环境污染主要包括大气污染、土壤污染、水质污染和农药污染四个方面。

#### （一）大气污染

大气污染物质共有 28 种，主要有二氧化硫、氟化氢、氯气、臭氧、二氧化氮、一氧化碳和碳氢化合物等。这些污染物对枸杞会造成危害，主要表现为叶片叶绿素遭到破坏，生理代谢受到影响，严重时叶片枯死，甚至整株死亡。对人的危害主要是枸杞被污染后，大量的有毒有害物质在枸杞嫩梢、叶片、果实中积累，人食用后会对身体产生危害。

大气污染物质入侵植物体内的主要途径是气孔，尤其在白天气孔开张度大时，更易受害。控制污染源是消除大气污染的根本措施。

#### （二）土壤污染

土壤污染是指在土壤中积累了超过土壤自净能力的有毒有害物质，危害植物的生长和发育，或者将有毒有害物质残留在农产品中，危害人体健康。污染物主要是由于大气污染和水质污染所致。

由于污染物来源不同，成分比较复杂，可直接危害枸杞树的生长发育。无机污染物主要包括汞、铜、镉、锌、铅、砷、硒等重金属元素，放射性元素如铯、锶等，以及氟、酸、碱等物质。有机物主要包括有机农药以及酚、氢化物、石油、3，4- 苯炳醌、有机洗涤剂和有害微生物。

防止土壤污染的主要措施：控制和消除工业污染物向土壤排放，加强污水灌溉区的检测和管理，净化后才可使用；合理施用化肥农药。

### （三）水质污染

未经处理的工业废水、废液以及过量使用化肥和农药会导致地表和地下水源受到污染。若使用这些被污染的水灌溉枸杞，会造成以下危害。

直接危害：引起枸杞生长发育受阻，产量和质量下降，或者产品本身由于被污染而不能食用。

间接危害：由于污水中含有很多溶于水的有毒有害物质，这些有毒有害物质被枸杞根系吸收进入树体，严重影响枸杞正常的生理代谢和生长发育，造成减产或者使产品内的毒物大量积累，然后通过食物链转移到人体，对人体造成危害。

防止水污染的主要措施：对各种废水和污水应进行生化处理和物理化学处理，使水质达到国家排放标准。对含有铬、汞、铅等重金属的工业废水，应采取有效措施和方法进行处理，使之达到国家规定的安全含量标准，方可用于灌溉。城市污水通常是指含有大量家庭污水、商业污水和少量的工业废水的混合污水，这些污水中含有大量致病细菌及病毒。因此，必须强调使用经过处理的污水灌溉，以防致病和中毒。在水库、河流上游及水体附近种植林木，可以吸收水中污染，减少水中细菌含量。

### （四）农药污染

农药污染概况：1980 年全世界农药产量约为 400 万 t。尽管各国大力提倡减少农药使用，但在农业生产中使用农药量还在不断上升。农药残留、致癌等已成为全人类关心的重大环境问题。这些农药主要包括杀虫剂、杀菌剂、除草剂等。

农药对环境污染主要通过大气污染、水质污染和土壤污染三种途径被枸杞树吸收并积累于体内，人是食物链中的最后消费者，并因此高度富集有毒物质而受害最重。

农药残留是指植物和动物体内或体表残留农药化合物及其衍生物的数量。残留数量多少标志着污染程度。农药残留量与农药种类、喷洒时间、用药量、用药方式和植物种类有关。

# 第六节 枸杞的抗逆性

### 一、枸杞抗旱性强

在干旱的黄土高崖，或数丈高的墙垣上，或缺水的沙荒地上，枸杞均能生长。这是因为枸杞具有耐旱的习性，它的根系发达，并能向远处伸展，在高崖或沙荒地上生长的枸杞，其根可伸向低处土层吸水。枸杞叶是等面叶，正反两面的栅栏组织都很发达，这种叶片水分蒸发会受到节制，相对地保持了水分，增强了抗旱的能力。利用它的这一特性，可以将它作为绿化荒山沙漠的先锋树种；但作为经济作物，在栽培时要保证合适的水肥条件。

### 二、枸杞抗涝性差

由于枸杞抗旱的特点失去了抗涝的习性，地下水位高，受浸渍的枸杞园，叶片枯黄生长不良，植株逐渐死亡。因此，建园时一定要注意选择排灌方便的高燥处。

### 三、枸杞抗盐碱性强

枸杞的抗盐碱能力较强，野生枸杞在土壤含盐量1%、pH 9的盐碱土地上还能生长。它的耐碱能力仅次于胡杨，是盐碱地绿化的先锋生态经济型树种，耐盐碱能力比杨柳还强。但在这些土壤上生长的枸杞，生长不良，结实不多，只能维持生存，所以一定要进行土壤改良。

### 四、耐瘠薄，耐高肥

只要不是长期在被水浸渍的地带，枸杞都能够生长。在栽培上为了高产，大量施入有机肥、氮磷钾等肥料，枸杞能够生长良好。

## 五、耐高温，耐寒冷

据有关资料证实，枸杞在新疆沙漠边缘能耐 60 ℃的高温。在 −54 ℃的低温条件下也能越冬，部分细弱枝条冻干，主干、主枝仍然能够抽生新枝。

## 六、枸杞抗病虫害能力差

枸杞抗蚜虫能力差，蚜虫危害严重时，不能抽生新梢，不能开花结果；易遭木虱危害，如果木虱危害严重，将导致整株死亡；瘿螨、红瘿蚊危害严重，造成绝产；负泥虫、蓟马、蛀果蛾、实蝇、卷梢蛾等危害会造成减产，降低收入。

枸杞肥水管理不当，易发生根腐病、根颈心腐病和黑果病、霜霉病、流胶病等。

**思考练习题：**

1. 为什么野生枸杞喜欢干寒环境，耐盐碱，耐贫瘠，但是人工栽培的枸杞则要求适宜的温度、光照、水分和土壤条件的配置？

2. 枸杞树一年中对温度的要求因生长发育阶段而异。休眠期需低温，生长期需高温。为什么休眠期需要低温，生长期需要高温？

3. 枸杞全生育期的热量评价界限温度为 ≥ 10 ℃有效积温为 3 150 ℃，≥ 10 ℃有效积温在 2 800~3 500 ℃范围内，枸杞一般能获得正常产量，热量不是枸杞的限制因子。请说明原因。

4. 枸杞树体的生长发育和产量形成都需要什么物质？提高光能利用是实现丰产优质的主要途径吗？为什么？

5. 枸杞全生育期最适日照时数是多少？日照不足会对产量和品质产生什么影响？日照充足的天气有什么优点？

6. 不同种质的枸杞光合特性指标差异较大，其中哪些指标差异最大？枸杞的光合速率和其他作物相比有什么特点？枸杞光合速率日变化有什么特点？

7. 枸杞生长期间需要的水分量会受哪些因素的影响？如果要在经济效益和劳动成本之间做出权衡，应该如何选取灌水次数？

8. 干旱胁迫对枸杞的生长和果实产量有哪些影响？如果在干旱区想要提高枸杞产量，应该采取什么样的措施？

9. 枸杞叶片日光合速率在不同灌水次数下的变化规律是怎样的？如果想要提高光合速率的利用率，应该采取什么样的措施？

10. 枸杞根系的生长与分布受哪些因素影响？

11. 枸杞最适宜种植的土壤质地是什么？为什么？

12. 土壤温度对枸杞生长发育有哪些影响？

13. 地势对枸杞树的生长发育有哪些影响？请结合海拔高度、坡度、坡向等因素进行说明。

14. 坡向对枸杞树有何影响？结合日照、气温、土壤等因素进行说明。

15. 土壤厚度和肥力在不同坡形的坡面上有何不同？请结合阶形坡和直坡进行说明。

16. 枸杞具有哪些抗逆性？

17. 枸杞容易受到哪些病虫害的危害？

18. 在枸杞栽培中，如何避免出现根腐病、根颈心腐病和黑果病、霜霉病、流胶病等？

# 第三章　枸杞苗圃

## 第一节　苗圃的建立

### 一、育苗的任务

枸杞苗木是发展枸杞规模化生产的基本材料，枸杞苗木的质量直接关系到建园的成败和果园的经济效益。培育和生产品种纯正、生长健壮、根系发达、无病虫害的优质苗木，是枸杞育苗的根本任务，也是建立早果、丰产、优质、低成本果园的先决条件。

枸杞苗圃是培育和生产优良枸杞苗木的基地。苗圃地势、土壤、pH、施肥、灌水条件、病虫害防治及管理技术水平，对培育优质苗木有重要影响。随着枸杞种植面积的不断增加，市场对优质枸杞苗木的要求愈加旺盛，各种类型和规模的苗圃也不断增加，但是由于育苗水平较低，苗木管理混乱，容易造成品种混杂，苗木质量不高。所以，培育和生产优质苗木显得极为重要。

### 二、育苗地的选择

#### （一）地点

苗圃应选择建在交通运输方便，起苗运苗省工、省时的地方。

**（二）地势**

应选择地势平坦，或者背风向阳、光照良好、稍有坡度的倾斜地。苗圃地下水位宜在 1 m 以下，并且一年中水位升降变化不大。若地下水位过高的低地，要做好排水工作，否则不宜做苗圃地。

**（三）土壤**

应选酸碱适中、土层深厚、肥沃、土壤含盐量在 0.2% 以下的轻壤土建园为宜，砂壤土和中壤土次之。轻壤土因其土质疏松，透水、通气等理化性质好，适于土壤微生物的活动，对种子发芽、幼苗生长都有利，而且起苗省工，伤根少。土质过沙的沙土，因保持肥水能力差，容易干旱，枸杞生长不良。土质过于黏重，如黏土和黏壤土，虽然养分含量高，但因经常板结，土壤通气性差，对枸杞根系生长不利。因此，若土壤质地不好，应先进行土壤改良，分别掺沙、掺土，并大量施用有机肥后方能利用。

**（四）灌溉条件**

排灌要方便。种子萌芽和苗木生长，都需要充足的水分供应，保持土壤湿润。幼苗生长期间根系浅，耐旱力弱，对水分要求更为突出，如果不能保证水分及时供应，会造成幼苗停止生长，甚至枯死。此外，还要注意水质，勿用对苗木生长不利的污水灌溉。

**（五）病虫害**

选择病虫害较少，无重茬的地块。地下害虫多的地方，应先进行土壤处理。

**三、苗圃地的区划**

苗圃选定后，为了培育、生产规格化的优质苗木，应根据苗圃规模大小进行规划。包括母本园、繁殖区、道路、排灌系统、防护林带等。

**（一）母本园**

母本园主要任务是提供良种繁殖的材料。如实生苗，嫩、硬枝扦插苗，组培苗等。要确保种苗的纯度和长势，防止检疫性病虫害的传播。

### （二）繁殖区

繁殖区可根据所培育品种的不同，以品种为单位进行区划。为了耕作和管理方便，根据地形情况，把园地划分成若干小区。在高低不平的地区小区面积小些，平坦的地区小区面积大些。一般小区面积以 1 亩左右为宜，因为面积小的地块容易平整，灌水深浅一致，不至于高处受旱，低处受涝，造成枸杞生长不良。

### （三）道路

可结合区划要求设置道路。干路为苗圃与外部联系的主要道路，大型苗圃干路宽度约 6 m。支路可结合大区划分进行设置，一般路宽 3 m。大区内可根据需要分成若干小区，小区间可设若干小路。

### （四）排灌系统和防护林

可结合地形及道路统一规划设置排灌系统和防护林。防护林设置原则和方法可参照果园防护林设置。

### （五）房舍

房舍包括办公室、宿舍、农具室、种子贮藏室、化肥农药室、苗木贮藏窖等。应选择位置适中、交通方便的地点建筑，尽量不占好地。

### 四、苗圃档案建立和档案管理

苗圃田间档案是真实反映苗圃生产的历史记载，也是更好指导苗圃生产的依据。苗圃积累的资料，必须建立档案管理制度。档案内容包括以下几个方面。

### （一）苗圃地原始概况

苗圃地原来的地理特点和耕作情况。如沙土地、盐碱地，还是黄土地等。

### （二）土壤类型档案

各区的土壤肥力原始水平及土壤改良档案和各区土壤肥水变化档案。

### （三）苗圃种植档案

各区每次育苗品种档案和种植图。如每次培育了什么品种的枸杞苗木，种植到地里时应该拍摄图片，留作档案。

### （四）苗圃生水管理档案

苗木育苗成活前、成活后的管理档案。如气象资料、温度、湿度、透光率等。

### （五）苗木土地轮作档案

将轮作计划和实际轮作情况以及轮作后的种苗生长情况都归入档案，以便今后调整安排轮作计划。

### （六）繁殖管理档案

将繁殖方法，时期、成活率和主要管理措施记入档案。同时记录主要病虫害及防治方法，以利制定周年管理历。

### （七）苗木销售档案

将每次销售苗木的品种、数量、去向都记入档案，用以了解各种苗木销售的市场需求、栽植后情况。

### 五、苗圃地的改良和轮作

苗圃繁殖区实行轮作十分重要。由于连作（重茬）会引起土壤中缺乏某些营养元素、土壤结构破坏、病虫害严重以及有毒物质积累造成苗木生长不良。因此，应避免在同一地块中连续种植同类或近缘的以及病虫害相同的苗木。一般育苗地经两年轮作效果好。与豆类绿肥、禾本科作物轮作效果更好，不能与其亲缘相近的茄科作物轮作。

# 第二节　枸杞实生苗的繁育

**一、枸杞实生苗的概念**

用种子培育成的苗木，称为实生苗。

**二、枸杞实生苗的主要特点**

（1）主根强大，根系发达，入土较深，对外界环境条件适应能力强。

（2）实生苗的阶段发育是从种胚开始的，具有明显的童期和童性，进入结果期较早，有较强的变异性和适应能力。

（3）枸杞是两性花，其后代有明显的分离现象，不易保持母树的优良性状和个体间的相对一致性。

（4）在隔离的条件下，育成的实生苗是不带病毒的，利用实生苗繁殖脱毒品种苗木或者无配子生殖体的营养胚繁殖苗木，是防止感染病毒病的途径之一。

**三、枸杞实生苗的利用**

枸杞杂交育种工作中，需要对杂交后代的实生苗进行选择、鉴定，从中筛选出具有目标性状的后代材料，因此实生苗是培育新品种的原始材料。

**四、枸杞实生苗的繁育**

**（一）种子准备**

枸杞种子成熟后黄褐色，扁平，肾形。枸杞种子生活力特别强，红熟的果实落到地上，遇到下雨天，就能发芽生长。

种子制取可以分四个步骤：一是浸泡果实。如果用干果实制取种子，则应将果实放在水中浸泡至果皮膨胀易烂为止，需要 1~2 d。鲜果用水浸泡就行。二是果实揉烂。将泡涨的果实或鲜果搓碎，使种子和果肉分离。三是淘洗。果实搓碎后加入适量水进行淘洗，倒出果汁、果皮以及空瘪种子等杂质，经过几次淘洗后，沉在盆底的就是饱满的种子。四是种子晾干。将饱满的种子铺在麻布类的物品上，晾晒干燥后，保存在阴凉干燥处备用。一般每千克干果可以制取种子约 0.1 kg，种子的发芽率随保存期的延长而降低，所以要选择保存期短的种子进行播种育苗。

种子发芽能力常用的指标有发芽率、发芽势、平均发芽时间和平均发芽速率系数。

发芽率：发芽率 =（$n/N$）× 100%（$n$：正常发芽粒数；$N$：供试种子数）。

发芽势：指种子发芽达到高峰时正常发芽种子数与供试种子数的百分比。发芽势是衡量种子品质的重要指标，发芽率相同的两批种子，发芽势高的种子处理效果好。

平均发芽时间：平均发芽时间 =$\Sigma（hn）\sum n$（$h$：从播种之日算起的小时数；$n$：相应各日正常发芽粒数）。平均发芽时间是衡量种子发芽快慢的一个指标，不同处理的同一树种，其值越小，表示该树种发芽迅速，发芽能力强。

发芽速率系数：指平均每天发芽速率。发芽速率系数 =$100 \times \Sigma n/\sum（dn）$（$d$：从播种之日算起的天数；$n$：相应各日正常发芽）。

据科研人员对不同贮藏年代宁杞 1 号枸杞种子的发芽研究结果表明，枸杞种子的平均发芽率、发芽势、发芽速率系数随贮藏时间的增加而显著降低，但变化趋势不一；发芽率和发芽速率系数表现出前期慢，中期快，后期慢的跃变式下降趋势；贮藏 2~4 年的枸杞种子，发芽率和发芽速率系数年均下降速率为 3.6% 和 1.7%，是显著性下降；贮藏 6~8 年在 11.4% 和 5.2% 左右，是极显著性下降；贮藏 10~16 年在 0.9% 和 0.6% 左右，显著性下降。发芽势表现出前期快，后期慢的阶梯式下降趋势，2~4 年平均下降速率在 9.8%，6~8 年在 8.9% 左右，两者均为极显著性下降；10~16 年在 0.3% 左右，显著性下降。平均发芽时间随贮藏时间的增加而增加，10 年内种子的平均发芽时间没有显著性的差异，超过 10 年的种子显著性增大，年平均增大率在 36 h。因此，枸杞种子的发芽能力随贮藏的年限呈现出阶段性变化，4 年内种子，发芽能力稍有下降，除发芽势外，另外三个指标均为显著性差异，发芽率保持在 85% 以上；4~10 年的种子平均发芽率呈现出较大幅度的下降，种子始萌发时间的延长和萌发高峰期降低在此阶段明显加剧；贮藏超过 16 年的种子基本失去活力。

## （二）播种

由于枸杞种子小，其顶土能力弱，在播种时应浅播。

枸杞播种在春、夏，秋三个季节都可以进行。春播在 3 月下旬到 4 月上旬，借春潮上升有利于种子发芽出土，幼苗生长期长，当年可以育出大量壮苗出圃。夏播在 5 月上旬进行，此时地温高，灌水方便，种子发芽出土快，幼苗生长期也较长，当年秋季或翌年 3 月可出圃栽植。秋播在 7 月下旬到 8 月上旬，此时正是枸杞鲜果采收季节，选种制种方便，播种后出苗也快，但随着气温下降，幼苗生长期短，幼苗小，须到第二年秋才能出圃栽植。因此生产上春季播种较多。

枸杞种子小，千粒重约 1 g，每亩播种量约 0.2 kg。

枸杞播种分水播法和旱播法两种。由于枸杞种子小，用量少，为了保证种子播撒均匀和播种后早出苗，一般在播种前要进行拌沙和催芽。拌沙就是将一份种子拌 10~15 份细湿沙。催芽就是将已经拌好细湿沙的种子，放在 20~25 ℃的室内，上面盖塑料布，每天喷洒一次水，保持较好的温湿度，一般在有半数种子露白（发芽）时，进行播种。夏季温度、湿度适宜时播种，一星期后就可以发芽出土。

水播法：将已经整好的床面开沟，沟深 1~2 cm，沟间距 50 cm。沟开好后将种子均匀地撒在播种沟里，然后轻轻覆土用脚稍加踏实，使种子与土壤紧紧接触，接着用水浅浅灌一次。此后应注意灌水，始终保持苗床湿润，直到幼苗出齐后停止灌水。水播法播种出苗快，整齐，出苗率高，操作简便。

旱播法：它和水播法的区别在于播种后根据土壤性质和土壤墒情决定覆土厚薄，厚度在 1~2 m，沙性土，墒情差，覆土厚些；黏性土，墒情好，覆土薄些。覆土后不立即灌水，如果播种后天气干旱，土壤墒情差，较长时间不出芽，也可以用小水浅灌，促进种子发芽出土，旱播法的缺点是种子发芽出土迟，出苗不整齐，出苗率不高，适用于灌溉条件差的地方育苗。为了克服旱播法出苗慢、不整齐的缺点，近年来，各地采用地膜覆盖育苗，效果非常好。

# 第三节　自根苗的繁育

自根苗是由无性繁殖方法获得的苗木，所以又称无性繁殖苗或营养繁殖苗。

## 一、自根苗的特点和利用

枸杞自根育苗的方法有枝条扦插、埋根、根蘖、压条和组织培养等。自根苗是用优良母株的枝、根、芽等营养器官生根繁殖而来，它保持母树的遗传特性而变异较少，生长一致，进入结果期较早，产量高，优良品种在生产上能迅速繁殖推广，繁殖方法简便。但自根苗无主根且根系分布较浅，容易倒伏，所以幼龄树要及时扶干。

## 二、自根苗繁殖生根的原理

自根苗繁殖的方法主要是利用枸杞营养器官的再生能力，发出新根新芽而长成一个完整的植株。能否长成完整植株，关键在于是否形成不定根或不定芽。枸杞形成不定芽、不定根的再生能力，依枸杞品种、枝条或根的发育年龄等不同而异。不论用根插或枝插均能形成不定芽或不定根，易成活。同一枸杞品种，不同的发育年龄和枝龄，其再生能力的强弱不同。处于幼年期的植株比成年期的发根能力强，半木质化的幼龄枝比木质化的多年生枝易于生根；枝龄小则皮层幼嫩，其分生组织的活力强，再生力也强，扦插易于成活。

## （一）不定根的形成

不定根是由植物的茎、叶等器官发出，因其着生的位置不定，故称为不定根。多年生木本植物的不定根通常在枝条的次生木质部产生，有的果树其不定根则是从形成层和髓射线交界处产生。

大多数果树在扦插过程中，茎内某部分细胞恢复分裂能力，进行细胞反分化形成根原体，产生不定根。有些果树是在枝条生长期间未离开母树时，在茎组织内就已形成根原体，并多从形成层和髓射线交界处发生。据赵世华《无公害枸杞》一书中说，枸杞、葡萄的枝条在冬季休眠期，没有根原体，但插穗扦插以后较容易生根，看来它们的根原体是在扦插以后形成的。枸杞根原体数量较少，主要分布在种条基部 60 cm 以下的范围内，这就是老眼枝和七寸枝插穗成活率高，而徒长枝由于生长快，根原体不集中、稀少，这是其成活率低的重要原因。

多数情况下，插条形成愈伤组织和发生不定根，是同时发生而又各自独立进行的，但有时先长愈伤组织后发根，因此，容易误认为不定根都是从愈伤组织长出来的。插条基部发生愈伤组织是扦插生根的主要条件，但有些树种插条基部，在适宜的温度和湿度条件下，能较快地产生许多愈伤组织，但并不发根。枸杞插穗也会发生这种情况。在扦插的枸杞插穗中也可见到插穗基部没长愈伤组织，但在节间或节部发出不定根。虽然愈伤组织与不定根不存在直接的关系，但愈伤组织对于防止病菌入侵和伤口腐烂，减少营养物质流失具有重要作用，并为发根创造了良好条件。

## （二）不定芽的形成

定芽是指发生在茎的叶腋间的芽，不定芽的发生则无一定位置，如根、茎、叶上都可能发生分化，但多数是在根上发生，这在繁殖上有重要意义。许多植物的根在未脱离母体时，特别在根受伤的情况下都容易形成不定芽。在年幼的根上，不定芽是在中柱鞘靠近维管形成层的地方产生；在老年根上，不定芽是在木栓形成层或射线增生的类似愈伤组织中发生的。在受伤的根上，主要在伤口面或切断根的伤口处愈伤组织中形成不定芽。

### （三）极性

在扦插的再生过程中，器官的发育均有一定的极性现象。即枝条总是在其形态顶端抽生新芽，下端发生新根。用根段扦插时，在根段的形态顶端（远离根颈部位）形成根，而在其形态基端（靠近根颈部位）发出新芽。因此，扦插时要特别注意不能倒插。

### （四）影响扦插成活的因素

**1. 内部因素**

（1）树龄、枝龄、枝条部位　通常从实生幼树上剪去的枝条扦插较易发根。随着树龄的增大，发根率降低。枝龄较小比枝龄较大的容易成活，因其皮层中幼嫩分生组织的生活力强。

（2）营养物质　枝条所贮藏的营养物质的多少与扦插和压条生根成活有着密切的关系。据宁夏农科院农产品质量检测中心 NoB2007-4346 检测报告，枸杞枝条含粗纤维 49.5 mg/100 g、粗蛋白 9.63 mg/100 g、粗脂肪 1.54 mg/100 g、灰分 3.98 mg/100 g。这些营养物质在形成根的过程中起促进作用。

（3）植物生长调节剂　不同类型的生长调节剂如生长素、细胞分裂素、赤霉素、脱落酸等对根的分化有影响。吲哚乙酸、吲哚丁酸、萘乙酸对不定根的形成都有促进作用。细胞分裂素在无菌培养基上对不定芽的形成有促进作用。因此，凡含有植物激素较多的树种，扦插都较易生根。所以，枸杞扦插时用生长调节剂（吲哚丁酸或 ABT 粉等）处理可以促进生根。

（4）维生素　植物营养物质之一，如维生素 $B_1$、维生素 $B_6$、烟酸、甘氨酸、肌醇等是无菌培养基中促进外植体生根所必需的营养物质。维生素在植物叶中合成并输导至根部，参与整个植株的生长过程。维生素和生长素混合使用，对促进发根有良好的效果。

**2. 外部因素**

（1）温度　插条生根的适宜土温为 15~20 ℃或略高于平均气温 3~5 ℃。所以，秋春季插条成活的关键在于采取措施提高土壤温度。

（2）湿度　土壤湿度和空气湿度对扦插、压条成活影响很大。枝条扦插后，土壤含水量最好稳定在田间最大持水量的 50%~60%，空气湿度越大越好。

（3）光照　硬技插可以是自然光照，嫩枝扦插需要遮光。

### 三、主要繁殖方法

扦插育苗是用植物体的枝条繁殖成新植株的一种方法，是无性繁殖的方法之一。它的最大优点是苗木能保持母树的优良性状，结果早，产量高，优良品种能在生产上迅速繁殖推广。根据插条的种类不同，它又可以分为硬枝扦插、嫩枝扦插以及埋根、根蘖和压条育苗法。

**（一）硬枝扦插**

它是利用母树完全木质化的枝条进行苗木繁育的方法

**1. 枝条采集**

在枝条萌动前的 3 月下旬到 4 月上旬，选用采条圃里生长健壮、粗度 0.3~0.6 cm 的枝条，也可以采用枸杞园植株上的徒长枝，剪成 12~15 cm 长的插条，上剪口剪成平口，尽可能减少水分蒸发，下剪口剪成马耳形，避免倒处理和倒扦插。剪好的插条 50 个一捆，利于搬运和插条处理。

**2. 插条处理**

硬枝插条用 15~20 mg/L 的 a- 萘乙酸浸泡 24 h 或 500~1 000 mg/L 的 α- 萘乙酸浸泡 2 h；15~20 mg/L 吲哚乙酸浸泡 24 h 或 500~1 000 mg/L 的吲哚丁酸浸泡 2 h。浸泡枝条下部 3 cm。

α- 萘乙酸的配制方法：称取所需量的 α- 萘乙酸，先用少量 95% 的酒精溶解，完全溶解后再加水至一定浓度。

吲哚乙酸的配制方法：称取所需量的吲哚乙酸，先用少量95%的酒精溶解，完全溶解后再加水至一定浓度。

### 3.扦插时间

根据各地的气候条件，随时采条，及时扦插，一般在萌芽前3月下旬或4月上旬，温室也可以在9—10月扦插。

### 4.扦插方法

按照5 cm×50 cm株行距开沟插入，填土踏实，插穗露土高度1~2 cm。在墒情差的土壤上育苗，也可以在开沟后，在沟内先灌水然后扦插。为保持墒情和提高地温，促进生根发芽，在插条后覆盖地膜，发芽后揭去。此法操作简单，生产上已普遍采用。

### （二）嫩枝扦插

嫩枝扦育苗技术是利用半木质化的嫩枝作插穗，并将插穗培养成一个完整植株的过程。枸杞嫩枝扦插育苗一年四季均可进行。

嫩枝自被切离母体后，在新的根系没有生成前，不能从根部得到水分，养分的补充也受到很大限制，对环境的抵抗能力显著减弱，因此为插穗提供适宜的生根环境条件，需要建设较多的辅助设施。如育苗室设施、光照温度调节设施、水分补充设施等。

### 1.育苗室

育苗室是枸杞嫩枝扦插的重要设施之一。育苗室的类型有塑料拱棚、日光温室和现代工厂化育苗室三大类型。不同类型的温室环境控制系统的配置差异较大，对环境的监测和控制能力也有差异，种苗的生长速度和质量也不同。现代温室具备完善的加温、降温、遮阴、补光和灌溉自动控制系统，能够精确控制种苗不同培育阶段的环境条件。

（1）塑料拱棚 通常把不用砖石结构围护，只以竹、木、水泥或钢管等材料作为骨架，在表面覆盖塑料薄膜的大型保护地栽培设施称为塑料拱棚。塑料拱棚按棚顶形状可以分为拱圆形和屋脊形；按骨架材料可以分为竹木结构、钢架混凝土柱结构、钢竹混合结构等；按连接方式又可分为单栋拱棚、双栋拱棚和多栋拱棚。塑料拱棚的棚顶多为拱圆形。

塑料拱棚最基本的骨架是由立柱、拱杆（拱架）、拉杆（纵梁、横拉）、压杆（压膜线）等部件组成，俗称"三杆一柱"。通常拱棚宽 6~15 m，高 2.5~3.5 m，长 50~60 m。内部净面积 333~900 $m^2$。

（2）日光温室　日光温室由后墙、后屋面、前屋面和保温覆盖物四部分组成。主要是采用加厚的墙体以及保温御寒设备，大多以塑料薄膜作为采光覆盖材料，既能最大限度地采光又能充分利用太阳辐射能源，是适用于育苗和栽培的主要温室类型。

**2. 遮阴设施**

夏天温度高，光照强，蒸腾系数大，必须通过遮阴设施来降低温室内的光照强度和温度，从而避免插穗叶片水分散失过多。在育苗温室顶部 40 cm 处安装遮阴网，能够有效降低温室内的光照强度和温度。遮阴网的材质以辐射率越小越好，一般选用黑色。

**3. 补充水分的设施**

喷雾补水设施是枸杞育苗室中的关键设施。带叶插穗在生根之前要保证叶面常有层水膜，插穗才能保持正常的生理状态，特别是在炎热的夏天，若停止喷雾时间过长，就可使插穗发生不可逆转的萎蔫。但喷雾水分过多又常会造成插穗基部腐烂和扦插基质温度的降低，这些现象都会影响插条生根。

（1）水源　嫩枝扦插育苗应采用能饮用的井水或自来水，不可用含盐、碱等化合物的硬水，如用井水最好在大棚附近修建水池，一般 3~5 亩苗床需建不低于 6 $m^3$ 的水池；水源要具备一定的压力，其压力可以通过水泵加压。

（2）首部枢纽　首部枢纽是控制水分的心脏，它包括水分控制仪，过滤器、电磁阀或水泵、球阀和逆止阀等。

①水分控仪。微喷灌电脑控制仪，可以根据育苗温室温度的变化自动打开电磁阀或水泵进行喷水。

②提水设备。采用细管道、低流量、较高水压的微喷灌管道系统进行间歇喷雾，要靠水系的压力来完成，其水泵功率的大小，由喷灌面积所需水量和所需水压来确定。为了防止水倒流，应在水泵出水管处安装逆止阀以保护水泵的安全。此外，由于井水的水温比较低，用井水直接喷雾，对插条生根不利，应在苗床附近修建水池，经日光增温后再使用。如采用自来水作为水源时，需要安装过滤器和电磁阀，以便控制水源。在水分控制仪的控制下，可实现自动化供水管理

（3）输水管网系统 管网是输水部分，管网包括主管、支管、毛管和闸阀等。为了满足扦插育苗喷雾均匀的要求，应根据实际情况匹配相应大小的主管和支管。管材一般为聚乙烯黑管，并具有防止老化的作用。比如当主管道流量在 7~10 m³/h 时可选用中 ø40 mm 管，流量在 4~7 m³/h 时可选用中 ø32 mm 管；支管可根据喷水量的多少来确定使用 ø25 mm 管或ø20 mm 管，一般流量在 2~4 m³/h 可选用 ø25 mm 管，流量在 2 m³/h 以下时可选用 ø20 mm 管。其管网组合可采用，如主管为 ø40 mm 管，支管可配ø25 mm 管；如主管为 ø32 mm 管，支管可配 ø20 mm 管的组合方式。每个组合管网的规模大小由插床面积和喷雾方式来决定。

（4）喷雾方式 喷雾方式分悬挂式和地插式两种。悬挂式又分移动式和固定式两种，优点是喷雾细腻，雾化好，水分分布均匀，又能起到降温作用；缺点是用材多、成本高，单个喷头喷雾覆盖面积小，喷雾直径 1.4 m左右。地插式喷雾又分自动化和手工喷雾两种，喷雾水滴细小、喷雾范围大多在 3~4 m，虽然安装成本低，但喷雾的水分多少不易掌握。但无论采用哪种方式都要做到水分喷雾分布均匀。

### 4. 苗床

苗床分起垄和不起垄两种。起垄的好处是熟土层深厚、疏松透气，有利于生根长苗。缺点是费工费时，可利用空间少。起垄苗床不会因为喷雾方式的改变导致苗床板结而不利于根系生长。不起垄的苗床可利用面积大，但会因为喷雾方式不当易使苗床地板结而不利于根系的生长。

（1）苗床处理　在土壤表面撒入腐熟的有机质肥料和防治地下害虫的药剂（多为辛硫磷、毒死蜱等）施入量为有机肥每亩 3~4 m³，杀虫剂每亩 4~5 kg，然后进行旋耕，混匀后起垄。为了操作方便，扦插时不破坏苗床，一般苗床的宽度为 1.2 m 左右，长度方向随设施方向。起垄的高度一般距垄底 20~25 cm，设施内的苗床数根据设施宽度决定，一般 3~4 床。起垄后在垄上铺 3~4 cm 厚的细沙，嫩枝扦插苗床的基质多为没有有机质的细风沙或细河沙。细沙铺好后刮平，使用杀菌剂如多菌灵、百菌清、代森锰锌和甲基托布津等杀菌，杀菌浓度按照说明书使用要求配制或浓度略大一些。使用量以床面着生的基质（沙子）湿透为准。

（2）打孔器的制作　由于插条是半木质化的，在扦插过程中易损伤表皮，需要在苗床上打孔。制作打孔器先用 ø10~12 mm 的钢筋焊接成框架，然后在框架上焊接 ø6 mm 的钢筋段，每段钢筋长 3 cm。按照嫩枝扦插 4 cm × 8 cm 的株行距，焊接长度以苗床的宽度为宜，焊接宽度视情况而定，一般焊接 6~8 行。

### 5. 穴盘

穴盘多用于现代化工厂育苗。穴盘育苗的优点是占地少、育苗量大、一次建成的设施可以重复利用。但需要专门的穴盘和基质，而且还需要二次移栽，比较烦琐，用工量大，成本相对较高。

（1）穴盘的选择　枸杞育苗穴盘规格通常用 50 穴 / 盘，穴口 5 cm × 5 cm，穴深 5~8 cm。

（2）基质的选择和消毒　育苗基质应具有优良的理化特性，疏松透气，保水保肥，化学性质稳定，呈微酸性，不带病菌、虫卵、杂草种子以及对插穗有危害的物质。基质的主要原料是草炭和蛭石，但由于穴盘内基质用量很少，易干燥或缺肥，因此，基质里也常混以珍珠岩、腐叶土、腐熟堆肥、优质壤土等，一般2~3种混匀过筛即可。枸杞嫩枝扦插育苗基质也可以使用商品用的蔬菜育苗基质，基质营养期应为45~60 d。

穴盘育苗可以直接扦插，不需要打孔。现代化育苗温室有专用的苗床，摆放在土床上的穴盘苗，穴盘摆放时要留有人行道。为防止根系扎入土壤，当苗生长40~50 d即可移栽。

### 6. 插穗采集

在专门建立的采穗圃采集或使用枸杞生长季节生产园的枝条，都需要做到品种明晰、纯正，没有大的病虫危害，叶片整齐，枝条健壮，剪截长度6~8 cm，插穗随剪随插，插穗放置时间不要过长。

### 7. 插条处理

枸杞是易生根的植物，插条用α-萘乙酸和吲哚丁酸1∶1的混合液处理即可，配制浓度为200~300 mg/kg。也可购买市售生根粉，如ABT、生根宝等，浓度依生根粉使用要求配制。将配制好的生根剂用滑石粉调成糊状，速蘸插条下端1.5~2.0 cm后扦插。也可以不使用滑石粉，将插穗码好，在生根剂中浸泡1~2 min直接扦插。

### 8. 嫩枝扦插注意事项

（1）插穗要随采随用。

（2）在整棚扦插没有完成前，每插一段苗床，大约20 min，必须喷雾一次，以免插失水。

（3）整摆插完后迅速封棚。插完当天最后一次喷雾后，全棚用杀菌剂喷雾一次杀菌插后前3 d每天早晨进棚检查全棚是否有管道堵塞、喷雾不到位或积水等不良反应，3 d 后视棚内情况进行检查，主要检查水分补充情况、病虫害发生情况。

### （三）埋根育苗

埋根育苗为无性繁殖。露天埋根在 3 月下旬至 4 月上旬，温室埋根在 9 月下旬至 10 下旬。多数情况下是在春季起苗时，将粗度在 0.5 cm 左右的侧根收集起来，剪成 10 cm 左右长度，侧根段下部 3 cm 用 15~20 mg/L 的 α- 萘乙酸浸泡 24 h，按 10 cm×40 cm 的株行距开 10 cm 深的育苗沟，把浸泡后的侧根段斜放在一边的沟壁上，然后埋土填实，根上端露出地面约 0.5 cm 覆上塑料薄膜。发芽后揭去膜。管理方法与硬枝扦插相同。

埋根育苗容易成活，由于根条来源少，不适应生产上大量繁殖。生产上不普遍采用。

### （四）根蘖育苗

根蘖育苗为无性繁殖。枸杞根很容易由不定芽萌发长成新植株，培育成根蘖苗，由于根蘖苗是由母树根系形成，所以它能保持母树的优良性状。在生产上利用根蘖苗，既不需要另设苗圃专门管理，又无费工费时的育苗环节，从母树根上挖取后就可栽植，成活率高。这种方法简单，在生产上普遍采用。

由于根蘖育苗是在生产园里进行，为了保证苗木的质量，应注意以下几点。

一是根蘖育苗必须在品质优良、品种纯一的枸杞园内进行，避免混入劣质种苗。

二是严防实生苗混入。枸杞果实成熟后自然落地或采摘时掉在地上，如果土壤的墒情好，落地种子会萌发长成树苗。这种实生苗的变异性大，不能保持母树的优良性状，故不宜采用。因此在挖根蘖苗时，一定要正确区分根蘖苗和实生苗。由于根蘖苗是由母树根系形成的，它的末端带有"T"

形根；若是实生苗，其主根发达，无"T"形根。

三是挖根蘖苗时，把那段母根也一同挖取，一般长约10 cm，因侧根多，栽后容易成活

### （五）压条育苗

压条育苗为无性繁殖。枸杞是较容易生根的树种，将它的枝条和母树在不分离的情况下埋入土里，可以生根，然后把枝条和母树分开就成为新植株。具体做法：在春、夏季选树冠下部匍匐在地面上的枝条，划伤后埋在树冠下约10 cm深的压条沟里，填埋湿润土壤，踏实，并经常保持湿润，大约1月可生根。

### （六）组织培养育苗技术

#### 1.组织培养的概念和利用

组织培养育苗是运用现代生物技术快速繁殖苗木的一种方法，它是利用细胞的"全能性"，把植物组织（如根、茎，叶、花药、胚等）通过无菌操作接种于人工配制的培养基上，在一定的温度和光照条件下，离体培养使之生长发育成完整植株的方法，这种方法称为组织培养。因为上述组织、器官或细胞是在试管（或三角瓶）内培养，故又称为试管培养或离体培养。供组织培养的材料（器官、愈伤组织、细胞、原生质体或胚）称为外植体。外植体的最初培养称为初代培养或起始培养。将初代培养获得的培养体移植于新鲜培养基中，经过多次转移增殖称为继代培养。外植体在人工培养条件下，通过细胞分裂逐渐丧失其原有的结构和功能，形成新的愈伤组织，这一过程称为"脱分化"。经过"脱分化"的组织和细胞，可以进行再分化，出现分生组织突起、周皮和维管束形成层等。分生组织突起可诱导出完全分化的根和芽，称为"器官形成"，进而形成小植株。

枸杞组织培养根据外植体材料不同可分为茎尖培养、茎段培养、叶培养、胚乳培养、下胚轴原生质培养、胚培养、髓部细胞悬浮培养等。利用组

织培养方法繁殖枸杞苗木，具有占地面积小、繁殖周期短、繁殖系数高和周年繁殖等特点。对于大量繁殖优良种苗、脱毒苗，建立高标准和无病毒园，适应苗木生产向现代化发展，具有重要意义。

**2. 组织培养中培养基的营养成分**

培养基是外植体赖以生长和发育的基质，适宜的培养基是获得组培成功的关键。目前枸杞常用的培养基为 MS（Murashige 和 Skoog，1962）培养基。主要成分包括各种无机盐（大量元素和微量元素）、有机化合物（蔗糖、维生素类、氨基酸、核酸或其他水解物）、螯合剂（EDTA）和植物激素。

（1）无机盐类

①大量元素：除碳、氢、氧外，还有氮、磷、钾、钙、硫、镁等大量元素。氮常用的氮素有硝态氮（如硝酸钾等）和铵态氮（如硫酸铵等）。有了适量的氮源培养物才能良好生长，大多数培养基都用硝态氮，只有 MS 培养基和 B5 培养基采用硝态氮和铵态氮的混合物。此外，氨基酸类也可以作为植物组织培养中的氮源。磷是植物必需的元素之一，在组织培养中，培养物也需要大量的磷，磷与蛋白质合成有关。钾、钙、硫、镁等影响组织培养中酶的活性和方向，决定着新陈代谢的过程。

②微量元素：微量是指低于 $10^{-5}\sim10^{-7}$ 摩尔浓度，植物对这些元素的需要量极微，稍多即发生毒害。微量元素如铁、铜、锌、锰、钴、钠、硼等。铁是植物组织延长生长所必需的一种元素；铜可促进离体根的生长；钠是酶的组成成分，有防止叶绿素破坏的作用；锰与植物呼吸作用和光合作用有关；硼影响蛋白质合成等。

（2）有机化合物

①蔗糖：糖是植物组织培养中不可缺少的碳源，在培养基中加入一定的糖，既可作为碳源，又可维持一定的渗透压（一般在 1.5~4.1 大气压范围内）。由于植物组织不同，糖的最适浓度也有差异。

②维生素类：维生素在植物组织中非常重要，因为它直接参加生物催化剂——酶的形成，以及蛋白质、脂肪的代谢等重要的生命活动。在组织培养中，常用的维生素浓度在 0.1~1.0 mg/L。维生素的种类很多，其中主要是 B 族维生素，如维生素 $B_1$ 维生素 $B_6$、维生素 $B_{12}$、烟酸（维生素 PP），生物素（维生素 H）等。肌醇本身没有促进生长的作用，但有帮助活性物质发挥作用的效果，所以它能使培养物快速生长，对胚状体和芽的形成有良好的影响，在培养基中加入 1 mg/L 的肌醇就足以影响维生素 $B_1$ 的效应。植物组织能忍受较高含量的肌醇，在含量 1 000 mg/L 肌醇的培养基上，组织仍不失活力。肌醇一般用量 50~100 mg/L。

③氨基酸：氨基酸是蛋白质的组成成分。常用的氨基酸为甘氨酸。

（3）植物激素

植物激素对于组织培养中器官的形成起着明显的调节作用，其中影响最显著的是生长素和细胞分裂素。使用激素要注意种类和浓度、生长素和细胞分裂素之比。一般认为，生长素和细胞分裂素的比值大时，有利于根的形成；比值小时，则促进芽的形成。常用的生长素和细胞分裂素有以下几种。

①生长素：1AA（吲哚乙酸）、NAA（萘乙酸）、2，4-D（2，4- 二氯苯氧乙酸）、IBA（吲哚丁酸）等。

②细胞分裂素：KT（激动素）、BA（6- 苄基嘌呤）、Z（玉米素）、$GA_3$（赤霉素）等。细胞分裂素的主要作用是促进细胞的分裂和分化，延迟组织的衰老并增强蛋白质的合成。细胞分裂素还能显著改变其他激素的作用。

**3.MS 培香基母液的配制**

（1）大量元素母液倍数的确定与计算　大量元素母液配制时要分别称量、分别溶解，按照表 3-1 的顺序混合、定容，以防出现沉淀。在具体操作过程中，为了避免各种成分之间发生反应形成沉淀，一般将培养基成分中的 $KH_4PO_4$、$CaCl_2 \cdot 2H_2O$ 单独配制。一般大量元素配成 20 倍的母液，使用时再稀释 20 倍。配制好后倒入磨口试剂瓶中，贴好标签、作好记录，常温保存或放在冰箱中保存（见表 3-1）。

表 3-1　MS 培养基大量元素母液（配 1 L 20 倍的母液）

| 名称 | 成分 | 配方用量 /mg·L$^{-1}$ | 称取量 /mg | 配制 1L 培养基吸取量 /mL |
|---|---|---|---|---|
| 母液 I | $NH_4NO_3$ | 1 650 | 33 000 | 50 |
| | $KNO_3$ | 1 900 | 38 000 | |
| | $MgSO_4·7H_2O$ | 370 | 7 400 | |
| 母液 II | $KH_2PO_4$ | 170 | 3 400 | |
| 母液 III | $CaCl_2·2H_2O$ | 440 | 8 800 | |

（2）微量元素母液配制　微量元素母液一般浓缩 200 倍。在配制微量元素母液时，也是分别称量、分别溶解，混合时可以不按顺序随意加入容量瓶中，在定容，一般不会出现沉淀。配制好后倒入磨口试剂瓶中，贴好标签、做好记录，常温保存或放在冰箱中保存（见表 3-2）。

表 3-2　MS 培养基微量元素母液（配 1 L 200 倍的母液）

| 序号 | 成分 | 配方用量 /mg·L$^{-1}$ | 称取量 /mg | 配制 1 L 培养基吸取量 /mL |
|---|---|---|---|---|
| 1 | $MnSO_4·4H_2O$ | 22.3 | 4 460 | 5 |
| 2 | $ZnSO_4·7H_2O$ | 8.6 | 1 720 | |
| 3 | $H_3BO_3$ | 6.2 | 1 240 | |
| 4 | KI | 0.83 | 166 | |
| 5 | $Na_2MoO_42H_2O$ | 0.25 | 50 | |
| 6 | $CoCl_26H_2O$ | 0.025 | 5 | |
| 7 | $CuSO_4·5H_2O$ | 0.025 | 5 | |

（3）有机物质母液　般配制成 200 倍。按照表 3-3 的用量分别称取各种有机物，分别溶解后，倒入容量瓶，再用蒸馏水或超纯水定容于 1 L，最后倒入棕色广口瓶中，贴好标签、作好记录，放在冰箱中（4 ℃）备用。也可将肌醇单独配制（见表 3-3）。

表 3-3　MS 培养基有机物质母液（配 1 L 200 倍的母液）

| 序号 | 成分 | 配方用量 /mg·L⁻¹ | 称取量 /mg | 配制 1 L 培养基吸取量 /mL |
|---|---|---|---|---|
| 1 | 肌醇 | 100 | 20 000 | |
| 2 | 烟酸 | 0.5 | 100 | |
| 3 | 盐酸硫胺素 | 0.1 | 20 | 5 |
| 4 | 盐酸吡哆醇 | 0.5 | 100 | |
| 5 | 甘氨酸 | 2 | 400 | |

（4）铁盐母液　铁盐不易被植物吸收利用，只有螯合物才容易被植物吸收利用，所以铁盐必须单独配制，同时避免与其他无机元素混合而形成沉淀。目前常用的铁盐为硫酸亚铁和乙二胺四乙酸二钠的螯合物，使用方便，不易产生沉淀。

配制方法：将 5.56 g $FeSO_4 \cdot 7H_2O$ 和 7.46 g $Na_2$-EDTA 分别用 450 mL 蒸馏水溶解，适当加热并不断搅拌，溶解后，将硫酸亚铁溶液缓缓倒入乙二胺四乙酸二钠溶液中，最后定容到 1 000 mL，倒入棕色广口瓶中，贴上标签、作好记录，放在冰箱中备用。用时每配 1 000 mL 培养基取 5 mL（见表 3-4）。

表 3-4　MS 培养基铁盐母液（配 1 L 200 倍的母液）

| 序号 | 成分 | 配方用量 /mg · L⁻¹ | 称取量 /mg | 配制 1L 培养基吸取量 /mL |
|---|---|---|---|---|
| 1 | $FeSO_4 \cdot 7H_2O$ | 27.8 | 5560 | 5 |
| 2 | $Na_2$-EDTA | 37.3 | 7460 | |

（5）生长调节物质母液　生长调节物质的用量极少，通常使用的质量浓度单位是 mg/mL。配制母液时，各种生长素和细胞分裂素要单独配制，不能混合在一起，母液一般配成 0.5 ~ 1.0 mg/mL 的质量浓度。

①生长素。一般要先用少量 95% 酒精或 0.1 mol/L 的 NaOH 溶解，然后用蒸馏水或超纯水定容，倒入棕色广口瓶中，贴好标签、作好记录，放在冰箱中 (4 ℃) 备用。

②细胞分裂素。一般要先用 0.5 ~ 1.0 mol/L 盐酸或 0.1 mol/L 的 NaOH

溶液溶解，然后加蒸馏水定容，倒入棕色广口瓶中，贴好标签、作好记录，放在冰箱中 (4 ℃) 备用。ZT 先用少量 95% 酒精溶解，再用热蒸馏水定容。

③赤霉素。易溶于水，但溶于水后不稳定，易分解，最好用少量 95% 酒精配成母液贮存于冰箱备用，使用时再用蒸馏水稀释到所需的浓度。

琼脂、蔗糖等用量大的物质，不需要配制母液，使用时直接称量，随取随用。

**4.MS 培养基（1L）的制作**

枸杞分化培养基配方：MS+0.2 mg/L 6–BA+0.01 mg/L NAA+30 g/L+5 g 琼脂，pH 5.8。

MS：大量元素 50 ml/L、微量元素 5 ml/L、维生素 5 ml/L、铁盐 5 ml/L。

枸杞生根培养基配方：1/2 MS+0.01 mg/L 6–BA+0.1 mg/L NAA+30 g/L+5 g 琼脂，pH 5.8

MS：大量元素 25 ml/L，微量元素 2.5 ml/L、维生素 2.5 ml/L、铁盐 2.5 ml/L。

具体制作过程：

①在锅中加入适量的蒸馏水，放入琼脂使其溶解。②把 MS 混合溶液和蔗糖加入锅中，搅拌均匀。③再将植物激素用吸管吸取后加入。④用 1 N 的 NaOH 或 1 N 的 HCl 溶液调节培养基 pH 5.8。⑤将做好的培养基分装到事先准备好的三角瓶中封口，⑥灭菌，一般采用 101 kg/cm$^2$ 压力下消毒 15~20 min。时间过长或温度过高会引起不良后果。灭后的培养基应平放。培养基经过灭菌以后往往会发生一些不利的变化。由于某些成分分解或氧化（如蔗糖的分解），会增加培养基的酸度（pH 一般可降低 0.2）。有时候会因为容器质量较差，其中一部分物质溶解，影响酸度变化。培养基中的磷酸盐往往与铁离子结合形成沉淀，在中性或碱性条件下更易形成。在实际工作中，少量的沉淀影响不大。

**5. 培养材料的消毒**

用于接种的材料必须先进行消毒，表面消毒剂的选择、消毒剂的浓度、消毒的时间根据所取材料决定。通常情况下植物组织内部多半是无菌的，这种材料常用表面消毒的方法就能收到理想效果。但是，当植物组织内部有细菌和霉菌存在时，灭菌就很困难。在这种情况下，可在培养基内加入少量的抗生素，既可控制细菌和霉菌，又不影响组织的生长，从而达到植物组织的无菌化。

枸杞组织培养使用的表面消毒剂通常是70%的酒精和0.1%的氯化汞溶液。具体做法：从田间采回枸杞嫩茎，用自来水冲洗干净，剪去嫩茎上的叶片，在无菌超净工作台上，先将嫩茎放入70%的酒精溶液中浸泡几秒钟，倒出酒精溶液，用无菌水冲洗3次，再放入到0.1%的氯化汞溶液中浸泡5~8 min，倒出氯化汞溶液，用无菌水冲洗3~4次，夹出放到事先灭过菌的滤纸上，吸水待用。

**6. 接种**

（1）芽的诱导　经过消毒的接种材料（嫩茎），在超净工作台无菌条件下，切成2 cm长的小段，每个小段带有1~2个小芽，接种在分化培养基上，放在培养室内进行培养。10 d后顶芽和腋芽开始萌发生长，一个月后接种的一个小段嫩茎可以分化出几株无根苗，可供继代培养用。

（2）无根苗的繁殖　将分化培养基上诱导出来的无根苗，在无菌条件下剪下，切成1.5~2.0 cm长的小段，每个小段至少带有1~2个小芽，重新接种到分化培养基上培养，一个月后接种的茎段又分化出许多无根的小苗。为完整植株的培养提供大量的材料。

（3）完整植株的诱导　将无根苗在无菌条件下剪下，切成1.5~2.0 cm长的小段，接种到生根培养基上，一星期后接种的无根苗开始生根，两星期后约有80%的无根苗生根。当根长1 cm时就可以炼苗移栽。

### 7. 培养条件

（1）光照　日光灯，光照时间 12 h/d，光照强度 2 000 lx。

（2）温度　在组织培养中，一般均用恒温条件（25±2）℃。低于15 ℃会使培养物生长停止，高于 35 ℃对生长也不利。

（3）湿度　在组织培养中湿度的影响有两个方面，一是培养容器内的湿度条件，二是环境的湿度条件。在培养物的周围即容器内的环境中，相对湿度几乎是 100%，而对于环境的相对湿度要求则是 70%~80%。环境的相对湿度能直接影响培养基的水分蒸发，相对湿度过低时，会使培养基的水分大量丧失，从而改变培养基中各种物质的浓度，使渗透压提高，同时改变培养基的物理性质，进而影响培养物的生长和分化。但是，相对湿度过高时，透气孔容易长霉，霉菌菌丝向内侵入到培养基上，会造成大量污染。在实际工作中，对环境的湿度条件很少进行人工控制。

（4）pH　在组织培养中通常用的 pH 为 5.5~6.5。pH 4.0 以下或 pH 7.0以上对生长都不利。枸杞培养基的 pH 为 5.8。

（5）渗透压　糖的浓度对器官分化的影响，与改变培养基的渗透压有关。MS 渗透压为 1.9 大气压。枸杞培养基中蔗糖的浓度为 3%。

### 8. 组培苗的驯化和移栽

将生根苗从培养瓶移栽到土壤中，常因外部环境条件变化较大而造成成活率较低，在瓶内培养基上发生的根系无根毛，茎输导组织和保护组织发育不健全，叶片栅栏组织少，叶片气孔在干旱条件下缺乏关闭功能，移栽后容易失水，降低成活率。因此，移栽前需要通过驯化，提高组培苗适应外界条件变化的能力。

提高枸杞组培苗移栽成活率有以下几种方法。

（1）将生根培养瓶苗放在地面温度 25~35 ℃，20 000~35 000 lx 强光下闭瓶锻炼 1 周。当幼茎呈红色、叶片浓绿时，再开瓶锻炼 2~3 d。

（2）将经过强光锻炼的生根苗移栽于营养钵中（基质为 1/2 砂壤土与 1/2 蛭石混合），并将营养钵置于温室或塑料大棚内，保持相对湿度 85%~100%，日平均温度 25 ℃左右，光照强度 10 000 lx 左右。1 周后揭膜炼苗 2~4 周，直接栽于苗圃中。

### 四、苗圃的管理

不论是种子育苗，还是器官育苗，只要生根，长出幼苗，就标志着育苗成功，已进入苗木管理期。加强苗木管理是培养壮苗、大苗的重要环节。

### （一）播种苗管理

#### 1.间苗

当年生播种苗苗高达 3~5 cm 时，进行第一次间苗工作。间苗工作要求间除过密苗和生长势弱小的苗木，株间距为 5 cm 左右。

#### 2.除草和松土

除草和松土一年中要进行 2~3 次，结合间苗工作，开始除草和松土。尤其是采取水播法育苗，由于苗木未出土之前经常保持湿润状态，要灌水几次，每灌一次水就要长出许多杂草，就造成不同程度的板结。当苗木高度达到 3~5 cm 时，要抓紧第一次松土和除草工作，如果这项工作抓得不紧，就有造成草荒的可能。除草工作应掌握"除早、除小、除净"的原则。松土结合除草进行，在苗木未到速生期之前以松土为主，在苗木进入速生期后以除草为主。

#### 3.定苗

当苗高达到 8~10 cm 时，苗木即将选入速生期之前进行定苗。定苗的株距主要是根据每亩苗量和苗木培养的规格大小而定。过密营养面积不够，很难当年培育出合格苗木；过稀产量苗不够，一般定苗株距 10~15 cm。

#### 4.灌水和施肥

定苗之后，苗木即将进入速生生长阶段，这时要开始灌水和施肥，以良好的水肥条件促使苗木快长。灌水在苗木培育期进行4~5次，施肥2~3次。苗木生长后期控制灌水，对积水应及时排除。

### 5. 抹芽

当苗高长到20~30 cm时，要及时抹除和剪去苗木基部发生的侧芽和侧枝，只保留距地面45~60 cm的侧芽；当苗高达60 cm时，及时摘心控制高生长。通过苗期对其修剪以达到在苗圃内培养出第一层侧枝的目的。

### 6. 病虫害防治

枸杞苗期的害虫主要有枸杞蚜虫、枸杞瘿螨、枸杞锈螨、枸杞木虱和枸杞负泥虫，多采用药物防治，药剂的选择和成龄枸杞相同。农业防治措施还应加强综合治理，搞好苗圃环境卫生，做到圃内无杂草。

### （二）嫩枝扦插苗管理

### 1. 扦插生根前管理

（1）光照 不同季节，不同设施光照要求不同。冬季11至次年3月，一般使用75%的遮阴网，遮阴时间为11：00至16：00，其余时间全光照，阴天不遮阴。春夏季5—7月使用85%~90%遮阴网。8—9月使用80%遮阴网。

（2）水分 冬季12月至次年3月，每天喷雾2~3次，一次30~60 s，保持湿度85%。夏季4~5次，视天气情况定。

（3）温度 夏季棚内温度控制在40 ℃左右，低温在25 ℃以上。当棚内气温长时间高温时要适当增加喷雾次数。

（4）病害 随时检查，少量的人工拣除，并定点喷施杀菌剂，及时别除病原菌，有大量发生迹象时，在傍晚进行一次全棚杀菌。

一般情况下，夏季10~20 d为集中生根期，冬季15~25 d为集中生根期。生根期结束后适当小通风，或晚上通风。小通风10 d左右就可大通风。这段时间尽管插穗已经生根，但根系吸收能力弱，要及时喷施叶面肥补充营养和水分。一般沙床扦插成活率可达到60%~80%，工厂化育苗成活率可达到 90% 以上。

### 2. 生根后的管理

大通风后由于水分散失快，苗床容易失水，补充水分时要使苗床喷透。等苗木长到 15~20 cm 时去掉遮阴网，棚膜白天揭开降温通风，晚上覆盖保温保湿，当苗木高 30 cm 以后，棚膜完全去掉，使其自然生长。如果秋季育苗过晚，要一直覆盖到自然生长落叶为止。在管理过程中随时除草，防止病虫害。

### （三）硬枝扦插苗管理

### 1. 破膜

这是硬枝扦插育苗很重要的环节，扦插发芽后要及时破膜，以免因气温高而烧苗。破膜工作有整行破膜和以苗破膜两种，无论采用哪种方式，破膜后都要及时用土将地膜压好，使覆盖工作继续起到增加地温和除草的作用，保证枸杞多生根，快生长。

### 2. 施肥、灌水、除草和病虫害防治

硬枝杆插的插穗是先发芽后生根，幼苗生长高度在 15 cm 以下时应加强土壤管理，多中耕，深度 10 cm 左右，防止土表板结，增强土壤通透性，促进新根萌生。待幼苗长至 15~20 cm 时，灌一次水，每亩灌水 40~50 m³，地面不积水、不漏灌。约 20 d 后结合追肥再灌一次水，每亩施入纯氮 3 kg、纯磷 3 kg、纯钾 3 kg，行间开沟施入，拌土封沟。枸杞苗期易发生蚜虫和负泥虫害，使用 1.5% 苦参素 1 200 倍液或 1.5% 扑虱蚜 2 000 倍液喷雾防治。如果覆盖地膜，当插穗发芽，幼茎长至 1~2 cm 高时，要及时破膜，避免烧伤幼苗。硬枝扦插育苗，春季扦插，当年成苗，秋后或第二年春天苗木可出圃移栽。

### 3. 修剪

硬枝扦插育苗，当苗生长到 20 cm 以上时，选一健壮直立徒长枝做主干，

将其余萌生的枝条剪除。苗生长到 50 cm 以上时剪顶，促进苗木主干增粗生长和分生侧枝生长，提高苗木木质化质量。

**4.增设扶干设备**

枸杞苗木通过摘心、短截等措施，能及时促发出一次枝、二次枝。但由于这时苗木主干细，主干木质化程度低，支撑树冠能力很弱，留枝太多，苗木就会倒在地面。要解决这个问题，可以在苗木封顶、摘心的同时，以株或以行为单位增施扶干设备，增加主干的支撑能力，多留枝，多长叶，实现培养特级苗的目的。

**（四）根蘖苗的管理**

根蘖育苗一般在栽后 3 年的枸杞园就可结果，在 3~7 年树龄枸杞园可达丰产。要获得尽可能多的根蘖苗，在生产管理上，必须抓好两个技术环节。一是上年秋施肥，必须深施，挖穴施肥时，必须挖断一定的根系。在挖断的根系中，绝大部分根系继续成活，第二年在不定芽处容易长出新的幼苗。二是当年早春（3 月下旬）浅翻枸杞园，能明显提高地温，有利于断根不定芽的萌芽，长出幼苗。根蘖苗出土后没有缓长期，生长很快。有些地方出苗多，有些地方出苗少。对过密的苗木，要及时从地表以下部分剪除。

**（五）组培苗的管理**

移栽后的组培苗要做好保温，保湿、遮阴工作。成活后的管理参照硬枝扦插管理。

# 第四节　苗木出圃

## 一、出圃准备

苗木出圃是育苗工作的最后环节。出圃准备工作和出圃技术直接影响苗木的质量、定植成活率以及幼树生长。出圃前的准备工作主要包括对苗木种类、品种、各级苗木数量等进行核对和调查。根据调查结果及订购苗木情况，制定出计划及苗木出圃操作规程。与苗木和运输单位联系，及时起苗分级、包装、装运，缩短运输时间，保证苗木质量。

## 二、起苗时间

春季起苗时间在 3 月中旬至 4 月上旬，秋季在落叶以后结冻前。起苗时要求保持较完整的根系，主根完整，少伤侧根。起苗后立即放阴凉处，剔去废苗和病苗以备分级。

## 三、苗木分级

根据中华人民共和国国家标准《枸杞栽培技术规程》（GB/T 19116—2003），枸杞苗木标准分三级，见表 3-5。分级的主要指标有苗高和地径两项，苗木地径粗度为 0.7 m 以上的为一级苗。但也包括地径在 1 m 以上、第一层树冠基本形成、有骨干枝 4~6 条的大苗。建园时，选用地径在 0.7 m 以上的大苗，有利于建园后的树冠形成，并获得早产和高产。苗木分级以后，要蘸泥浆护根。

表 3-5　枸杞苗木分级

| 级别 | 苗高 /cm | 地径 /cm | 侧枝 / 条 |
|------|---------|---------|---------|
| 一级 | 50 以上 | 0.7 以上 | 4~6 |
| 二级 | 40~50 | 0.5~0.7 | 2~3 |
| 三级 | 40 以下 | 0.5 以下 | 无 |

### 四、枸杞苗木检疫

根据枸杞苗木产地检疫规程，苗圃和母本园的检疫检验及办理植物检疫证书，分以下步骤。

**（一）田间调查**

（1）由植物检疫机构会同苗圃或母本园的管理单位进行。

（2）分别在 5 月、7 月、8 月及苗木出圃前在有害生物症状明显时进行，一般调查 2~4 次。

（3）母本园应逐株调查，苗圃地应在普查的基础上，采取多点随机进行细查，每点不少于 50 株。

（4）根据检疫对象的形态特征、生活习性、危害情况和控制病害的症状特点进行田间鉴别。

（5）记录调查结果并载入母本园和苗圃检疫调查登记档案。

**（二）室内鉴定**

田间调查发现的可疑应检病虫带回室内鉴定。

**（三）疫情处理**

（1）母本园、苗圃一旦发现检疫对象和控制病害，应在检疫人员的监督下立即进行封锁。严禁接穗、苗木外运，采取销毁或消毒后限制使用等措施。

（2）迅速查清疫情，立即采取有效防控措施，消灭疫情。

（3）凡发现检疫对象的苗圃和母本园应立即停止采插穗或育苗。母本园必须经过 3 年查治经验收确认无疫情后方可恢复采插穗。

### （四）办理产地检疫合格证

在出圃前做最后一次调查，未发现检疫对象的苗圃和母本园，由县级植物检疫机构签发枸杞苗木（母本树）产地检疫合格证。

### （五）办理植物检疫证书

凭枸杞苗木（母本树）产地检疫合格证到当地植物检疫机构换发植物检疫证书。

## 五、假植

起苗后，如不能及时栽培或包装调运时应立即假植。秋季起出的苗，应选择地势高，排水良好，背风的地方假植越冬。假植时要将苗木头朝南，用湿土分层压实。假植应在土壤未封冻前，解冻后要经常检查，防止风干和霉变。

## 六、包装运输

远途运输的苗木根系要进行蘸泥浆处理，每 50 株一捆，装入草袋，草袋下部填入少许锯末，洒水捆好。并且用标签注明苗木品种、规格、产地、出圃日期、数量、合格证和苗木检疫证。运输途中要严防风干和霉烂。近距离建园用苗木，可随时起苗出圃随拉运至田头，配制浓度 100 mg/kg 的 α-萘乙酸水溶液，蘸根后再行移栽，成活率可达到 95% 以上。

**思考练习题：**

1. 枸杞苗圃的建立任务是什么？建立早果、丰产、优质、低成本果园的先决条件是什么？

2. 苗圃地的选择应该考虑哪些条件？

3. 苗圃档案包含哪些内容？

4. 什么是枸杞实生苗？它的主要特点有哪些？

5. 枸杞实生苗在枸杞杂交育种中的作用是什么？

6. 枸杞种子应该如何准备及播种？

7. 枸杞自根育苗的方法有哪些？自根苗有哪些特点和利用？

8. 自根苗繁殖的方法主要是利用什么原理？

9. 影响插条成活的因素有哪些？

10. 苗木出圃前需要进行哪些准备工作？

11. 枸杞苗木分为几级？主要指标是什么？

12. 远途运输的苗木需要做哪些处理？

# 第四章　枸杞园建立

枸杞是多年生木本植物,经济价值高,适应范围广,寿命长。枸杞栽植后,生长年限可达百年,有效生产年限在 25~30 年,几十年的时间里固定在同一地点生长发育,并长期实现优质稳产,必须要有建园的规划与设计。

因此,发展枸杞生产,其园地的选择,建园的条件,建设、定植技术等方面都应预先作出,便于将来方便管理的规划。

## 第一节　园地选择的原则

枸杞是适应性强的旱生植物,但要使枸杞植株有良好的生长发育就必须具备良好的自然条件。自然条件包括土壤条件、气候条件和环境条件,这些条件直接影响枸杞植株的生长发育、内在生理活动、果实产品产量和品质。当自然条件适宜枸杞的生长和结果时,枸杞植株就生长发育健壮,较容易获得优质高产;反之,当自然条件与枸杞生长发育所需要的条件相差很大时,枸杞树就生长不良,无法获得优质高产。当然,枸杞树对自然条件的要求也不是绝对的,一般都有一定的范围。一个地区的自然条件不可能满足枸杞树生长、发育、开花、坐果的各个时期的需要,不适宜时,可以通过栽培措施来解决。但总的来说,树体本身的生长发育规律是不可违背的，如果自然条件与枸杞树所需要的条件相差很大，超出了树体的适应能力，枸杞植株也就无法正常生长发育。因此，在建园时应充分考虑枸杞生长发育所需要的自然条件，按照安全性、地域性和可操作性强的原则，认真做好种植土地的调查和选择工作。

一、土壤条件

土壤作为枸杞植株的生存基础，供给其生长结实的营养物质和水分。枸杞对土壤条件的要求不严，在各种质地的土壤上如砂壤土、轻壤土、中壤土或者黏土上都能生长。要实现优质高产的目的，在建园时针对土壤条件还应注意以下几点。

（一）选择有效土层深厚，有良好通气性的轻壤、砂壤和中壤土建园

土壤条件对枸杞根系的生长和养分吸收有直接影响。土层较厚的砂壤、轻壤和中壤土最适于栽培枸杞。据调查，栽培枸杞90%以上的根系分布在60 cm深以内的土层里，因此，枸杞园的土层深度应在80 cm以上为宜。土层深厚，透水通气，有利于根系生长。根系生长良好，地上部分生长结实就好；土层浅薄、质地黏重的土壤，枸杞生长不良，产量不高。在生产中，可以结合土壤培肥，对不理想的土壤进行改良。改良的办法是向枸杞园增施有机肥，利用作物碎秸秆或者种植绿肥翻入土壤，增加土壤有机质，增强土壤的通透性，满足枸杞生产的土壤条件。此外，如果在耕作层以下有一层不透水的胶泥层，灌水后不下渗，易积水，这种土壤需经深耕翻晒和培肥，得到改良熟化之后方可栽种。

（二）盐碱地栽种枸杞可以改良土壤

在新疆的天山脚下、宁夏的贺兰山东麓和甘肃的祁连山脚下的盐碱地，土壤含盐量为0.5%~0.9%，pH为8.5~9.0的灰钙土或荒漠土上种植枸杞，生长发育正常，还获得了亩产干果150 kg以上的好收成。宁夏芦花台园林场在白僵土散布的淡灰钙土上进行栽种枸杞试验，1~4年有效土层0~40 cm

的土壤全盐量由 0.50% 下降到 0.21%，全氮含量由 0.028% 增加到 0.056%，全磷含量由 0.075% 增加到 0.111%，土壤有机质含量由 0.40% 增加到 1.15%，获得了亩产干果 185 kg 的高产。由此可见，栽种枸杞可以改良土壤环境。天津静海地区在海河流域的盐碱地上先种枸杞进行土壤改良，后栽梨树和枣树获得成功。

### （三）因地制宜改良土壤

由洪积形成的灰钙土类型，土壤质地不匀，往往土里有砂礓和石块。尤其是新开发的土地，建园时，要局部换土和增施有机肥料。

## 二、气候条件

### （一）温度

温度直接影响枸杞的生命活动，枸杞的萌芽、展叶、开花、落叶、休眠都受到温度变化的制约。

枸杞生长发育对温度的高低要求比较宽松，在国内，最南端可引种到广东、云南，最北端已引种到黑龙江。枸杞的引种在西藏高寒地带的拉萨林场也获得成功。但种植枸杞要获得优质与高产，还必须考虑当地的气候条件，尤其是要注意 ≥ 10 ℃有效积温和从展叶到落叶以前的日夜温差。其基本趋势：有效积温高，生长周期长，容易获得高产；昼夜温差小，呼吸蒸腾强度大，有效积累偏少；昼夜温差大，有效积累多，容易获得优质产品。在宁夏银川地区对枸杞物候期观察结果表明，3 月下旬根系土层温度达到 0 ℃以上时，根系开始活动；7 ℃时，新根开始生长；地温达到 15 ℃以上时，新根生长进入高峰期。4 月上旬气温达到 6 ℃以上时，冬芽萌动；4 月中旬气温达到 10 ℃以上时，开始展叶；12 ℃以上时，春梢生长；15 ℃以上时，生长迅速。5 月上旬气温达到 16 ℃以上时，开始开花，开花适宜的温度是 17~22 ℃，果实发育适宜温度为 20~25 ℃。秋季气温降到 10 ℃以下，果实生长发育变缓。

上述物候期表明，除根系生长起始温度小于 10 ℃以外，从展叶、新梢生长到开花、结实所需要的温度都在 10 ℃以上。生产实践表明，凡是 ≥ 10 ℃有效积温高的地区，果实成熟期较早，有效积温较低，果熟时间较晚（见表 4–1）。

综合全国枸杞种植区域和引种区域，满足枸杞生育的气温条件是年有效积温 2 800~3 500 ℃。要实现生产优质枸杞的目的还要考虑两个温度数值：一是在枸杞成熟阶段 30 ℃以上持续天数在 30 d 以上；二是果熟期间的昼夜温差在 15 ℃以上，温差大能生产出优质的枸杞果实。

表 4–1　各地气候条件对枸杞果实成熟的影响

| 平均气温 /℃ | 9.0 | 4.2 | 8.9 | 13.1 |
|---|---|---|---|---|
| 初霜期 /（旬 / 月） | 中 /10 | 中 /10 | 上 /10 | 下 /10 |
| 终霜期 /（旬 / 月） | 中 /4 | 中 /5 | 下 /3 | 中 /4 |
| 全日照时数 /h | 2 972 | 3 078 | 3 057 | 2 773 |
| ≥ 10℃积温 | 3 340 | 2 009 | 3 447 | 4 496 |
| 生长期日夜温差 /℃ | 13.5 | 11.6 | 12.7 | 9.5 |
| 果熟期 /（旬 / 月） | 中 /6 | 下 /7 | 下 /6 | 下 /5 |

## （二）水分

水是枸杞植株生存和生长发育的必备条件，也是各器官内重要的组成成分。在枸杞成熟的浆果中水分的含量为 78%~82%。水分在树体的代谢中起着重要的作用，它既是光合作用产物的重要组成物质，又是各种有机物质的溶剂。在水分的作用下，根部吸收的无机盐正常输送到树冠各个部位，将叶片制造的光合作用的产物输送到根部，促使枸杞树体生长，根深叶茂，花多果大。

枸杞的叶片结构是等面叶，正反两面栅栏组织都很发达，这种组织的细胞间隙小，使叶面积的蒸发受到限制，能相对地保持树体的水分，再加上枸杞的根系较为发达，能够伸向较远的土层吸收水分，因此枸杞的耐旱能力强。野生枸杞在宁夏降水量仅有 226.7 mm，年蒸发量 2 050.7 mm 的干旱山区悬崖上也能正常生长。如果仅考虑枸杞改善生态环境的作用，以野生分布和引种成活为指标，年降水量在 50~300 mm 均可生长。但是，栽培枸杞要获得优质高产，就必须有足够的土壤水分供应。以经济性状（产量和质量）为指标，在无灌溉条件下，最佳的建园地区年降水量为 600~800 mm，且大部分降水应集中在枸杞的生长季节中（4—10 月）。年降水量低于 300 mm 的地区除非有良好的灌溉条件，否则无法保证枸杞生产的丰产性。年降水量低于 800 mm 的地区温暖潮湿，地下水位高，根系分布层水分过高，土壤通气条件差，影响根系的呼吸作用，根系的生长和呼吸受阻，对地上部分的生长影响尤为明显，枸杞病害易发生，减产幅产度大。具体表现为树体生长势弱，叶片发灰，发枝量少，枝条生长慢，花果少，果实也小，严重时落叶落花落果，整园枸杞植株死亡。因此，枸杞园建园，首先要考虑的是园地是否排灌通畅。

**（三）光照**

光是叶片光合作用的必要条件，光照不足会使光合强度降低，不能正常供应生长结果所需要的营养物质，从而使树体生长发育不良，产量低，质量差。

枸杞是强阳性树种，光照强弱和日照长短直接影响光合作用的强弱，从而影响枸杞植株的生长发育。光照充足，枸杞生长发育好，结果多，产量高；光照不足，植株发育不良，结果少，质量差。在原产地，枸杞的花果期长达 6 个月（5—10 月），从现蕾、开花、坐果到果实成熟连续不断。所以，从 5—10 月都要有较长的光照，才能满足植株生殖生长的需要。

在生产中被遮阴的枸杞枝条比在正常日照下的枸杞枝条生长弱，枝条节间也长，发枝力低，果实个头小产量低。尤其是树冠大、冠幅厚的内腔枝因缺少直射阳光，叶片薄，叶色淡，花果很少，也是落花、落果的主要部位。研究表明，树冠各部位因受光照强弱不一样，树冠顶部枝条的坐果率比中、下部枝条的坐果率高。

光照还会对果实中可溶性固形物含量造成影响。据试验调查，在同一株树上，树冠顶部光照充足，鲜果的可溶性固形物含量为 19.35%；树冠中部光照弱，鲜果的可溶性固形物含量为 15.48%。所以，枸杞南北方向种植，行间距略大，增加透光率，是获取果实优质高产，合理利用光照的一项措施。

一般来说，年日照时数低于 2 500 h，或是在枸杞的果实成熟期的 6—10 月，光照时数低于 1 500 h 的地区建园，枸杞都很难达到优质高产。在生产中应采取合理密植，培养冠幅小、冠层薄的立体结果树形，协调好土地、空间和光照的关系，才能生产出优质高产的枸杞果实。

### 三、环境限制条件

枸杞建园时的条件选择，已随着农业和农村经济进入新的发展阶段而发生变化。农产品质量问题已成为影响国计民生的大事，尤其是中国加入世界贸易组织后，农产品出口最大的限制条件就是农产品是否达到出口标准。枸杞作为防病治病和保健的特殊商品，其产品的安全性是第一位的。在枸杞生产建园之初，除了考虑自然环境条件外，必须要考虑园地及周边的环境条件，如大气、灌溉水、土壤是否被污染，确保各环境因子完全符合枸杞生产的要求，如果各项因子达不到栽培要求，就不能生产出优质的枸杞产品。因此，在选择枸杞生产园址时必须遵照安全性原则，把握好枸杞园的环境条件。

#### （一）大气污染

计划建园地的周围，如果存在大量工厂排放出的未加治理的废气以及有机燃料燃烧排出的有害气体，如二氧化硫、二氧化氮、氟化物，粉尘和飘尘等污染了空气，那么，这些地方就不能建立无公害枸杞园。原因是这些污染物对枸杞会造成危害，主要表现为叶片叶绿素遭到破坏，生理代谢受到影响，严重时叶片枯死，甚至整株死亡。对人的危害主要是枸杞被污染后，大量的有毒有害物质在枸杞嫩梢、叶片、果实中积累，人食用后会对身体产生危害。污染程度是按照有害气体占空气质量的百分比来衡量的。建园时，当地空气中检测结果是否符合标准，可以按照表4-2进行对照。凡是空气中检测数值高于表中各项指标的，都不能作为枸杞生产基地。

表4-2 空气中各项污染物的浓度限值

| 项目 | 浓度限值 | |
|---|---|---|
| | 日平均 | 1 h 平均 |
| 总悬浮颗粒物≤ | 30 mg/m³ | — |
| 二氧化硫≤ | 0.15 mg/m³ | 0.50 mg/m³ |
| 二氧化氮≤ | 0.12 μg/m³ | 0.24 μg/m³ |
| 氯化物（F）≤ | 7.0 μg/m³ | 20 μg/m³ |
| | 1.8 μg/（dm²·d） | — |

## （二）土壤污染

土壤污染主要是重金属污染，是由工业"三废"（废水、废气、废渣）造成的环境污染以及用被污染的水灌溉枸杞园，造成园地土壤污染。

这些重金属元素主要是镉、汞、砷、铅、铬、铜。污染环境的主要来源于金属冶炼、金属开矿和使用镉为原料的电镀、电机、化工等工厂，这些工厂排放的"三废"都含有大量的镉，镉是毒性很强的重金属，对人体危害很大，已被世界列为八大公害之一。污染环境的汞来源于矿山开采、汞冶炼厂、化工、印染和涂料等以及含汞农药的施用。汞对人体的危害很大，人体排泄又比较慢，是一种蓄积性毒素。污染环境的砷主要来自造纸、皮革、硫酸、化肥、冶炼和农药等工厂的废气及废水。土壤受到砷污染后，会阻碍植物水分和养分的吸收，使作物产量明显下降。污染环境的铅主要来源是汽车的尾气，根据试验测定，汽车尾气中50%的铅尘都飘落在距公路 30 m 以内的土壤和农作物上。污染环境的铬主要是电镀、皮革、钢铁和化工等工厂的污染。

在枸杞建园时要特别注意不能选择在距污染源比较近的地方，尤其是不能选择在未进行废水、废渣治理的河流的下游建立枸杞园。

表 4-4　土壤中各项污染物的含量限值

| 项目 | 含量限值 | |
| --- | --- | --- |
| | pH 6.5~7.5 | pH>7.5 |
| 镉（mg/kg）≤ | 0.30 | 0.60 |
| 总汞（mg/kg）≤ | 0.50 | 0.50 |
| 总砷（mg/kg）≤ | 25 | 25 |
| 铅（mg/kg）≤ | 100 | 100 |
| 铬（mg/kg）≤ | 100 | 100 |
| 铜（mg/kg）≤ | 100 | 100 |

# 第二节　枸杞园的规划

在我国，人工栽培枸杞的历史悠久，传统小面积（1~5亩地块）分散种植的模式一直沿用到20世纪60年代，随着宜耕荒地的开发，不适宜种植农作物的沙荒地、盐碱地被用来栽种枸杞。到20世纪70年代初期，新建枸杞园便创建了大面积（20亩以上的地条）集中种植的栽培模式。为了方便枸杞耕作、灌溉、施肥、喷药、采收等管理工作和营销，适应现代农业的发展趋势，实现机械化作业，科学化管理，规范化种植，标准化生产，在园地规划中，要根据当地的生产规模统一安排，重点从如下几个方面予以考虑。

## 一、缓冲带的设置

在枸杞的生产中缓冲带的设置非常必要。按照行业标准对平行生产的要求，如果枸杞园的生产区域有可能受到邻近其他生产区域污染的影响，则在生产区域之间应当设置缓冲带或者物理障碍物，保证生产不受污染，以防止邻近其他生产地块使用的禁用物质漂移。为了控制枸杞病虫害发生，在常规生产中不可避免地要使用一些化学药剂来防治枸杞的病虫害，因此，在常规生产和现代枸杞生产之间就必须设置障碍物，用来阻挡常规生产使用物质对现代枸杞生产的不利影响。可以用增加防护林带的宽度和高度及选择利用自然的有利地形作为障碍物，比如枸杞种植区域的周围都是高山、丘陵、墙体等，就可以作为天然的种植隔离区。如果这些条件均达不到，就只能考虑在规划建设的枸杞种植区的周围，即枸杞区域或者其他作物（给作物管理使用的投入物质不能对枸杞生产造成影响）划定一定范围作为种植枸杞隔离带。另外，设置隔离带还要考虑风向、地形等因素，隔离区若在下风口或者地形较低的地方，隔离带的距离还应该宽些。在规划设计中，一般考虑将枸杞周边一定宽度的作物面积作为缓冲带来达到枸杞生产的安全隔离。如何科学合理地划定隔离带的宽度呢？试验研究表明，枸杞生产四周缓冲带的设置，可根据常规作物和枸杞树体高度对比而定，即常规作物和枸杞树体高度相近的，缓冲带宽度设置应大于 9 m；常规作物树体高度高于枸杞的，缓冲带宽度设置应大于 12 m。一般情况下，为了加大缓冲带的隔离效果，缓冲带的设置通常考虑以 15 m 为宜。生产管理中，缓冲带和枸杞基地生产操作都要按照各自的种质要求同时进行。缓冲带的设置能通过枸杞和其他作物的相互作用驱避、抑制有害生物的繁殖与蔓延，缩小害虫的种群群落，降低人为的防治成本，起到保护环境和调控生态平衡的效果。

**二、防护林体系的建设**

风害对枸杞植株的危害不可忽视。西北地区春季干旱多风，尤其是近年，沙尘暴频频降临，此时期正值枸杞植株萌芽放叶和新梢抽生及结果枝现蕾期，来自西北方向的大风及沙尘暴造成新枝芽被抽干，新梢和花蕾干枯死亡；尤其是在新开垦地上建园，枸杞受害更甚，严重者整株死亡。所以，在新建枸杞园时，必须规划设计出防护林带（林网），边造林，边建园。在宁夏的贺兰山东麓枸杞种植区，经过三年的实地调查发现，距离枸杞园 10 m 沿西北方向 15 m 宽的乔、灌混交林带比无林网地段可降低风速 30%~40%，空气湿度增加 10%~20%，枸杞植株受害率降低 60%~70%。由此可见，防护林带对减轻沙尘暴和大风对枸杞植株危害的作用是明显的。

带向：一般主防护林带的设置要与当地主风方向呈垂直走向，副林带设置在与主林带相垂直方向的地条两头。

林带间距与宽度：主林带宽 15 m 左右，带间距离为 150~200 m；株行距配置：行距 2~3 m，株距 2 m；副林带宽 10 m 左右，带长与枸杞园等长或略长，株行距配置与主林相同。

树种的选择与搭配：栽植树种要选择对土壤的适应性强，生长量大，与枸杞无相同病虫害，且能对枸杞病虫害有抑制作用的乔、灌木（如紫穗槐、柽柳、臭椿等），可混栽树种来配置。

### 三、园地小区划分及沟、渠、路配套

为了满足枸杞的灌溉、运输、培肥、病虫害防治、土壤耕作，果实采收机械化作业在整个生产管理的需要，在建园之前，要对整个园地的沟、渠、路等设施进行周密的规划设计。

#### （一）园地小区划分

规模建园的地条可根据地势高低划分小区或畦块，每个小区以 333 m³（0.5 亩）为宜，便于一次性平整土壤。因为枸杞的有效生产年限在 20 年以上，而每年在枸杞的生育季节灌水次数较多，所以，土地平整是节水省水的前提条件。一般平整要求高差在 3~5 cm，每小区做护心埂间隔，方便土壤耕作。划分小区灌溉水层均匀，不会造成田面积水，可防止土壤局部返盐，避免枸杞根部受水浸害而感染根腐病。

#### （二）园地沟、渠、路配套

大面积集中栽植的枸杞园，根据园地大小及地形特点，在建园时先规划出排灌系统，主要是支渠、支沟和农渠、农沟。支渠和支沟的位置应设在地条的两侧，每隔两条地设一排水农沟，农沟同支沟连通，保证排水通畅。农渠一定从水渠开始（如水井、引水支渠）贯通全园。渠首最好在园地较高的一头。否则从低处向高处送水，需要建高渠或使用管道。在水源不浑浊、水质较好的地方，也可以考虑用滴灌的方法进行灌溉。

生产路的设置可同渠、沟结合进行，在排水沟两侧土埂留 4~5 m 宽的

位置，设置农机具和车辆的道路。小面积分散种植建园时，也要考虑留有 2~3 m 宽的生产路，以方便运送肥料、拉运鲜果等需要。

枸杞园每条地的宽度，机械作业为 40~50 m，人工操作为 30~35 m。地条的长度以 400~500 m 为宜。

# 第三节　枸杞定植技术

## 一、栽植密度的选择

由于枸杞的栽培历史悠久，群众在生产实践中采用过多种栽植密度和配置方式。在老产区，传统的小面积分散种植、人工田间作业多用的是小密度正方形配置。如株行距为 2 m×2 m，每亩栽植 167 株；或株行距为 2.5 m×2.5 m，每亩栽植 107 株。这种配置单位面积产量不高，主要是在枸杞的幼龄期（1~3 年）实行田间间作，在行间多种植豆类、蔬菜、甜菜或瓜果作物。

近代提倡合理密植，为了探索枸杞早期丰产的合理定植密度，研究者进行了 1 m×1 m、1 m×1.5 m、1 m×2 m、1.5 m×2 m、1 m×3 m、2 m×2 m 等不同定植密度试验，定植第二年，1 m×1 m 的覆盖度比 2 m×2 m 的大 39%，总结果枝条多 2 倍。亩产以 1 m×1 m 株行距最高为 110.65 kg，同样的种苗栽培与常规种植密度 2 m×2 m 相比，产量提高 2 倍。幼龄枸杞实行合理密植能获得较好的经济效益，其单位面积产量与栽植株树呈正相关；栽植后 1~4 年总产量以 1 m×1 m 最高，但是，随着植株的年生长量不断增加，密度过大则会影响个体发育，产量年递增率以 1 m×3 m、1 m×2 m 为大。总产量 1 m×1 m 比常规栽植的 2 m×2 m 增产 2.33 倍。第四年 1 m×1 m 株行距单产已停止增长，故应采取隔株间移措施。

试验结果表明，新建枸杞园适宜栽植方式为长方形配置的株行距，有如下几种定植密度：第一种是 1.0 m×2.0 m，亩栽植量为 333 株。第二种是 1.5 m×2.0 m，亩栽植量为 222 株。第三种是大面积集中种植的新建枸杞园为便于规模化生产和集约化管理，以提高农业机械在田间操作的利用率，较为成功并已推广的栽植密度为株行距 1 m×3 m，每亩栽植 222 株的长方形配置；这种配置的田间作业如翻晒园地、中耕、浅耕、喷药防虫、叶面喷肥、土壤施肥等均可实行机械作业，农业机械化利用率可占全部田间作业工作量的 73%。

## 二、苗木移栽建园

### （一）建园栽植时间

园地规划和土地平整完成之后，选择好良种壮苗，即可栽植，栽植时间依据当地气候条件来确定。西北地区经过休眠的种苗可在土壤解冻后（土壤解冻到 40 cm 左右），枸杞苗木萌芽前的 3 月下旬至 4 月上旬进行，也可在 10 月下旬至 11 月上旬定植，苗木栽植后必须灌好冬水。绿枝活体苗可在 5 月上中旬选择阴天定植，定植后应及时灌水，有条件的应进行遮阴 7~15 d。

### （二）种苗来源

上年培育的硬枝扦插苗、组织培育苗、嫩枝扦插苗。

### （三）苗木规格

苗木基茎粗 0.5 cm 以上，株高 50 cm 以上，苗木基茎以上 30~50 cm 段具 2~3 条侧枝，根系完好。

### （四）苗木处理

对刚从苗圃起出的苗木要进行修剪，方法是将苗根颈萌生的侧枝和主干上着生的徒长枝剪除，同时定干高度 50~60 cm，将根系的挖断部分剪平，以利成活后的新根萌生。远距离调运的苗木要在栽前放入水池中浸泡根系 4~6 h，或用 100 mg/kg 的 α- 萘乙酸浸根 0.5 h 后栽植（经处理后的苗木，成活率提高 5% 以上，萌芽期提前 10 d 左右）。

### （五）株行距配置

株距 1.0~1.5 m，行距 2.0~3.0 m。小面积分散栽培的株行距 1.0 m×2.0 m，每亩定植株数 333 株（人工作业）；大面积集中栽培的株行距 1.0 m×3.0 m，每亩定株数 222 株（行间小型机械作业）。

枸杞栽后 1~3 年，树体小，株产量低，适当增加亩栽植株数（株行距 1 m×1 m），可迅速提高单产；第 4~5 年进入幼树后期，这时高密度种植区树冠相接，荫蔽较重，光照差，单产上升慢，可隔株间移成低密度（株行距 1 m×3 m），能保证稳定产量。

在枸杞幼龄期低密度栽植时，可与瓜类、甜菜、胡萝卜、豌豆间等低秆作物间作，以提高经济效益。但是研究结果表明，与其他作物间作在一定程度上抑制了枸杞的正常生长发育，其中对枸杞株径、抽枝数、最长新枝、结果枝数影响较大，对株高、最短新枝的影响次之；在各种间作模式中，枸杞与矮秆作物胡萝卜间作时的株径、最长新枝、最短新枝均高于与高秆作物间作的种植模式，而抽枝数、二级抽枝数和结果枝数无明显差异。故在枸杞实际生产中，3~4 年后应选择枸杞单作为主要的种植模式，不仅可有效促进营养生长，还可极大地提高结果枝数，增加枸杞生产经济效益。

### （六）定植

按选定的栽植密度（株行距）定点挖坑，定植坑规格为 30 cm×30 cm×40 cm（长 × 宽 × 深），坑内先施入有机肥（可用经腐熟的畜肥）5 kg，加氮、磷复合肥 100 g（适量加入速效氮肥可促进有机肥营养物质的分解和释放）与土拌匀后栽入苗木，扶直苗木，填表土至半坑，轻踏，提苗舒展根系后填土至全坑，踏实，再填土高于苗木根颈处（一提二踏三填土）。如果坑土墒情差，可适量浇水，以保成活。如果有充裕的苗木，可以在已定的株间加栽 1 株临时性苗木，与固定的苗木一样栽植与管理。

这种做的好处：一是可作为以后园内缺株补栽的苗木来源，保持树龄一致；二是能够在株间冠层郁闭前的 1~3 年内增加产量，提高收入。

### （七）栽植后的管理

#### 1. 定干修剪

在栽植的苗木萌芽后，将主干基茎以上、30 cm（分枝带）以下的萌芽剪除。分枝带以上选留生长不同方向并有 3~5 cm 间距的侧芽或侧枝 3~5 条作为形成小树冠骨干枝作为第一层树冠，于株高 40~50 cm 处剪顶。

#### 2. 夏季修剪

5 月下旬至 7 月下旬，每隔 15 d 剪除主干分枝带以下的萌条，将分枝带以上所留侧枝于枝长 20 m 处短截，促其萌发二次枝结果；侧枝上向上生长的壮枝（中间枝选留靠主干的不同方向的枝条 2~3 条，每条间隔 10 cm）作为小树冠的主枝，于 30 cm 处剪顶，促发二次分枝结秋果。

#### 3. 土壤培肥

新建枸杞园于 7 月上旬每株施入氮、磷复合肥 100 g；2~4 年生枸杞于 4 月中旬施入尿素每株 100~150 g；6 月上旬每株施入氮、磷复合肥 150~200 g；7 月下旬每株施入氮、磷复合肥 150~200 g。方法为在树冠外缘开沟 10~15 cm 深，沟长 30 cm，将定量的化肥施入沟内，与土拌匀后封沟灌水。秋施基肥于 9 月下旬至 10 月上旬进行，沿树冠外缘开对称穴坑，坑长 30~50 cm（视树冠大小而定），坑深 30 cm，每株施饼肥 2~5 kg、羊粪 5~15 kg（依树龄而异）、磷酸二铵 150 g，混合与土拌匀后封坑，准备灌冬水。

#### 4. 叶面喷肥

2~4 年生枸杞植株于 5 月中旬、6 月中旬、7 月中旬、8 月中旬各喷洒 1 次生长素（叶面宝、喷施宝、丰产素等），每亩 30~50 kg 水溶液。

#### 5. 及时防虫

防治蚜虫采用化学合成新烟碱类农药或苦参碱、黎芦碱进行树冠喷雾，防治负泥虫选用杀灭菊酯树冠喷雾，防治锈螨采用阿维菌素和哒螨灵树冠喷雾。

### 6. 适时灌水

年生育期内（4—9月）灌水 4~5 次，亩进水量 50 m³；冬水（11月上旬）亩进水量 70 m³。

### 7. 中耕翻园

5—7 月中耕除草 3 次，深度 15 cm；9 月翻晒园地 1 次，深度 25 m，树冠下 15 m，不碰伤植物基部。

### 8. 秋季修剪

9 月份剪除植株根颈、主干、冠层所抽生的徒长枝。

### （八）建立建园技术档案

枸杞的规范化栽培要求种植单位、个人或生产企业都应建立枸杞从良种的选择、育苗、建园及建园后的技术管理乃至生产出产品全过程的文字、图标记录，有条件的可附照片或图片。记录包括品种、繁育方法、苗木规格、建园地址、规划设计、土质及土壤分析数据、面积、栽植密度、栽植时间、栽植株树、肥料种类、数量、方法、成活率等。枸杞园的技术档案是规范化栽培技术的重要组成部分，是质量管理、标准操作的凭证，也是枸杞产品获得市场准入和进入绿色食品行列的重要依据。

### 三、硬枝直插建园

硬枝直插建园就是在采用硬枝扦插育苗的同时建园，用这种方法所培育的后代不但能保持母系品种的优良性状，减少起苗栽苗的生产环节，还能延长繁殖体的发育阶段，表现为生长快、苗木健壮。由于对土壤条件的要求较高，面积有限，所以，这种方法仅适用于小面积分散栽培，所培育的苗木按建园株行距选留后不需移苗，多余的苗木可移出另栽或出售。这种方法经济、高效，很适宜在条件好的农村、农场推广。

（一）园地准备

枸杞的适应性很强，对土壤条件要求不高，在各种质地的土壤上都能生长，而要提高育苗成活率，获得壮苗，园地还应选择地势平坦、排灌方便、地下水位 1.5 m 以下，土壤含盐量 0.2% 以下，pH 8 左右，活层土 30 m 以上的砂壤、轻壤或中壤土建园。园地选好后，首先要进行平整，平整后的地高差不超过 5 cm，上一年应结合秋季深翻，亩施入腐熟的农家肥（牛、羊、鸡粪等）3~4 m³，灌足冬水，立春土壤表层化冻 10 cm 时浅耕，同时施入磷酸二铵 20 kg/ 亩，为防地下害虫，还要加入辛硫磷颗粒剂、毒死蜱、乐果粉等其中一种药剂进行土壤处理。

（二）园地小区划分

根据地形情况，把园地划成小区，小区面积以 1 亩左右为宜。

（三）采条时间

在发芽前的 3 月下旬至 4 月上旬，树龄较小的健壮植株。

（四）采条部位

采集树干中上部着生的枝条。

（五）采枝类型

1 年生徒长枝和中间枝。

（六）采条粗度

直径为 0.5~0.8 cm 的枝条。

（七）种条保存

由于种条采集时间不一或不到扦插时间，采下的种条最好以长条贮放为好，堆放在地窖或冷藏库，堆放高度不超过 1 m，堆放好后用湿沙土覆盖，湿度以手攥成团为准。还要经常检查，缺少水分时可洒少许水，保持沙土湿度，过湿时可摊开散湿。贮藏温度不宜过高，最好在 5℃ 以下。

## （八）剪戴插条

选择无破皮、无虫害的枝条，截成 12~15 cm 的插条，上下留好饱满芽。每 100 根一捆。

## （九）生根剂处理

插穗下端 5 cm 处浸入 100~200 mg/kg α- 萘乙酸（NAA）水溶液或 80~100 mg/kg 吲哚丁酸（1BA）水溶液中浸泡 2~3 h；或用 ABT 生根粉（按说明书）处理。

## （十）扦插方法

在已经准备好的建园地按行距 2 m 或 3 m 定线，株距 10 cm 定点，人工在定线上开沟或用板锹劈缝，形成与插穗等长的缝穴，将插穗下端轻轻直插入沟穴内，封湿土踏实，地上部留 1 cm 外露一个饱满芽，上面覆一层细土，用脚拢一土棱，如果土壤墒情差，可不覆碎土，直接按行覆地膜。

## （十一）插后管理

（1）破膜　这是硬枝扦插育苗很重要的环节，插穗发芽后要及时破膜，以免烧苗。破膜工作有整行破膜和以苗破膜两种，无论哪种方式，破膜后都要及时用土将地膜压好，使覆盖工作继续起到增加地温和除草的作用，保证枸杞多生根，快生长。

（2）水肥管理　硬枝扦插的插穗是先发芽后生根，幼苗生长高度在 20 cm 以下时，应加强土壤管理，多中耕，深度 10 cm 左右，防止土表板结，增强土壤通透性，促进新根萌生。待幼苗长至 20 cm 以上时，灌一次水，每亩灌水 40~50 m³，地面不积水不漏灌。约 20 d 后结合追肥再灌一次水，每亩施入纯氮 3 kg、纯磷 3 kg、纯钾 3 kg，行间开沟施入，拌土封沟。

（3）除草　在管理过程中前期重点除草，应掌握"除早、除小、除净"的原则，切不可造成草荒，否则发芽再好，也会因为草荒而得不到合格苗木。

（4）病虫害防治　当发现有地下害虫时结合淌水前，用辛硫磷，毒死蜱配 200~300 倍液，将喷雾器去喷头，用杆孔注入苗体下部土壤后灌水，每亩用 50~60 kg 药液，然后灌水。

枸杞地上部的主要害虫有负泥虫、蚜虫、瘿螨。防治多采用地上药物防治，随发现随防治即可。可用 1.5% 苦参素 1 000 倍液或 1.5% 朴虱蚜 1 500 倍液防治蚜虫和负泥虫，用 40% 杀螨灵 1 200 倍液逐行喷雾防治瘿螨等害虫。

**四、覆膜栽植建园**

在已经定植完好的枸杞园内，按照苗木的株距，在宽 1 m 的农膜上打孔，覆盖于地表上，两侧覆土压实。由于覆盖地膜后提高了土壤温度，保持了土壤墒情，防止了水分蒸发散失，因此，可以促根系早萌动，利于枸杞的种苗成活和生长发育，为当年结果奠定了良好的基础；同时还可防止害虫羽化出土，降低病虫危害，减少了铲除杂草的劳动量。

据 2006 年宁夏中宁杞乡枸杞园试验表明，覆盖地膜对枸杞的株高、冠幅、地径、成枝率等均有较大影响。

表 4-5　不同处理对枸杞生长的影响

| 处理 | 株高 /cm | 冠幅 /cm | 地径 /cm | 果枝数 / 条 | 枝条长度 /cm | 粗度 /cm |
|------|---------|----------|----------|------------|-------------|---------|
| 覆膜 | 98.0 | 85.4~87.2 | 15.6 | 49.8 | 44.7 | 0.213 |
| 不覆膜 | 71.4 | 75.0~76.4 | 14.9 | 43.0 | 34.7 | 0.190 |

覆盖地膜后，定植苗木的成活率达到 90% 以上，比对照提高 13%；植株早萌芽 3~5 d，实现定植当年，每亩产鲜果 100 kg，同时还减少了田间铲园除草等管理环节，降低了劳动强度和生产成本。

**思考练习题：**

1. 枸杞的生长年限可达多少年？有效生产年限为多少年？为什么需要进行建园的规划与设计？

2. 枸杞栽种后需要具备哪些自然条件才能有良好的生长发育？

3. 枸杞的生长发育对温度的高低有什么要求？如何计算有效积温？在哪些地区可以种植枸杞？

4. 为什么在枸杞园的规划中要设置缓冲带？缓冲带的宽度应该如何确定？

5. 在新建枸杞园时，为什么要规划设计出防护林带？防护林带的带向和间距应如何设置？

6. 枸杞园的园地小区划分及沟、渠、路配套有哪些规划设计要求？

7. 枸杞定植密度的选择有哪些因素需要考虑？

8. 为什么在枸杞幼龄期低密度栽植时要与其他低秆作物间作？

9. 如何进行苗木移栽建园的栽植时间选择？

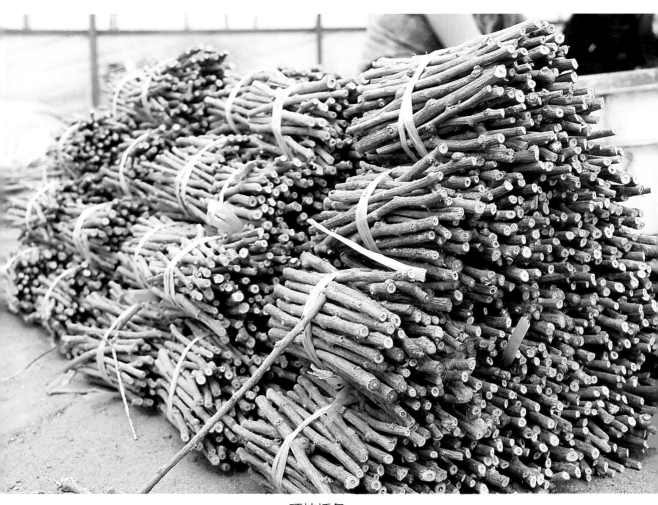

硬枝插条

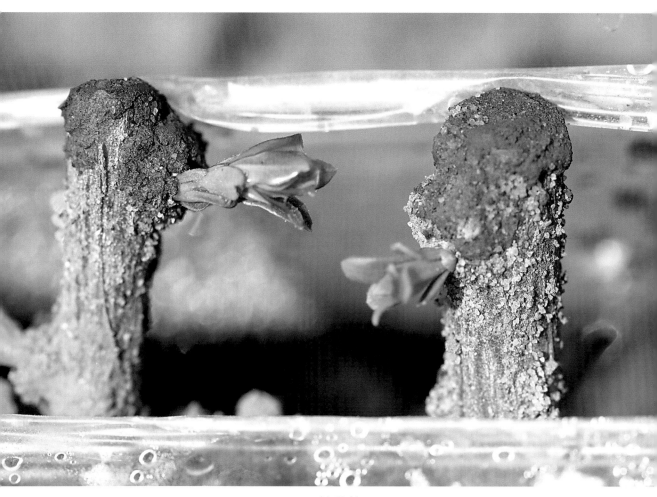

硬枝发芽

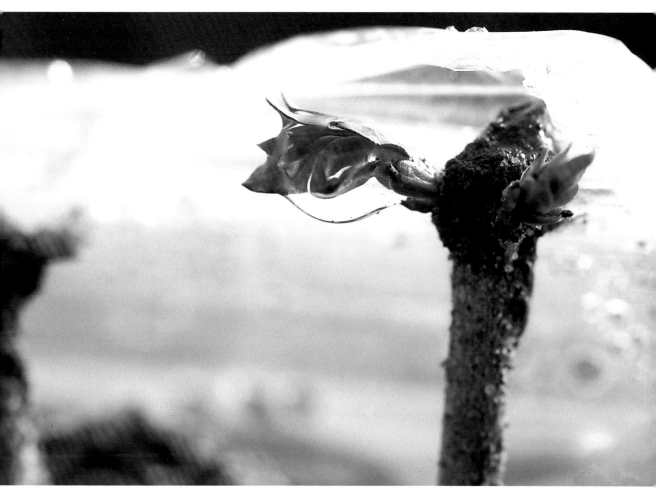

硬枝发芽

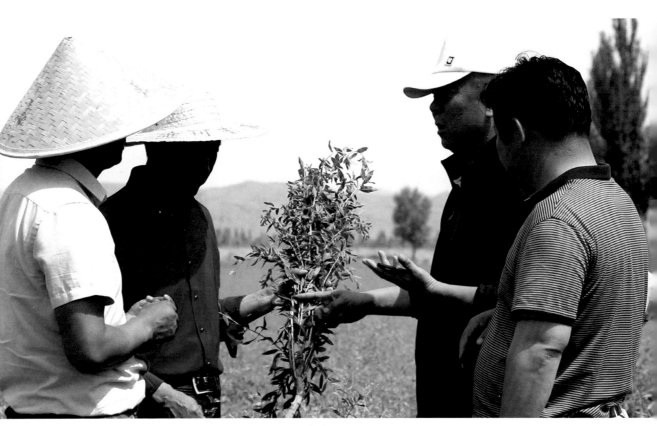

纯度验收

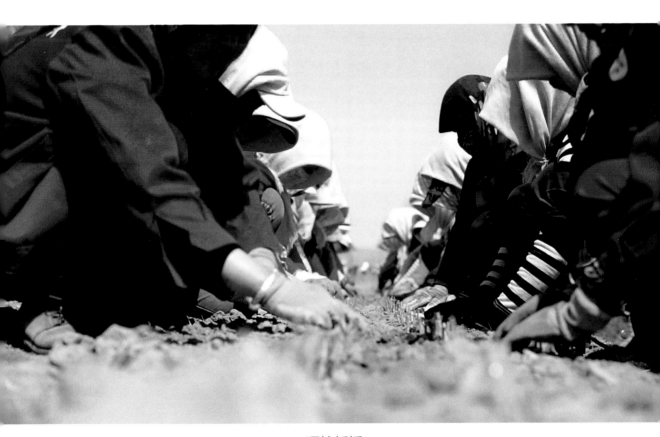

硬枝扦插

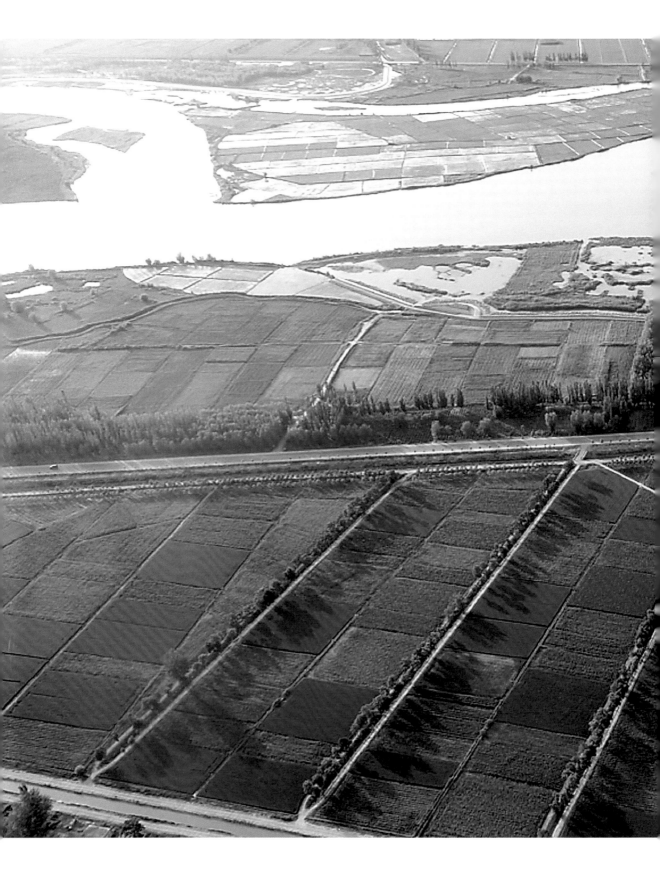

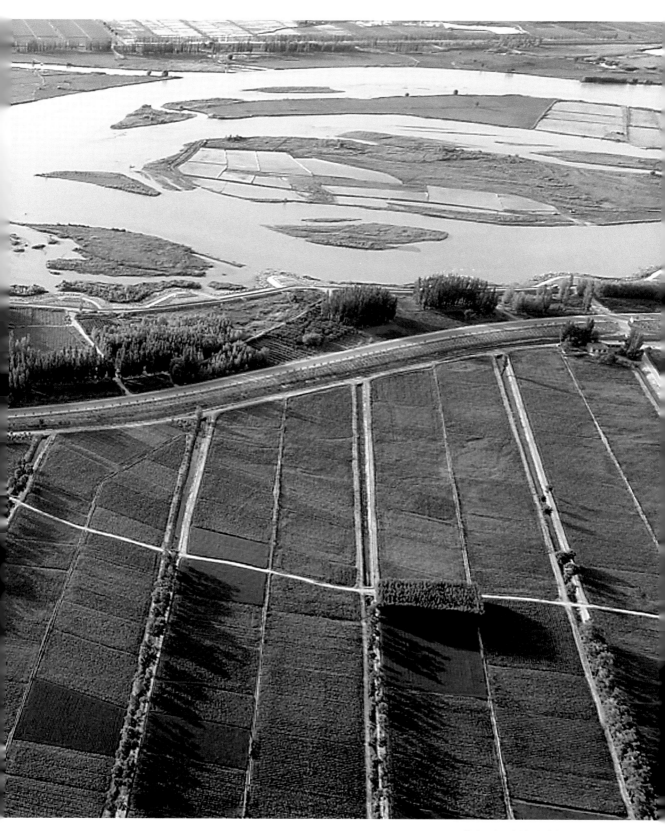

枸杞良种繁育基地

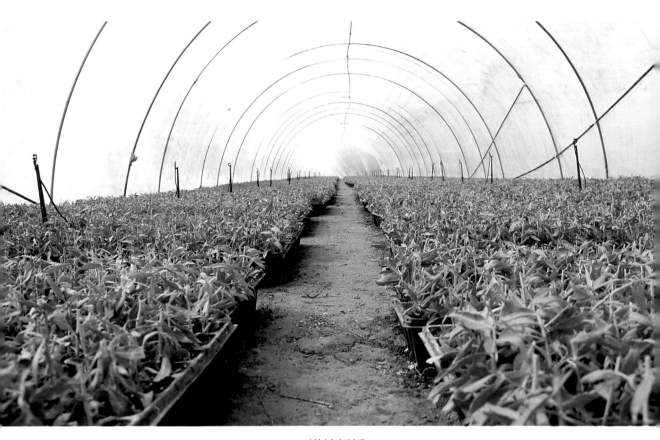

嫩枝扦插

1+x枸杞职业技能等级认证教材

# 中宁枸杞职业技能等级证书鉴定用书

## 中级下册

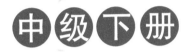

《中宁枸杞职业技能等级证书鉴定用书》编委会 主编

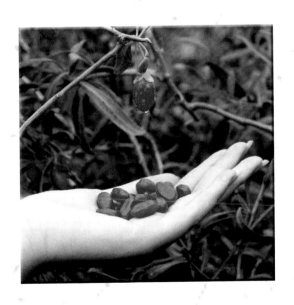

黄河出版传媒集团
阳光出版社

图书在版编目（CIP）数据

中宁枸杞职业技能等级证书鉴定用书：中级：上下册 / 本书编委会主编. -- 银川：阳光出版社, 2023.12
ISBN 978-7-5525-7230-8

Ⅰ.①中… Ⅱ.①本… Ⅲ.①枸杞－职业技能－鉴定－教材 Ⅳ.①R282.71

中国国家版本馆CIP数据核字(2024)第012842号

中宁枸杞职业技能等级证书鉴定用书　中级　上下册

《中宁枸杞职业技能等级证书鉴定用书》编委会　主编

责任编辑　马　晖
封面设计　马春辉
责任印制　岳建宁

黄河出版传媒集团
阳　光　出　版　社　出版发行

出 版 人　薛文斌
地　　址　宁夏银川市北京东路139号出版大厦（750001）
网　　址　http://www.ygchbs.com
网上书店　http://shop129132959.taobao.com
电子信箱　yangguangchubanshe@163.com
邮购电话　0951-5047283
经　　销　全国新华书店
印刷装订　宁夏云成印刷包装有限公司
印刷委托书号　（宁）0028381

开　　本　787 mm×1092 mm　1/16
印　　张　20.25
字　　数　280千字
版　　次　2023年12月第1版
印　　次　2023年12月第1次印刷
书　　号　ISBN 978-7-5525-7230-8
定　　价　88.00元

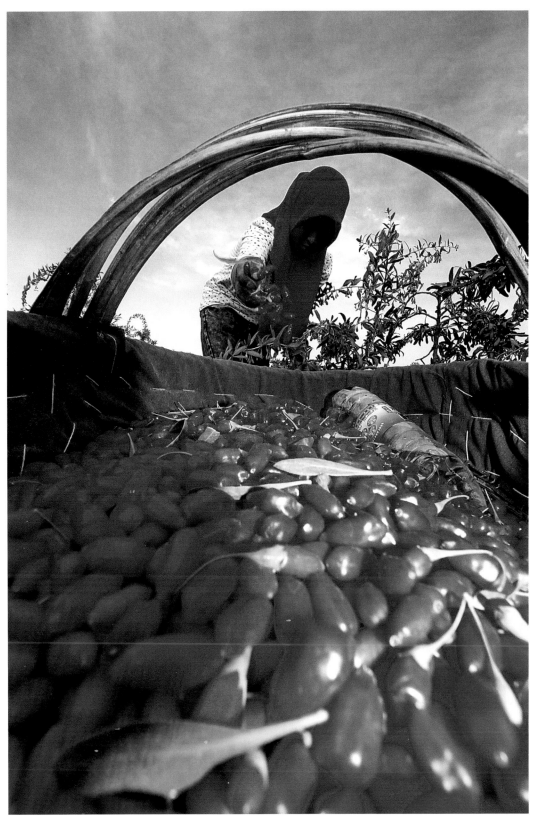

枸杞丰收

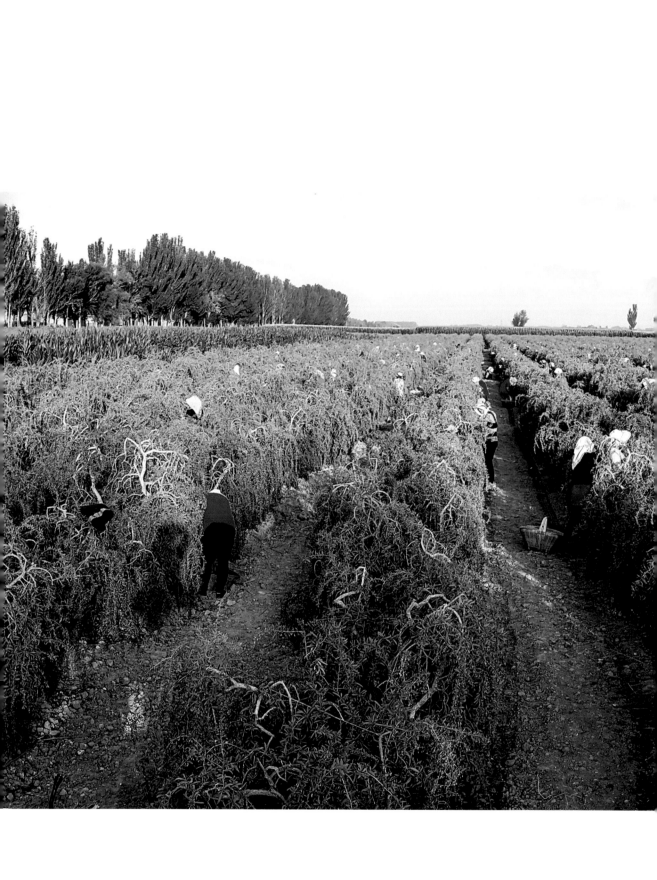

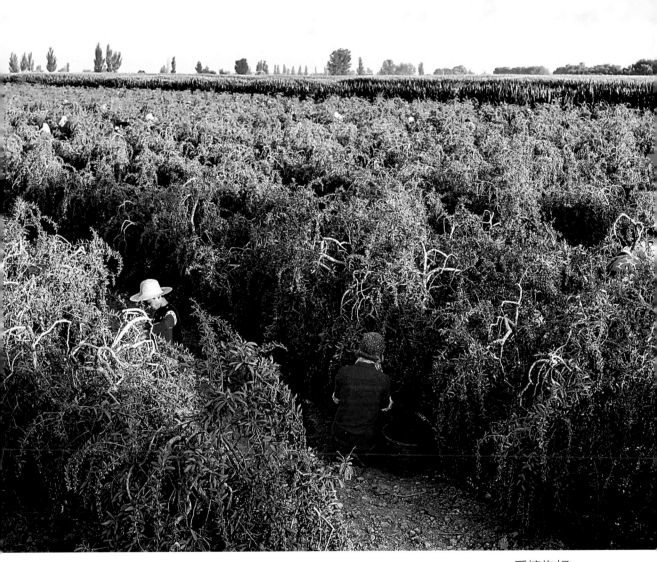

采摘枸杞

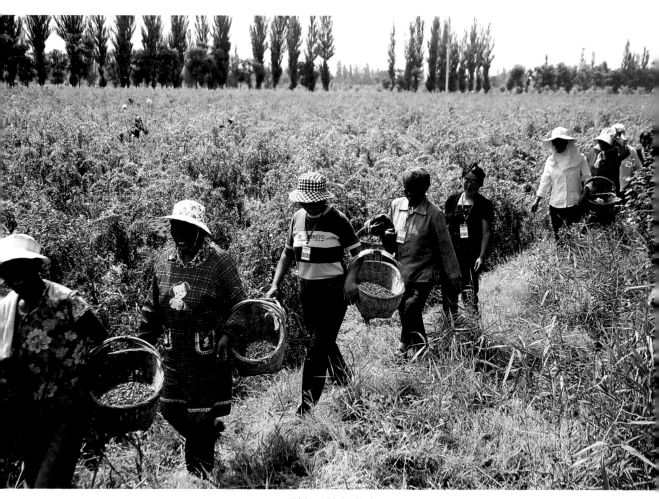

采摘后的鲜枸杞

# 目　录

第五章　枸杞园的管理 ·················································· 135

第一节　枸杞园土壤管理 ············································ 135

第二节　枸杞施肥管理 ·············································· 140

第三节　枸杞园的水分管理 ·········································· 163


第六章　枸杞树的整形修剪 ············································ 173

第一节　变迁与发展 ················································ 173

第二节　整形 ······················································ 175

第三节　修剪 ······················································ 184

第四节　自然半圆形整形修剪 ········································ 201


第七章　枸杞主要病虫害防控原则与措施 ································ 207

第一节　防控原则 ·················································· 207

第二节　枸杞病虫害农业综合防控 ···································· 211

第三节　枸杞病虫害的化学防控 ······································ 214

第四节　枸杞常用农药 ·············································· 219

第五节　物理防控 ·················································· 233

第六节　生物防控 ·················································· 235

第七节　预测预报 ……………………………………………… 242

**第八章　枸杞病虫害的防治** …………………………………… 248

第一节　枸杞主要病害的防治 ………………………………… 248

第二节　枸杞蚜虫的防治 ……………………………………… 262

第三节　枸杞木虱的防治 ……………………………………… 265

第四节　枸杞瘿螨的防治 ……………………………………… 267

第五节　枸杞锈螨的防治 ……………………………………… 270

第六节　枸杞红瘿蚊 …………………………………………… 272

第七节　枸杞负泥虫 …………………………………………… 274

第八节　枸杞蓟马 ……………………………………………… 276

**第九章　枸杞采收制干与包装贮存** …………………………… 282

第一节　枸杞鲜果形态与结构 ………………………………… 282

第二节　鲜果成熟与传统采收 ………………………………… 289

第三节　枸杞机械采收 ………………………………………… 295

第四节　枸杞鲜果制干 ………………………………………… 300

第五节　枸杞脱把去杂与包装贮存 …………………………… 309

# 第五章　枸杞园的管理

枸杞植株赖以生存的环境是由固体、液体和气体组成的。固体物质包括土壤、矿物质、有机质和微生物等；液体物质主要指土壤水分，气体为存在于土壤空隙中的空气。土壤中这三类物质构成了一个矛盾的统一体，彼此相互联系，相互作用，同时又相互制约。如何人为地为枸杞植株健壮地生长发育营造一个良好的生存环境，是枸杞栽培学的主要任务之一。

## 第一节　枸杞园土壤管理

### 一、枸杞对土壤的要求

土壤是枸杞植株生长发育的基础，是养分和水分供给的源泉。因此，要实现优质高产，最理想的土壤质地是轻壤土和中壤土。宁夏的灌淤土也非常适宜，这类土壤通透性好，兼容养分的能力强，营养元素含量丰富，保肥能力较强。枸杞对土壤的适应性很强，在各种土壤质地如砂壤土、轻壤土、中壤土或黏土上都可以生长。但土壤质地过黏，如黏土和黏壤土，虽然养分兼容能力强，但土壤易板结，通透性差，对枸杞根系呼吸及生长都不利，枝梢生长缓慢，花果量少，果实颗粒小。土壤质地沙性过强，保水保肥性能差，土壤易受干旱胁迫，影响枸杞生长。

枸杞的耐盐碱能力强，适应范围很广。据研究报道，在新疆的天山脚下，宁夏的贺兰山东麓和甘肃祁连山脚下的盐碱地，土壤含盐量为 0.5%~0.9%，pH 8.5~9.5 的灰钙土、荒漠土上种植枸杞，生长发育正常，并能获得高产。在宁夏的中宁县土壤含盐量为 3~4 g/kg 和 6~7 g/kg 的土壤种植枸杞，都能够正常生长发育。黄震华、徐菱华的试验结果表明，枸杞生物产量受土壤含盐量的影响明显，在含盐量 0~3 g/kg 范围内，枸杞生物产量随含盐量呈上升趋势；在 3~9 g/kg 范围内，呈下降趋势；而在 9~12 g/kg 范围内，呈急剧下降趋势，较 0~3 g/kg 含盐量的生物产量下降 69.3%，较 3~9 g/kg 含盐量的生物产量下降 52.1%。虽然枸杞的耐盐性较强，但不是含盐量越高越好。要获得优质高产的枸杞，最好选择含盐量较轻的土壤。在宁夏银北冲积扇的白僵土和淡灰钙土地栽种枸杞后的第四年，有效土层 0~40 cm 的土壤全盐含量由 0.50% 下降到 0.21%，全氮含量由 0.028% 增加到 0.056%，全磷含量由 0.075% 增加到 0.111%，土壤有机质由 0.40% 增加到 1.15%，获得与枸杞种植老产区基本相当的高产。同时，栽种枸杞可改良土壤环境。在河北省海河流域的盐碱地上，先种枸杞进行土壤改良后，再栽种梨树和枣树均获得成功。

## 二、枸杞园土壤的改良

改良土壤的理化性状可促进土壤中的水、肥、气、热相互协调。在枸杞年生育期内及时进行土壤耕作，可促使活土层的土壤疏松透气，改善土壤团粒结构，促进土壤微生物繁衍活动，提高土壤肥力，营造适宜于根系繁衍生息的良好土壤环境，保证枸杞植株正常生长发育。

土壤深翻熟化是枸杞增产技术中的基本措施。深翻熟化的土壤对枸杞生长具有明显的促进作用，可提高产量和改善品质。深翻结合施肥可改善土壤结构和理化性质，促进土壤团粒结构形成。经实地观测，土壤深翻后土壤水分含量平均增加 7.6%，土壤孔隙度增加 12.66%，土壤微生物增加 1.2 倍多。由于土壤微生物活动加强，可加速土壤熟化，使难溶性营养物质转化为可溶性养分，提高了土壤肥力。同时，深翻可增加土壤耕作层厚度，为根系的延伸生长创造条件，促使根系向纵深伸展，根量及分布均显著增加。

施用有机肥料是改善枸杞园地土壤理化性质、增加土壤有机质的主要措施。有机肥料不仅能供给植物所需要的营养元素和某些生理活性物质，还能增加土壤的腐殖质。腐殖质是一种有机物质，可改良沙土，增加土壤的孔隙度、提高土壤保水保肥能力、缓解土壤的酸碱度，从而改善土壤的水、肥、气、热状况。在有机肥料的种类中，常用的有厩肥、堆肥、禽粪、鱼肥、饼肥、人粪尿、土杂肥和绿肥等（见表 5-1）。有机肥料的特点：分解缓慢，可以持续发挥肥效，不会发生流失，还可以缓和化肥的不良反应，提高化肥的配效。因此，对枸杞园地进行有机肥料的施用，可以改善枸杞园地土壤的理化性质，增加土壤有机质，提高土壤肥力，从而提高枸杞的产量和品质。

枸杞园地的土壤改良是提高枸杞产量和品质的关键措施。通过深翻熟化和施用有机肥料的方法，可以改善土壤的理化性质，增加土壤有机质，提高土壤肥力，从而创造出适宜于枸杞生长的良好土壤环境，实现优质高产的目标。

表5-1 常用有机肥料氮、磷、钾含量

单位：%

| 肥料种类 | 氮（N） | 磷（$P_2O_5$） | 钾（$K_2O$） | 种类肥料 | 氮（N） | 磷（$P_2O_5$） | 钾（$K_2O$） |
|---|---|---|---|---|---|---|---|
| 厩肥 | 0.50 | 0.25 | 0.50 | 棉籽饼 | 5.60 | 2.50 | 0.85 |
| 人粪 | 1.00 | 0.36 | 0.34 | 蚕豆饼 | 1.60 | 1.30 | 0.40 |
| 人尿 | 0.43 | 0.06 | 0.28 | 玉米轩 | 0.50 | 0.40 | 1.60 |
| 猪粪 | 0.60 | 0.40 | 0.44 | 茗子 | 0.56 | 0.63 | 0.43 |
| 人粪尿 | 0.50~0.80 | 0.2~0.60 | 0.20~0.30 | 苜蓿 | 0.79 | 0.11 | 0.40 |
| 马粪 | 0.50 | 0.30 | 0.24 | 紫穗槐 | 3.02 | 0.68 | 1.81 |
| 牛粪 | 0.32 | 0.21 | 0.16 | 红三叶 | 0.36 | 0.06 | 0.24 |
| 羊粪 | 0.65 | 0.47 | 0.23 | 猪屎草 | 0.57 | 0.07 | 0.17 |
| 鸡粪 | 1.63 | 1.54 | 0.85 | 沙打旺 | 0.49 | 0.16 | 0.20 |
| 鸭粪 | 1.00 | 0.40 | 0.60 | 草灰 | — | 1.6 | 4.6 |
| 鹅粪 | 0.55 | 0.54 | 0.95 | 木灰 | — | 2.5 | 7.5 |
| 鸽粪 | 1.76 | 1.78 | 1.00 | 小麦草 | 0.48 | 0.22 | 0.63 |
| 土粪 | 0.17~0.53 | 0.21~0.60 | 0.81~1.07 | 玉米秸 | 0.48 | 0.38 | 0.64 |
| 蚕渣 | 2.64 | 0.89 | 3.14 | 稻草 | 0.63 | 0.11 | 0.85 |
| 泥粪 | 2.00 | 0.30 | 0.45 | 水草 | 0.87 | 0.50 | 2.36 |
| 菜籽饼 | 4.60 | 2.50 | 1.40 | 蓖麻饼 | 4.98 | 2.06 | 1.90 |
| 豆饼 | 6.30 | 0.92 | 0.12 | 桐籽饼 | 3.60 | 1.30 | 1.30 |

## 三、枸杞园土壤管理制度

枸杞园内的土壤管理主要包括以下几项措施。

### （一）春季浅耕

在西北地区的春季，即3月下旬，在枸杞园地表土层（10~15 cm）中进行浅耕、旋耕或人工浅翻。春季浅耕可以起到疏松土壤、提高地温、蓄水保墒、清除杂草和杀灭在土内越冬害虫虫蛹的作用。随着气温的升高，枸杞根系进入春季生长期，浅耕可促进活土层根系活动。实地观测表明，浅耕的土层比不浅耕的土层土温提高2.0~2.5 ℃，新根萌生提早2~3 d，地上部植株萌芽提早2~3 d。

## （二）中耕除草

在枸杞植株的营养生长和生殖生长季节对园地土壤进行耕作并除去杂草，使土壤保持疏松通气的作业方式叫中耕。第一次中耕在5月上旬，中耕深度10 cm左右，清除杂草的同时铲去树冠下的根蘖苗和树干根颈附近萌生的徒长枝；中耕要均匀，不漏耕，方能起到疏松土壤和破除土壤板结的作用。第二次中耕在6月上旬，即将进入果熟期，及时除草，保持园地地表面清洁。第三次中耕在7月中下旬，主要是除去杂草，方便采果，还能起到提高防治病虫害效果的作用。

## （三）翻晒园地

在采完枸杞的9月中下旬，开始对枸杞园进行土壤深翻。通过深翻晒土，改善土壤理化性质，加厚有效活土层，协调水、肥、气、热的相互作用，切断树冠外缘土层内的水平侧根，可起到对根系进行一次修剪的作用，有利于春季从断根处萌生更多的新根，增加吸收毛根数量。翻晒园地的时间在西北地区为9月下旬至10月上旬，翻晒深度25 cm左右，枸杞行间用机械深犁，树冠下适当浅翻，不要碰伤根颈。

土壤质地若过黏，如黏土和黏壤土，在栽培中必须进行改良。改良办法：向枸杞园中增施猪粪、羊粪等有机肥，或者是增施经粉碎的绿肥和柴草等有机物质，能有效地增加土壤有机物质和提高肥力，更主要的是疏松了土壤，改善土壤的团粒结构，增强气、热的通透性。

# 第二节　枸杞施肥管理

施肥就是供给植物生长发育所必需的营养元素，并不断改善土壤的理化性质，给植物生长发育创造良好的条件。科学施肥是保证枸杞早果、丰产、优质的重要措施。因此，在促进枸杞生长、花芽分化及果实发育时，应首先供给其主要组成物质即水分和碳水化合物，同时应重视供应土壤中大量元素，其次还需要注意供给土壤中的微量元素。

表 5-2　植物必要的元素及其来源

| 类别 | 大量的必要元素 | | 微量的必要元素 |
|---|---|---|---|
| 来源 | 来自空气及水中 | 来自土壤的固体中 | 来自土壤的固体中 |
| 元素 | 碳（C） | 氮（N）、钙（Ca） | 铁（Fe）、铜（Cu） |
| | 氧（O） | 磷（P）、镁（Mg） | 锰（Mn）锌（Zn） |
| | 氢（H） | 钾（K）硫（S） | 硼（B） |

枸杞是一种多年生的经济树种。同一种地条件下种植的生产年限很长。此外，枸杞在每年的生育期内都会连续发枝、开花和结果，需要大量的肥料供应。为了实现枸杞在年度生育期内营养生长和生殖生长的适度平衡，实现均衡产果，保证植株"春季萌芽发枝旺，夏季坐果稳得住，秋季壮条不早衰"，必须建立合理、经济和科学的施肥制度。

从 3 月中旬至 11 月上旬，枸杞树体要经历根系生长、花芽分化、枝叶生长、开花结果等重要的物候期。每个物候期都需要消耗大量的营养物质和水分。如果养分供应不足，则会影响新发枝条的生长，使得新梢短，长势弱，花量少，落花落果率高，果实小。同时，还会影响根系生长和叶片的光合能力，不仅影响当年产量，还直接影响树体养分积累和第二年的生长结果。因此，必须保证枸杞园土壤中养分的足量供应，从而达到枸杞种植的高产和优质。

根据5年的定点试验观测，在宁夏中宁县舟塔乡枸杞园区，枸杞随着树龄的增加，根系的主根、须根长及根冠直径增加趋势并不明显。树龄3年的主根和须根数都小于树龄6年以上的枸杞树。根系分布以6年生树龄最为发达，9年生树龄与6年生的差异不大。两地比较而言，6年生树龄的枸杞树根系只在0~26 cm土体深度范围内。银川园林场8年生的达到0~35 cm。这表明中宁舟塔乡枸杞根系主要分布层次要比银川园林场的浅。

从表5-3可以看出，无论银川园林场还是中宁舟塔乡，同一剖面土壤有机质、全氮、全磷含量总体随树龄增大而增加，但变化幅度并不大。不同树龄枸杞树的土壤碱解氮、速效磷和速效钾都随土壤剖面深度的增加呈降低趋势，即土壤速效养分主要集中在0~30 cm的土层范围内。总的来说，银川园林场或中宁舟塔乡，不同树龄枸杞树土壤有机质、全氮、全磷和速效养分都主要集中在0~30 cm的土体范围内。不同树龄枸杞的根系都主要分布在0~35 cm的土体范围内，与土壤养分的主要分布范围0~30 cm基本一致。这说明由于当地农民习惯施肥过浅，造成了枸杞根系分布也不深。

表5-3　不同树龄枸杞各土壤剖面的养分含量分布

| 地点 | 树龄 | 深度／cm | 全盐／(g·kg⁻¹) | 有机质／(g·kg⁻¹) | 全氮／(g·kg⁻¹) | 全磷／(mg·kg⁻¹) | 碱解氮／(mg·kg⁻¹) | 速效磷／(mg·kg⁻¹) | 速效钾／(mg·kg⁻¹) |
|---|---|---|---|---|---|---|---|---|---|
| 银川园林场 | 3 | 0~30 | 0.70 | 18.6 | 0.78 | 0.86 | 53.6 | 57.9 | 150.0 |
| | | 30~60 | — | 11.0 | 0.78 | 0.65 | 37.5 | 35.4 | 156.7 |
| | | 60~100 | — | — | — | — | 32.2 | — | 124.1 |
| | 7 | 0~30 | 0.70 | 20.5 | 0.94 | 1.03 | 58.2 | 79.7 | 263.3 |
| | | 30~60 | — | 15.1 | 0.50 | 0.84 | 38.7 | 51.5 | 193.3 |
| | | 60~100 | — | — | — | — | 25.1 | — | 111.4 |
| | 10 | 0~30 | 0.62 | 21.0 | 1.00 | 1.05 | 55.3 | 107.2 | 323.3 |
| | | 30~60 | — | 16.5 | 0.50 | 0.62 | 33.2 | 69.5 | 236.7 |
| | | 60~100 | — | — | — | — | 21.1 | – | 124.6 |
| 中宁舟塔乡 | 3 | 0~30 | 0.95 | 24.9 | 0.65 | 0.58 | 31.7 | 73.5 | 306.7 |
| | | 30~60 | — | — | — | — | — | — | — |
| | | 60~100 | — | — | — | — | — | — | — |
| | 6 | 0~30 | 0.45 | 28.2 | 0.52 | 0.54 | 30.6 | 62.0 | 243.3 |
| | | 30~60 | — | 18.0 | 0.36 | 0.49 | 28.4 | 39.0 | 206.7 |
| | | 60~100 | — | — | — | — | 24.1 | — | 143.1 |
| | 9 | 0~30 | 0.55 | 30.5 | 0.59 | 0.55 | 32.9 | 70.1 | 206.7 |
| | | 30~60 | — | 24.4 | 0.38 | 0.51 | 28.2 | 46.2 | 216.7 |
| | | 60~100 | — | — | — | — | 18.1 | — | 124.3 |

## （一）枸杞对氮肥的需求

枸杞对氮肥的需求很高，因为氮肥是植物体内蛋白质、叶绿素和酶的重要组成成分。同时，对枸杞果实内含生物碱、苷类和维生素等有效成分的形成和积累也有重要作用。各种有生命的组织都离不开氮，尤其是正在生长的枝、叶、花、果实都需要大量的氮素。枸杞从4月下旬到10月整个生育过程中营养生长和生殖生长相互重叠，尤其是5月、6月，春梢正在生长，叶片在增大，二年生枝、果实正在发育，都需要吸收氮素营养。花期和春梢的旺长期，氮素供应充足，秋施氮肥使叶片后期功能加强，都是维持枸杞优质高产的重要措施。枸杞园通常施用的氮肥有尿素和碳酸氢铵。

尿素施入土壤中通过脲酶的作用被微生物分解为氨态氮和硝态氮，分散性好，易被枸杞根系吸收。尿素在枸杞园中施用，多用作追肥。

1991年，科技工作者采用盆栽法和示踪法研究宁杞1号枸杞对氮素的吸收规律。由表5-4可以看出，随着枸杞植株的生长发育，对氮肥的利用率逐渐提高，从4.11%到11.91%，但总的来说利用率不高。通过观察了枸杞根系的剖面分布，发现枸杞根系特别是新幼根主要分布在土壤下层，即集中在土壤15~25 cm的范围内。在土壤中氮素垂直分布从上到下有一个逐渐减少的梯度（表5-5）。由于枸杞根系对土壤中上层的养分不能很好地吸收利用，因此氮肥吸收利用率不高。枸杞生长发育过程中吸收的氮素约有20%来自肥料，80%来自土壤。

表5-4　氮肥利用率和枸杞植株氮素来源

| 取样时间 | 植株总氮量 / g | 氮肥利用率 / % | 植株氮素来源 / % | |
| --- | --- | --- | --- | --- |
| | | | 肥料 | 土壤 |
| 5月10日 | 0.498 1 | 4.11 | 12.13 | 87.87 |
| 5月15日 | 0.548 1 | 4.33 | 11.52 | 88.48 |
| 5月25日 | 0.550 3 | 5.52 | 14.42 | 85.58 |
| 6月24日 | 0.788 5 | 5.68 | 15.58 | 84.42 |
| 7月14日 | 0.982 7 | 8.23 | 17.57 | 82.43 |
| 8月9日 | 1.246 7 | 11.00 | 18.31 | 81.69 |
| 8月29日 | 1.556 0 | 11.91 | 21.23 | 78.77 |

表5-5　土壤氮素养分的梯度分布

| 土壤深度 / cm | 含氮量 / % | $^{15}$N 原子百分比 / % |
| --- | --- | --- |
| 0~5 | 0.124 6 | 0.484 |
| 5~10 | 0.106 0 | 0.472 |
| 10~15 | 0.081 52 | 0.467 |
| 15~20 | 0.071 58 | 0.389 |

试验结果表明，枸杞植株吸收的氮素主要分布在根系，树干枝条等多年生部位，其次是叶和果实等一年生部位（表5-6）。

表5-6　各部位全氮量占植株总氮量百分比

单位：%

| 取样时间 | 根系 | 树干 | 枝条 | 叶片 | 果实 |
|---|---|---|---|---|---|
| 5月25日 | 39.78 | 8.77 | 22.44 | 29.00 | — |
| 10月8日 | 50.46 | 8.99 | 16.60 | 21.67 | 2.68 |

5月25日取样的植株多年生部位全氮量占植株总氮量的70.99%，而叶片中的全氮量占29.00%；10月8日取样的植株多年生部位全氮量占植株总氮量的76.05%，而一年生部位的叶片和果实仅占23.95%。

研究表明，枸杞树体（含根系、树干、枝条）是一个大的氮素贮存库，贮存的氮素在植株代谢中的转移、再分配，对果实的发育、叶片和新枝条的形成、生长作用是很大的。

### （二）枸杞对磷肥的需求

磷是植物体内细胞核的组成原料，它促进养分的积累转化，不论是开花、坐果还是枝叶生长、花芽分化、果实膨大，都离不开磷的作用。磷肥和钾肥配合使用能显著改善枸杞果实品质，提高含糖量。磷供应正常还能提高根系吸收其他养分的能力。从这些作用来看，枸杞在一年中对磷的需求量基本上没有高峰和低谷，是平稳需求。枸杞园通常施用的磷肥主要有磷酸钙、磷酸二铵和三元复合肥。单一磷肥有过磷酸钙，而复合磷肥大多采用磷酸二铵和三元复合肥。

研究结果表明，随着枸杞植株的生长发育，对根际磷肥的吸收利用率逐渐提高，2年生枸杞从施肥后第5 d的2.43%增加到第154 d的6.83%；3年生枸杞从施肥后第20 d的0.78%增加到第140 d的7.42%。关于枸杞对根际磷肥吸收利用率低的原因，有学者认为与根系分布和磷素在土壤中不易移动有关。据报道，枸杞根系主要分布在土壤 15~25 cm 范围内。科技工作者 1988 年的研究结果表明，土壤中的磷素有从上到下逐渐减少的梯度分布（表 5-7）。由于根系不能很好地吸收利用土壤中上层的养分，因此磷肥的吸收利用率不高。

表 5-7　土壤磷素的梯度分布

| 土壤深度 / cm | 速效磷 /（mg·kg$^{-1}$） |
| --- | --- |
| 0~5 | 263.8 |
| 5~10 | 269.7 |
| 10~15 | 63.2 |
| 15~20 | 37.9 |

根据科技工作者 1995 年的研究结果，枸杞对磷的吸收动态表明枸杞中的胆碱有一部分来自磷肥，占 3.47%~13.36%；另一部分来自根际土壤，占 86.64%~96.53%。因此，及时施用磷肥不仅有利于当年的生长发育，而且对于维持未来的营养平衡和生长发育也非常重要。对于每增加 1 g 枸杞干物质，它们从肥料中吸收 0.589 7~0.246 4 mg 磷，从土壤中吸收 0.940 7~2.382 9 mg 磷。在枸杞植物的生长和干物质积累过程中，从肥料中吸收的磷的数量逐渐增加，而从土壤中吸收的数量逐渐减少。从土壤和肥料中吸收磷的比例也呈下降趋势。

科技工作者 1991 年使用第 5 年的宁杞 1 号枸杞植株，研究了枸杞根际磷营养状况。研究结果表明，枸杞根际有效磷含量在秋后（秋季采摘结束后），在 0~20 cm 和 20~40 cm 土层中分别为 46.3 mg/kg 和 11.3 mg/kg，比春季（芽发前，未追肥前）枸杞根际有效磷含量，0~20 cm 和 20~40 cm 土层中分别为 45.0 mg/kg 和 11.3 mg/kg，略有增加。这表明试验条件下的施肥水平是适当的。枸杞植株中的磷素主要分布在根系和树干枝条的多年生部分，占植物总磷含量的 74.22%；其次是在一年生叶片和果实一年生部位（表 5-8）。

表 5-8 植株各部位全磷含量占总磷量之比

单位：%

| 取样时间 | 根系 | 茎枝 | 叶片 | 果实 | 合计 |
|---|---|---|---|---|---|
| 5 月 29 日 | 38.77 | 35.49 | 15.63 | 10.11 | 100.00 |
| 6 月 18 日 | 44.43 | 20.60 | 21.17 | 13.80 | 100.00 |
| 7 月 28 日 | 55.37 | 22.62 | 12.42 | 9.59 | 100.00 |
| 9 月 7 日 | 48.18 | 28.03 | 18.40 | 5.39 | 100.00 |
| 9 月 17 日 | 49.64 | 28.63 | 15.49 | 6.23 | 99.99 |
| 9 月 27 日 | 42.51 | 31.08 | 18.13 | 8.28 | 100.00 |
| 平均值 | 46.48 | 27.74 | 16.87 | 8.90 | 99.99 |

### （三）枸杞对钾肥的需求

钾在植物体内有很多重要的功能，比如参与蛋白物质的运输、合成和贮藏，维持生理代谢平衡，并有利于果实和各种组织的成熟。钾肥还能够激活一些酶的活性，提高光合作用的效率，促进碳水化合物的合成以及促进果实糖分的积累和组织的成熟。枸杞是一种需钾量相对较多的植物。20 世纪 60 年代初，人们发现种植枸杞的土壤速效钾含量比一般农田低，为 149~245 mg/kg，而一般农田中的土壤速效钾含量为 167~417 mg/kg。到了 20 世纪 70 年代，人们发现叶面喷施氮、磷、钾（1∶1∶1）溶液比仅仅喷施氮、磷（1∶1）溶液增产 8%，同时花果脱落率减少 6.1%。

科技工作者在 20 世纪 90 年代进行了一项关于施用钾肥的试验，结果显示施用钾肥对枸杞的产量有显著的增加效果（见表 5-9）。

表 5-9 钾肥对枸杞产量的影响

| 施钾量 / ( g·株$^{-1}$ ) | 产量 / ( kg·亩$^{-1}$ ) | 增产 / % |
|---|---|---|
| 0 | 196 | — |
| 26 | 242 | 23.4 |
| 72 | 276 | 40.8 |
| 117 | 306 | 56.1 |
| 180 | 285 | 45.4 |

从枸杞老产区宁夏中宁县的示范对比田来看（见表 5-10），施钾肥每亩可增产枸杞干果 26.3~33.6 kg，增产率为 19.0%~49.5%，平均单产提高 25.2%。枸杞施用钾肥的经济效益非常可观，按每千克干果 20 元人民币计算，扣除每亩钾肥成本费 52 元，每亩可增加纯收入 564 元。

表 5-10 枸杞施钾肥在示范区的增产效果

| 试验点 | 产量 / ( kg·亩$^{-1}$ ) | | 增产 | |
|---|---|---|---|---|
| | 施钾肥 | 不施钾肥 | 增产 / ( kg·亩$^{-1}$ ) | 增产百分比 / % |
| 中宁康滩乡 | 194.1 | 163.2 | 30.9 | 18.9 |
| 中宁舟塔乡 | 157.2 | 130.9 | 26.3 | 20.0 |
| 中宁田滩村 | 107.5 | 71.9 | 35.6 | 49.5 |
| 平均 | 152.8 | 122.0 | 30.8 | 25.2 |

科技工作者 1998 年调查枸杞园内土壤和枸杞春梢叶片含钾量的年变化，如表 5-11，枸杞园土壤的钾肥含量与枸杞叶片的钾素含量是成正比的。说明钾肥的施用对于枸杞的生长发育是非常重要的，同时可起到增加产量，提高经济效益的作用。

表 5-11 枸杞园土壤和枸杞春梢叶片含钾量年变化

| 项目 | | 5 月 | 6 月 | 7 月 | 8 月 |
|---|---|---|---|---|---|
| 正常园 | 土壤速效钾含量 / ( mg·kg$^{-1}$ ) | 291 | 262 | 283 | 338 |
| | 叶片含钾量 / % | 1.18 | 0.91 | 0.73 | 0.28 |
| 缺钾园 | 土壤速效钾含量 / ( mg·kg$^{-1}$ ) | 206 | 152 | 154 | 164 |
| | 叶片含钾量 / % | 0.78 | 0.70 | 0.40 | 0.44 |

枸杞干果的灰分含量（以下简称 CMA）是指枸杞干果燃烧后留下的物质主要由无机物组成，一般占枸杞干果重的 3%~8%。CMA 的化学成分主要包括 $P_2O_5$、$SaO$、$CaO$、$Na_2O$、$MgO$、$Fe_2O_3$、$K_2O$ 等元素，另外还含有铜、锌、锰等微量元素的氧化物。CMA 对枸杞品质的影响较大，灰分含量越大，枸杞品质越差。经统计，CMA 与土壤的 pH、全盐有机质、速效磷、全磷、水解氮、全氮、速效钾等含量关系不大，但与土壤全钾含量相关性显著。CMA 与土壤全钾呈负指数关系，随着土壤全钾含量的增加，枸杞干果中灰分含量降低。这是因为土壤全钾代表土壤钾素的总体水平，土壤中全钾含量高，枸杞吸收的就较多，光合器官叶片中叶绿素含量就越高，这有利于增加枸杞的光合速率，增加光合产物的积累，CMA 也就减少了。

**（四）枸杞对微量元素的需求**

除了氮、磷和钾等三种主要肥料元素外，枸杞植株的生长发育还需要其他许多元素。尽管这些元素的需求量很少，但缺乏它们同样会引起枸杞发育的生理障碍，因此又被称为微量元素或微量肥料。例如铁可以参与叶绿素的合成，如果铁供应不足，叶片就会失去绿色并变黄，尤其是新梢顶端的幼叶首先出现症状，叶片变黄，但叶脉仍然保持绿色。随着症状的加重，叶脉也逐渐变黄，叶片干枯脱落。缺铁症状在 5 月和 8 月新梢旺长的时候，可能会经常看到。土壤缺铁的原因是土壤偏碱所致。从本质上解决缺铁的方法是增施有机肥，或者使用硫酸亚铁和有机肥一起施用，使土壤变成中性或微酸性，缺铁现象会自然消失。枸杞对铁的吸收与土壤通气状况也有密切的关系。如果通气不良，根系就会缺氧，地上新梢也会出现缺铁症状。

每年 6 月和 7 月，树冠中上部中间枝条的顶端叶片会发蔫，看似缺铁，实际上是多次灌水或下雨，使土壤通气不良而使根系缺氧所致。因此，在生产实践中应正确分析，注意判断缺氧和缺铁的区别。轻度缺铁时，可以使用 0.2% 硫酸亚铁进行叶面喷雾，一般可以立即缓解症状，起到土壤施肥起不到的作用。

缺硼也是枸杞产区经常发生的事情。轻度缺硼时，往往没有明显的症状，但授粉后坐果率低，容易落花落果，产量低，品质差。在春季七寸枝盛花期喷施0.2%的硼砂水溶液，具有明显防治缺硼的作用。

缺锌的症状是小叶病，但在枸杞上表现不太明显。通过检测证实，枸杞缺锌一般叶片相对变小、变薄。生产者在枸杞经营过程中发现，以上症状可使用0.2%~0.3%的硫酸锌加0.3%的尿素混合液进行喷洒，效果较好。

### （五）枸杞树体年生育期内的需肥规律

采用原子示踪法和根箱观测法对枸杞根系活动进行跟踪监测，结果表明，春季地温升高后，根毛区进入活动期，新根开始生长并吸收养料。4月上旬地上部枝条萌芽，直至4月中旬放叶，全是依靠树体内贮藏养分的供给。叶片展开开始光合作用制造养料，加之根系从土壤中吸收的养料供给树体抽生新枝。此时期树体对养分的需求迫切，称为"营养临界期"。春季营养生长阶段的萌芽、放叶和抽枝主要是吸收氮素，促进酶和叶绿素、蛋白质的合成，表现为萌芽齐、放叶快、发枝壮。

直至5月中旬，根系吸收氮呈上升趋势。从5月上旬开始，树体二年生枝现蕾开花，当年生新枝开始现蕾时，根系开始吸收磷、钾元素，直至6月下旬，吸收呈上升趋势，而吸收氮素趋于平稳。5月中旬至6月下旬，树体大量抽生新枝，又大量开花结果，为营养生长和生殖生长共生期，表现为营养需求量最大，效果也最好，称为营养最大效率期。

进入7月份，随着气温的升高（32℃以上），耕作层土温也随之上升至25℃以上，植株根系即进入夏季休眠期（根系暂不吸收养料），植株生育所需的营养主要依靠树体内贮存的养分和叶片光合作用所制造的养料。

进入8月，气温下降至25℃以下时，根系恢复生长，进入秋季生育期，发秋梢，结秋果，吸收氮、磷、钾元素无明显的升降梯度，直至晚秋下霜，由叶柄处所形成的脱落素导致先落叶，而后根系停止生长，11月上旬进入冬季休眠状态。

科研人员1991年研究认为，枸杞在几个生长发育阶段中每天吸收的氮量有随生长发育不断增加的趋势。5月10日至25日，每天吸收氮3.48 mg，5月25日至6月24日为7.94 mg，6月24日至7月14日为9.71 mg，7月14日至8月9日为10.15 mg，8月9日至29日为15.47 mg。秦国锋（1982）研究认为，枸杞一年两度生长，两度开花结果，根系也有两个生长高峰期。一般认为，5月初是老眼枝开花和七寸枝旺盛生长时期，6月初是七寸枝进入盛果期，也是老眼枝果实生长发育时期，这两个时期追肥最为适时，效果好。

试验结果表明，并不存在这样两个明显的吸氮高峰期，这可能与树体内的养分转移、再分配有关，有待进一步研究。但从5月上旬、6月下旬施肥后植株吸收的肥料氮占总氮的比例均有所提高，说明适时追肥很有必要。

## 二、施肥技术

### （一）施肥原则

首先要了解枸杞树在年度生育期内的营养生长和生殖生长的需肥规律，确定施肥的时间、使用的肥料以及施肥量。其次，要采用经济有效的施肥方法，提高肥料利用率。同时，将各种肥料配合使用，如氮、磷、钾的配合以及有机肥和无机肥的配合等。此外，还需要在年度内选择"前促、中保、后补、重施"相结合的施肥方式，其中，前促期是4月的营养临界期，需要施氮肥；中保期是5月至6月的营养最大效率期，需要施氮、磷、钾复合肥；后补期需要补充氮、磷复合肥；而重施期是10月，需要重施有机加无机混合基肥。

长期使用速效化肥会导致土壤中有效态微量元素下降，成为新的养分限制因子。因此，在枸杞园中需要增施有机肥料，既能保证枸杞生育期内各种营养元素的持续供给，又能防止树体缺素症的发生。实践表明，各种肥料的配合施用比单一肥料的效果好。在施氮、磷肥的基础上增施钾肥，能促进枸杞树对土壤养分的吸收，植株氮、磷、钾总含量分别比对照提高27.33%、11.87%和15.61%。同时，速效化肥与有机肥配合施用能够促进有效养分转化、分解；有机肥的施入可以使肥效逐年上升，具有肥效的叠加效应。因此，要确定肥料种类、施肥量、施肥时期和施肥方法。

（二）肥料种类

枸杞园通常使用多种肥料，包括各种化学肥料（表5-13）和有机肥料（表5-1），以及新型生物肥料。常用的化肥包括尿素、碳酸氢铵、氯化铵、硫酸铵和硝酸铵等氮肥，过磷酸钙和重过磷酸钙等磷肥，氯化钾和硫酸钾等钾肥，以及各种复混肥料。

有机肥料中含有全面的营养元素，包括主要元素以及微量元素和许多生理活性物质，如激素、维生素、氨基酸、葡萄糖等。这些有机肥料在土壤中的作用速度较慢，但肥效长久，可以改变土壤结构，提高肥力，是构成土壤肥力的基础。有机质的含量是衡量土壤肥力的主要标准，一般中、高产枸杞园的有效土层中有机质含量占土壤干重的1.2%~2.5%。

有机质包括土壤微生物和土壤动物以及其分泌物，以及土体中植物残体和植物分泌物，是土壤固相物质中最活跃的部分，但对土壤性状的影响极大。有机质按化学组成可分为腐殖质和非腐殖质两大类。腐殖质是一种特殊的颜色深暗的天然有机化合物，是有机质的主体，占有机质总量的50%~60%；非腐殖质则是一般的有机化合物，如多肽、氨基酸，其他各种碳水化合物、蜡质等，其中未分解或半分解的植物残体占有机质总量的6%~25%。有机质按形态可分为新鲜有机质（未分解的有机质）、半分解有机质和腐殖质三种。有机质的主要作用体现在以下方面：它是土壤养分的主要来源，能促进土壤结构形成，改善土壤物理性质；提高土壤的保肥能力和缓冲性能；腐殖质具有生理活性，能促进作物生长发育；腐殖质具有络合作用，有助于消除土壤中的污染。

在生产中，应根据枸杞的不同需肥阶段选择适宜的肥料品种。近年来，新型的肥料在枸杞上也开始尝试使用，并取得了较好的效果。

生物肥是近年来兴起的新型生态型肥料。NutriSmart 生态型肥料是由香港某集团利用专利技术，经过多年研究，成功开发的一种新型生态型肥料，以有机载体及磷载体为基础，添加 6 种活体细菌组成的一种颗粒肥料。该肥料具有如下特点：肥效长，一次使用肥效可达 150 d，几乎满足植物全阶段的生长需要，可大大减少化肥施用量，成本低。罗青等（2007）连续两年对施用 NutriSmart 生态型肥料对枸杞产量与质量的影响进行了研究。

表 5-12　NutriSmart 生物肥对枸杞产量的影响

| 年份 | 处理 | 产量 / kg | 比对照增产 / （kg·亩$^{-1}$） |
|---|---|---|---|
| 2003 | 常规处理 | 3 025.10 a | 161.6 |
| | NutriSmart 处理 | 3 671.35 b | |
| 2004 | 常规处理 | 10 948.50 a | 161.1 |
| | NutriSmart 处理 | 11 754 b | |

表 5-12 的结果表明，施入 Nutrismart 生物肥后，处理产量比对照有明显增加。2003 年处理产量比对照增加 646.25 kg，平均每亩增产 161.6 kg；2004 年处理产量比对照增加 805.5 kg，平均每亩增产 161.1 kg。两年试验结果处理与对照之间差异显著。

### （三）确定施肥量

平衡施肥又叫养分平衡法配方施肥，是国内外配方地肥中最基本和最重要的施肥方法。此方法根据农作物需肥量与土壤供肥量之差来计算实现目标产量（或计划产量）的施肥量。平衡法计算施肥公式计算参数由农作物目标产量、农作物需肥量、土壤供肥量、肥料利用率和肥料中有效养分含量构成。在施肥条件下植物吸收的养分来自土壤和肥料。养分平衡法中"平衡"之意在于土壤供应的养分不能满足植物的需要，就用肥料补足养分。平衡法采用目标产量需肥量减去土壤供肥量得出施肥量的计算方法，故法亦称为"差减法"，有的人也称此为"差值法"或"差数法"。

养分平衡法计量施肥原理是著名土壤化学家曲劳（Truog）于 1960 年在第七届国际土壤学会上首次提出的，后由斯坦福（Stanford）所发展并试用于生产实践。其算式表达式如下：

$$某养分元素的合理用量 = \frac{农作物的总吸收量 - 土壤供应量}{肥料中养分的当季利用率}$$

式中，农作物的总吸收量 = 生物学产量 × 某养分在植株中的平均含量；土壤供应量由不施该元素时农作物产量推算；肥料中养分的当季利用率根据田间试验结果计算而得。

枸杞是一种需肥较多的多年生木本经济作物，它在一年中的营养生长、开花、结实期长达 7 个多月。因此，在一年的生长过程中，为了获得优质高产，就必须及时施用一定数量的肥料，以补充土壤养分不足，来满足枸杞各生育阶段的需要。但影响施肥的因素是多方面的，即使是一个品种、相同的树龄，其生长发育情况也不尽相同，因此施肥量也要有所增减。确定施肥量时还应考虑如下因素：

（1）树体　当年生长和结果情况。

（2）土壤　种类、土层厚度、有机质、土壤酸碱度，表土与心土的性质，土壤结构以及土壤三相比例关系。

（3）地势　山地、平地、沙滩以及坡地、坡向、山地水土保持工程等。

（4）气候　降水量和气温。

（5）农业技术　主要是土壤管理制度，灌溉制度以及园内间作作物等。

在枸杞施肥原则指导下，要真正做到准确配方施肥，必须掌握目标产量、枸杞需肥量、土壤供肥量、肥料利用率和肥料中有效养分含量等五大参数，这是枸杞平衡法配方施肥的基础。

目标产量：根据品种、树龄、花芽及气候、土壤、栽培管理等综合因素确定当年合理的目标产量。

需肥量：在年周期中所需要吸收的养分量。

土壤供肥量（天然供给量）：土壤中矿质元素的含量相当丰富，但如果长期不施肥，则树体生长发育不良，影响产量。这是由于土壤中的矿质元素多以不可给态存在，根系不能吸收利用所致。土壤中三要素天然供给量大致为：氮的天然供给量约为氮的吸收量的1/3；磷的天然供给量约为磷的吸收量的1/2；钾的天然供给量约为钾的吸收量的1/2。

肥料利用率：施入土壤中的肥料，因土壤的吸附、固定作用和随水淋失、分解挥发而不能全部被树体吸收利用。肥料利用率的高低与枸杞品种和土壤管理制度紧密相关。

表5-13　主要矿质肥料的种类和有效养分含量

单位：%

| 肥料种类 | 有效养分 | | | 肥料种类 | 有效养分 | | |
|---|---|---|---|---|---|---|---|
| | 氮（N） | 磷（$P_2O_5$） | 钾（$K_2O$） | | 氮（N） | 磷（$P_2O_5$） | 钾（$K_2O$） |
| 硫酸铵 | 20~21 | — | — | 磷矿粉 | — | 10~35 | — |
| 硫酸钾 | — | — | 48~52 | 骨粉 | 3~5 | 20~25 | — |
| 碳酸氢铵 | 16~17 | — | — | 磷酸铵 | 17 | 47 | — |
| 氯化钾 | — | — | 50~60 | 磷酸二氢钾 | — | 52 | 35 |
| 硝酸铵 | 23~35 | — | — | 草木灰 | — | 1~4 | 5~10 |
| 硝酸镁铵 | 20~21 | — | — | 复合肥（1） | 20 | 15 | 20 |
| 窑灰钾肥 | — | — | — | 复合肥（2） | 15 | 15 | 15 |
| 尿素 | 46 | — | — | 复合肥（3） | 14 | 14 | 14 |
| 氨水 | 17 | — | — | 硼砂 | 含硼11.3 | | |
| 氯化铵 | 24~25 | — | — | 硫酸锌 | 含锌23~25 | | |
| 硝酸钙 | 13 | — | — | 硫酸亚铁 | 含铁19~29 | | |
| 石灰氮 | 30 | — | — | 硫酸锰 | 含锰24~28 | | |
| 过磷酸钙 | 12~20 | 12~20 | — | 硫酸镁 | 含镁16~20 | | |

| 钙镁磷肥 | 含钙 10~30 | 12~20 | | |
|---|---|---|---|---|

肥料中有效养分含量：在养分平衡法配方施肥中，肥料中有效养分含量是个重要参数。常用有机肥料及矿质肥料的有效养分含量如表5-13。

**（四）施肥方法**

根系是吸收养分的主要器官。在施肥时，首先要了解枸杞根系在土壤中的分布。经根箱观测，壤土和砂壤土种植的枸杞主根深60~90 cm，侧根分布在30~60 cm深的土壤内。一般耕作土壤中，枸杞根系水平分布与树冠的大小成正比，根系分布面积还略大于树冠面积。因此，肥料施入的深度和面积必须视土质状况和树冠大小来定。土壤施肥须根据根系分布特点，将肥料施在根系集中分布层内，便于根系吸收，可发挥肥料最大效用。

目前在枸杞田间管理中主要采用以下几种施肥方式。

干施：枸杞根系的根毛是吸收养分的主要部位，而树冠外缘是根毛分布最多的区域。在枸杞树冠的外缘开挖对称穴坑或农机型开条沟（深度为30~40 m），将肥料直接施入坑（沟）内与土拌匀后封土。

湿施：将肥料勾兑一定比例的清水，稀释后浇到园地或用液肥施肥机注入耕作层。

根外追肥：将肥料配成一定浓度的水溶液，用喷雾器喷洒到植株的茎叶上，通过茎叶气孔和角质层被迅速吸收。

**（五）枸杞的施肥现状**

提高肥料利用率是降低生产成本、减少污染的重要环节。根据农业农村部农技推广服务中心资料表明，我国化肥的利用率不高，尤其是尿素，50%~60%进入大气或随水流失。在枸杞科技示范园区利用原子$^{15}$N示踪法对尿素施入不同土层深度的利用效果进行了定点、定株、定枝的监测，结果表明，对于尿素的施用，20 cm左右深度的损失率最小。据中国农业科学院土肥所研究资料，采用复合型缓释化肥土壤深施比常规化肥地表施入能提高利用率 30% 以上。枸杞专用肥结合了有机肥和无机肥，并加入缓释剂制成颗粒在土壤中施用，表现出营养全面、施用方便的优点。

根据 1997—2001 年在枸杞科技示范园区 5 年内不同施肥量获得的产果量与不施肥区作对照所进行的肥料试验，结果表明，采用有机肥与无机肥相结合，氮、磷、钾与锌、硼、铁等微量元素相结合，秋季深施基肥与春、夏季土壤追肥与叶面喷肥相结合的施肥方法，基本能保证年度生育期内枸杞植株营养生长与生殖生长的需要。幼龄期每株产干果量相对稳定在 500~600 g（333 株 / 亩产干果 166~200 kg，222 株 / 亩产干果 110~133 kg）；成龄期每株产干果量相对稳定在 800~1 000 g（333 株 / 亩产干果 266~333 kg，222 株 / 亩产干果 178~222 kg）。依此施肥量所获得的干果产量分析计算：每获得 100 kg 的枸杞干果需消耗纯氮 39.46 kg、纯磷 26.68 kg、纯钾 16.20 kg，其三者之比为 1 ： 0.68 ： 0.41。基本实现了"春季萌芽发枝旺，夏季坐果稳得住，秋季壮条不早衰"的施肥要求。

### 三、枸杞园养分管理制度

枸杞园内的施肥有基肥、追肥和叶面肥三种类型。

#### （一）基肥

基肥是给果树多种养分的基础肥料，包括各种农家肥，如大粪、羊粪、牛粪、猪粪，炕土、油渣、大豆渣等。

#### 1. 施用时间

一般在 10 月份进行。此时，枸杞树体已经落叶，进入休眠期，树液也即将停止流动。因此，对于植株生长来说，在土壤中存储的施肥对其影响不大；同时，施用的有机肥料可以得到充分腐熟，也利于树体吸收。此外，施用大量的有机肥还可围绕在根系周围，在严寒的冬季起到一定的保温作用。根据大田生产的定点观察，秋季冬水前施基肥有助于树体提早断芽和旺盛发枝。而春季施基肥则会导致萌芽迟缓、发枝较弱，加之春季挖坑伤根容易遭受病虫危害。因此，秋季施基肥为佳。

**2. 施肥量**

施肥量因树龄不同而有所差异。对于成龄树，每株施菜籽饼 1 000 g、羊粪或猪粪 5 000 g、鸡粪 5 000 g；幼龄树每株施菜籽饼 500 g、羊粪或猪粪 2 500 g、鸡粪 2 500 g。为促进幼苗的生长，每株可施入磷酸二铵 25 g 尿素 25 g、复合肥 50 g

**3. 施肥方法**

基肥的施用主要有以下三种。

（1）环状施肥法　将肥料均匀地施入树干周围，沟穴部位距根颈 60 cm 以外，树冠边缘以内深度 40 cm，这一土壤空间内根系比较少，同时又接近根系侧根活动层和水平根分布层，使根系的各个方面都能充分吸收养分，而且挖施肥穴可避免伤根。该方法适宜于小面积规植区的幼龄枸杞园。

（2）月牙形施肥法　在树冠外缘的一侧挖一个月牙形施肥沟，施入肥料，沟长为树冠的一半，沟深为 40 cm。开沟部位可以隔年交替更新，即今年施在树冠东侧，明年施在西侧，使树冠下各个部位根系都能吸收到养分。该法适宜于成龄枸杞园。

（3）对称沟施肥法　大面积枸杞园施肥时，为了节省劳力，可以在枸杞行间距用大犁开 30~40 cm 的深沟，将肥料施入，再封沟即可。在树冠大且矮的枸杞园可改为人工开挖对称穴坑施入肥料。

**（二）追肥**

枸杞是一种在生长期间无限开花的植物。为了保证其正常生长和开花结果，应在施足基肥的基础上及时适当追肥。追肥主要是化肥，其中主要营养成分为氮、磷和钾。大多数化肥能够立即溶于水并被土壤吸附，很容易被根系吸收利用，全部为有效肥，且含量高，施入土壤中发挥效益快。

然而，化肥养分含量单一，即便是复合肥也只是含有少数几种营养元素。施入土壤的有效期短，不能持久发挥作用。

**1. 追肥的化肥类型**

氮肥是枸杞园常用的化肥，通常使用尿素和碳酸氢铵。在氮素化肥中，氨水的肥效最快，其次是碳酸氢铵，而尿素的肥效相对较慢。试验表明，在不同时期给土壤施氮肥有不同的表现。春天施氮肥，可以提高全年的土壤有效氮水平，发挥效力慢，但维持时间长，且不易流失，可促进春季发枝早、齐、壮。夏天施用，发挥效力快，但维持时间短，相同的用量，一般只能维持春天 1/3 的时间。秋天施用，相同的用量，一般能维持春天 2/3 的时间。由此可见，夏季施氮肥流失最快，因此夏季施氮肥不如春季和秋季施肥效果好。

磷肥主要有过磷酸钙和复合磷肥，其中过磷酸钙是单一磷肥，复合磷肥则包含磷酸二铵和三元复合肥等。过磷酸钙在土壤中的分解速度比其他速效化肥都慢，是速效化肥中分解最慢的一种。在北方偏碱性的土壤中，虽然土壤含磷量并不低，但由于土壤偏碱性，能溶于水的有效磷很少，因而土壤常常处于缺磷状态。为解决北方枸杞园缺磷问题，应及时补充磷肥，并增施有机肥，加强对土壤的改良，使上层土从偏碱性逐渐转化成中性，使磷肥从无效态转化为有效态，这是提高土壤有效磷含量的最好途径。每年秋季施用过磷酸钙，结合深翻与有机肥一起施入，全年只需要一次，施肥前应预先粉碎，并与优质有机肥混合均匀后再施入土壤。优质有机肥通常是酸性，在与过磷酸钙混合时，可以在磷肥细小颗粒外面包上一层有机肥"外衣"，减少了磷肥与碱性土壤颗粒接触的机会，使磷肥被固定的速度变慢，可在较长的时间内持续发挥作用。复合磷肥属于速效肥，多呈中性或弱酸性，主要以追肥为主，开沟或挖穴施入效果较好。

钾肥施入土壤中大多易溶于水，随水流失。含钙比较多的石灰质土壤通常含有较多的固态钾。与氮肥一样，夏季的施用需要注意减量勤施，以防止流失。

**2. 追肥的方法**

化肥的施用除磷肥（如磷酸钙），可在每年秋季作为基肥结合深翻与有机肥一块施入外，其他化肥都是以根部追肥的方式施入土壤。根部追肥一般采用穴施或沟施，即在树冠边缘下方的不同部位挖 3~4 个穴或在树冠边缘下方用犁开约 10 cm 深的施肥沟，把氮、磷、钾肥或复合肥施入，立即封土，防止挥发、损失，杜绝撒在地表，这样可提高肥料的利用率 15%~30%。或者将化肥和土混匀，防止直接接触根系而造成肥害。施肥后接着灌水，以水溶肥，使根系早日吸收肥料。磷肥（如过磷酸钙、骨粉等）易同土壤中的铁、钙化合成不溶性的磷化物而被固定在土中，不易被根系吸收。因此，对于磷肥宜在枸杞需肥前及时施入，或者把它掺在有机肥中一同施入，借助有机肥中的有机酸来加大其溶解度，便于根系吸收。

在春季的 5 月上旬进行第 1 次追肥，其目的是促进春梢萌发生长和二年生结果枝的现蕾开花，可选择速效氮肥。如尿素成龄树用量为 150~200 g/株，幼龄树为 100 g/株；碳酸氢铵成龄树为 400~500 g/株，幼龄树为 200~300 g/株。第 2 次追肥在 6 月中旬，正值二年生果枝的果实发育和当年新发结果枝的开花结果期，应选择氮、磷复合肥，成龄树施磷酸二铵 150~200 g/株，幼龄树为 75~100 g/株。第 3 次追肥在 7 月上旬进行，此时正值鲜果成熟盛期，使用氮、磷复合肥，成龄树施磷酸二铵 150~200 g/株，幼龄树为 75~100 g/株。夏季的氮肥施用需要注意减量勤施，以防止氮素流失。每年从春梢进入旺长以后，钾肥可以配合夏季的氮肥分 2 次追肥，施肥量占全年施钾肥总量的 3/4，其余部分放在 8 月中旬，以保证秋季果实的生产。

**（三）叶面追肥**

叶面追肥是一种根外施肥方法，将肥料按一定比例配制成水溶液，利用喷雾器喷洒在植物的叶片和茎秆上，植株通过气孔和角质层迅速吸收养分，达到施肥的目的。这种方法是在土壤提供养分不足时的一种有效补充措施。在枸杞的生长期内，叶面追肥是一项常用的水肥调节技术，已被广泛应用于枸杞的生产。

## 1. 叶面追肥的优点

（1）施用方便，养分吸收快。叶肥兑水喷洒在 20~30 ℃气温条件下，施用 0.3% 尿素溶液于树冠，10 min 后，叶片的气孔已经吸收了氮素，叶肉内也有了明显的吸收量。

（2）肥料的利用率高，减少肥料的损失。喷洒 0.2% 磷酸二氢钾水溶液，60 min 后检测，其有效钾被利用了约 75%，吸收可持续到 120 min，而钾肥掺入有机肥施入土壤中的利用率只有约 35%。

（3）及时补充养分。叶面肥的使用尤其可解决植株微量元素的亏缺症状。当受到自然灾害和虫害时，也可进行叶面喷肥来及时弥补，降低损失。植株在春季营养临界期，由于土壤供肥有限，及时喷洒 0.3% 尿素水溶液，可有效地促进营养生长。在夏季的营养最大效率期，喷洒氮、磷、钾复合 0.5% 水溶液，或 0.2% 磷酸二氢钾，或 120 倍液的丰产素，可辅助坐果，减轻落花落果的比率，连续喷肥 2 次，落花落果率由 35% 降到 18%。7 月份根系进入夏季休眠后，每 10 d 喷洒一次氨基酸复合肥和多元复合液肥，可促进果实膨大并增强叶片光合效率。秋季由于气温较低，土壤微生物活动减弱，根系吸收养分少，喷洒生物有机复合肥液，可辅助壮条、结秋果和增强树势，为安全越冬打好基础。

（4）满足植株在生长初期和后期的需肥要求。植株在生长的初期或后期，由于气温等原因，根系的吸收不能满足地上部分生长和结实的需要时，可以进行叶面喷肥，有利于增强树势、提高果实品质。

根外追肥还有用量少、见效快以及对磷肥和某些微量元素可避免养分被土壤固定等优点。虽然根外追肥有诸多优点，但不能完全代替土层根际施肥，还必须注意喷施技术，才能达到预期效果。

**2. 施用时期**

根据枸杞的生长特点，施用叶面肥主要有以下两个时期。

营养临界期：根据枸杞养分动态研究结果表明，枸杞植株的营养临界期在4月下旬至5月上旬。此时期是二年生枝条（老眼枝）现蕾和抽新枝的高峰期。水分和养分消耗量大，如果不能及时供应养分，则发枝量较少、发育不良。为了促进新枝早、齐、壮地萌发，须要及时喷洒叶面肥。这样既可以补充肥料，又能增强叶片光合作用的效果。

营养最高效率期：6月上旬是新枝继续生长、现蕾期，二年生枝坐果及幼果膨大期，应及时施用叶面肥，促进新枝生长，控制封顶，防止花果脱落，并满足幼果膨大对营养的需求。研究表明，连续喷洒两次叶面肥可以将生理落花落果率从30%~35%降至15%~18%。

**3. 施用量**

针对枸杞生长的两个关键时期，即营养临界期和营养最高效率期，叶面喷肥从5月上旬至7月下旬，每10 d左右喷施一次。叶面喷肥是补充枸杞树体微量元素的重要途径，对于幼龄树，一般喷施微量元素溶液5~6次，成龄树7~8次。

**4. 施用方法**

叶面肥可以与农药混合使用，如尿素、磷酸二氢钾等，可节省劳力、降低成本。枸杞的叶面喷肥选用枸杞专用液肥或微量元素复合液肥，按照稀释比例精确配置，然后利用喷雾器均匀喷洒于树干和树冠叶背面。在施用时需注意以下几点。

（1）肥液稀释要充分，均匀且无沉淀。三元或多元复合肥在稀释时，先用少许温水（大约40 ℃）将肥料溶解后，去除杂质，再按所需比例兑水，经过充分搅拌后再喷施。在气温较高的天气，为促进肥液在茎叶的渗透速度，可在肥液中加入 0.1% 的洗衣粉或 0.2% 的沾着剂，以防止肥液快速挥发。

（2）叶面喷肥时，要着重喷洒叶背面。经过电镜解剖表明，枸杞叶正面的气孔密度为 73 个 /mm$^2$，叶背面的气孔密度为 123 个 /mm$^2$，且背面叶肉海绵组织的细胞间隙也大于叶正面。实地检测表明，叶背面吸收的速率约为叶正面的 2 倍，这是由于叶背面的气孔密度大所致。

（3）喷施时间很重要。应在晴天的 10：00 前和 16：00 以后进行，这时气温较低，肥液蒸发慢，肥液在叶片上的滞留时间越长，吸收得越多。中午气温高，蒸发快，液肥浓缩易灼伤嫩茎叶造成肥害。

（4）叶面喷肥要避免在雨天进行。若喷施肥液后遇到下雨，应在雨后补喷。因为喷洒到茎叶上的肥液还未被吸收就被雨水冲刷掉，起不到喷肥效果。另外，为了节省用工，在进行叶面喷肥时可与防虫喷药同时进行。将肥液与药液混合后，一次喷洒于树冠上，既补充了肥料，又杀灭了害虫。

# 第三节　枸杞园的水分管理

枸杞园的灌水管理不仅影响树体当年的生长结果，而且对来年的生长也会产生影响，严重时还影响树体寿命。所以，水是枸杞树体生长健壮、高产稳产和提高有效生产年限的重要因素。由于水分是通过土壤供给被树体根系吸收的，所以土壤状况将直接影响枸杞对水分、养分的吸收。因此，枸杞园内的水分管理必须建立在优先改良土壤和科学施肥的基础上。

## 一、枸杞需水特性

水分在树体的新陈代谢中起着重要的作用，它既是光合作用产物不可缺少的重要组成物质，也是各种有机物质的溶剂。水是碳水化合物等有机物质的合成原料，根系吸收的养分必须是水溶性的，树体内营养的传导输送也是依靠水来进行的，一连串的生物化学反应，必须在水中才能进行。水能促使树体生长，根深叶茂，花多果大。在枸杞成熟的浆果中水分的含量达到78%~82%。

### （一）枸杞对水的要求

枸杞在生长季节，要求地下水位在1.5 m以下。地下水位过高，根系分布层水分过高，土壤通透性差，会影响根系正常的呼吸作用。根系生长与呼吸受阻，对地上部分影响尤为明显。具体表现为树体生长势弱，叶片发灰、变薄，发枝量少，枝条生长慢，花果少，果实也小；严重时落叶、落花、落果，整园枸杞死亡。因此，在枸杞园的建设上，首先考虑的因素是园地是否排灌畅通。枸杞对水质的要求不严，枸杞园用矿化度 1 g/L 以下的黄河水灌溉，生长良好。在宁夏同心县干旱荒漠地，用矿化度为 3~6 g/L 的苦咸水灌溉枸杞园，枸杞也能正常生长，并获得了较好的产量

**（二）枸杞的需水规律**

枸杞需水包括生理需水和生态需水两方面。生理需水是枸杞生命过程中的各项生理活动（如蒸腾作用、光合作用等）所需水分。生态需水是指生育过程中，为枸杞正常生长发育创造良好生活环境所需要的水分。枸杞需水量为树体叶面蒸腾量和株间蒸发量之和，一般用单位面积上的水量来表示，以 $m^3/666.7\ m^2$ 为单位，也可以用水层深度表示，以 mm 为单位。$15\ m^3/hm^2$ 相当于 1.5 mm 深（1 亩地面积等于 $666.7\ m^2$，$15\ m^3/hm^2=$ $1/666.7\ m^2=1\ 000\ mm^3/666.7\ m^2=1.5\ mm$）。

枸杞在年度生育期内有它自身的需水规律。经由春至秋定点观测枸杞园内土壤含水状况及根系吸水情况，发现在 4 月中旬以前新根生长、萌芽放叶的需水为土壤内含水分，此时期的土壤含水量为 18%~20%；4 月 20 日以后，枸杞二年生枝开始现蕾，同时开始抽新梢，土壤含水量降到 16% 以下，这时需灌溉补足水分，这个时期为"需水临界期"；进入 5 月份，营养生长和生殖生长（发枝，现蕾、开花）也进入了共生期，土壤含水量一直保持在 20% 左右（土壤水分速测仪监测）。土壤水分测定简易方法：取活土层土壤握土成团，落地散开，表明土壤含水适中，株体表现为生长旺盛。枸杞因发育阶段不同对水分的需要量也不同。

枸杞对水分最敏感的阶段是枸杞果熟期。在这个时期，如果水分足，果实膨大快、个头大；如果缺水，就会抑制树体和果实生长发育，使树体生长慢，果实小；严重时加重落花、落果；这个时期为水分利用"最大效率期"。因此，在枸杞园的管理上，水分的供应要做到科学合理，才能获得优质高产。在宁夏地区，枸杞生长发育对水分要求的临界期是新枝萌发

的 4 月下旬，对水分需求和利用的最大效率期是果熟前期的 6 月中下旬。

为测定枸杞的需水规律，安巍等人在宁夏银川园林场利用盆栽试验进行研究。通过两年的试验得出以下结论，水分对枸杞植株生长影响较大，在田间持水量较高的土壤中，发枝力旺盛，生长量快速，叶片生长加速，鲜果质量高，特别能促进二次枝的生长发育；枸杞对轻度水分胁迫有一定的忍耐性和适应性，但当土壤含水量在田间持水量的 55% 以下时，枸杞的生长发育表现出一定程度胁迫状态，但能够维持基本生长发育；适度水分胁迫有利于提高枸杞叶片水分利用率和果实营养品质，增强植株忍耐干旱的能力；在土壤含水量在田间持水量 40% 以下时，枸杞的生长发育严重受到胁迫状态，衰老急剧加快。提高土壤田间持水量既可增大净光合速率，又能降低"午休"带来的物质能量的消耗。

## 二、灌水技术

### （一）灌水时期

不能等到枸杞已从形态上显露出缺水状态（如叶色发暗、叶片卷曲等）时才开始灌水，而是要在枸杞未受到缺水影响以前进行，否则，其生长和结果都会受到影响。以下为确定灌水时期的依据。

### 1. 土壤含水量

通过测定土壤含水量确定具体灌水的时期是较为可靠的方法。土壤能保持的最大水量称之为土壤持水量。一般认为，当土壤含水量达到持水量的 60%~80% 时，土壤中的水分与空气状况最符合果树生长结果的需要。土壤含水量包括吸湿水和毛管水。可供植物根系吸收利用的水为可移动的毛管水。当土壤内水分减少到不能移动时，称为水分当量。当土壤水分下降到水分当量时，树体吸收水分受到阻碍，就陷入缺水状态。所以，必须在土壤达到水分当量以前及时进行灌溉。如果土壤水分与水分当量的比值继续减少到某一临界值，此时植物生长困难，终至枯萎，此时灌水，植物也不能恢复生长，这种程度称为萎蔫系数。据研究，萎蔫系数大体相当于各种土壤水分当量的 54%。不同土壤的持水量、水分当量、萎蔫系数等各不相同。

**2. 仪器测定**

随着科学技术的发展，用仪器测定结果指示果园的灌水时间和灌水量早已在生产上采用。国外用于果园指导灌水的仪器普遍采用的是张力计，该仪器使用简便，可省去进行土壤含水量测定的许多劳力，且可随时迅速地了解果树根部不同土层的水分状况，进行合理的灌溉，降低灌溉水和土壤养分的消耗。

**（二）灌水量**

最适宜的灌水量，应在一次灌溉中，使植物根系分布范围内的土壤湿度达到最有利于植物生长发育的程度，只润湿表层或上层根系分布的土壤，不能达到灌溉的目的。

目前，对灌水量的计算方法主要有以下两种。

第一种，根据不同田间持水量、灌溉前的土壤湿度、土壤容重、要求土壤浸润的深度，计算出一定面积的灌水量，即：灌水量 = 灌溉面积 × 土壤浸润深度 × 土壤容重 ×（田间持水量 − 灌溉前土壤湿度）。

假设要灌溉 10 亩果园，使 1 m 深的土壤湿度达到田间持水量，土壤的田间持水量为 23%，土壤容重为 1.25，灌溉前根系分布层的土壤湿度为 15%。灌水量则可按照上述公式计算出来：灌水量 =10 × 666.67 × 1 × 1.25 ×（0.23−0.15）=666.67 t。灌溉前的土壤湿度，每年灌水前均需测定，田间持水量、土壤容重、土壤浸润深度等项可数年测定一次。

第二种，根据树体的需水量和蒸腾量来确定每亩的需水量。可按下列公式计算：每亩需水量 =（果实产量 × 干物质 %+ 枝、叶、茎、根生长量 × 干物质 %）× 需水量。

安巍等人从 2006 年开始，在宁夏银川园林场进行了枸杞园的田间控制灌水试验，旨在研究枸杞园内的年灌水次数和灌水量。通过 4 年的试验研究得出以下结论，4 月、5 月份灌 1 次水能明显促进发枝和新梢生长，7 月份灌 2 次水能有效降低落花落果率，提高特优和特级干果量。依据枸杞生长发育期的水分利用率变化规律和最终获取经济效益，枸杞园的灌水次数为 4 月、5 月，6 月各灌水 1 次，7 月灌水 2 次，8 月、9 月灌 1 次，灌水量为 44 m³/ 亩，比传统灌溉每亩节水 100 m³。

（三）灌水方法

灌水时间、灌水量和灌水方法是达到灌水目的不可分割的三要素。随着科学技术的不断发展，灌水方法正在向机械化方面发展，使灌水效率和效果大幅度提高，这也是现代农业的一个重要标志。

1. 沟灌

在株行间开灌溉沟，沟深 20~25 cm，并与配水道相垂直，灌溉沟与配水道之间有微小的比降。其优点是灌溉水经沟底和沟壁渗入土中，使全园土壤浸润较均匀，水分蒸发量与流失量均较小，用水经济；防止土壤结构被破坏，土壤通气良好，有利于土壤微生物的活动；减少园内平整土地的工作量，便于机械化耕作。

2. 分区灌溉（水池灌溉、格田灌溉）

把园内划分成许多长方形或正方形的小区，纵横做成土埂，将各区分开。此法的缺点：易使土壤表面板结，破坏土壤结构，做很多纵横土埂，既费劳力又妨碍机械化操作。

3. 盘灌（树盘灌水、盘状灌溉）

以树干为圆心，在树冠投影以内用土埂围成圆盘，圆盘与灌溉沟相通。灌溉时水流入圆盘内，灌溉前疏松盘内土壤，使水容易渗透；灌溉后耙松表土，或用草覆盖，以减少水分蒸发。此法用水经济，但浸润土壤的范围较小，距离树干较远的根系不能得到水分的供应。同时仍有破坏土壤结构、使表土板结的缺点。

### 4. 穴灌

在树冠投影的外缘挖穴，将水灌入穴中，以灌满为度。穴的数量依树冠大小而定，一般为 8~12 个，直径 30 cm 左右，穴深以不伤害粗根为准，灌后将土还原。此法用水经济，浸润根系土壤的范围较宽而均匀，不会引起土壤板结，在水源缺乏的地区，采用此法最为适宜。

### 5. 喷灌

喷灌基本不产生深层渗漏和地表径流，可节省用水 20% 以上；对渗漏性强，保水性差的沙土，可节省 60%~70%。同时，还具有减少对土壤结构的破坏等优点。

### 6. 滴灌

滴灌是近年来发展起来的机械化与自动化相结合的先进灌溉技术，是以水滴或细小水流缓慢地施于植物根域的灌水方法，从灌溉的劳动生产率和经济用水的观点来看是很有前途的，具有节约用水、节约劳力等优点。

### 7. 渗灌

渗灌是借助于地下的管道系统使灌溉水在土壤毛细管作用下，自下而上湿润作物根区的灌溉方法，也称为地下灌溉。渗灌具有灌水质量好、减少地表蒸发、节省灌溉水量以及节省占地等优点，还能在雨季起到一定的排水作用。因此，这种方法逐渐受到重视。

### 三、枸杞园水分管理制度

水分管理是枸杞栽培中的重要环节。枸杞园的灌水情况随树冠大小、园地土质及生长期等方面而变化。一般来说，成龄树比幼龄树的需水量大，沙土比壤土需水量大。夏季是枸杞花果盛期，气温高，需水量和灌水次数要比春、秋季多。群众总结了枸杞的水分管理制度："头水大，二水猛；

三水看叶片，四、五跟果情；七月过路水，八月盐碱冲；九月抢白露，冬灌结冰凌"。

### （一）灌水的时间

根据枸杞在年生育期间各个阶段的发育特点，可把枸杞一年的灌水分为三个时期，即采果前期、采果期和采果后期。

**1. 采果前期**

在枸杞的生长过程中，4月下旬至6月中旬是春枝生长和二年生果枝开花结果的关键时期。为了保证枸杞的正常生长，应该及时提供充足的水分。在这个时期，可以采取灌溉的方式来给予枸杞充足的水分。首先在4月下旬至5月上旬进行第一次灌头水，等到土壤略干后再进行第二次灌溉，以促进新梢的生长和枸杞的开花结果。在此基础上，根据土壤墒情的需要，需要每隔12~15 d进行一次灌溉，共计需要灌溉3~4次水。这样可以保证枸杞的正常生长和丰收。

**2. 采果期**

6月中旬至8月中旬是枸杞大量花果生长发育和成熟时期，同时天气炎热，蒸发量大。在这个阶段，要注意保证水源充足，以满足需求。一般情况下，每采摘两次果实需要灌溉一次水，但水量不宜过大，否则会影响采摘效果，群众称之为"过路水"。在这段时间内，共需灌溉3~5次水。特别是在7月上旬，灌溉水要结合施肥一起进行，以提高果实的品质和产量。同时，在8月上旬，进行夏季果实的末期灌水（群众称之为"伏泡水"）有利于秋季梢和秋季果实的生长发育，也可以起到洗盐压碱的作用。

**3. 采果后期**

从9月初到11月初，这是夏果采摘后，枸杞树体进入秋季生长和秋季果实生产阶段。在9月初，灌一次水（称为"白露水"），以便于挖秋季果园。在11月初，枸杞树落叶时，再灌一次水，这不仅有利于秋季果实的生长和发育，而且还能保持土壤湿度，对于下一年的枸杞生长也有好处。

## （二）灌水量

经过数月的风吹日晒，土壤较为干旱，因此头水灌溉量应该大一些。冬季灌溉是在施入基肥后的 10 月下旬或 11 月上旬进行的，到翌年灌头水时要间隔 6 个月之久。为了防止枸杞园土壤在冬季过早干燥，冬季灌溉量也要大一些，其他灌溉量则应该较小，以浅灌为宜。4 月下旬的头水每亩灌水量为 65~70 m³，以后的灌水例如"伏泡水"和"白露水"每亩灌水量为 50~55 m³，冬季灌水每亩灌水量为 70 m³ 左右。

在枸杞的幼龄期，应该控制灌溉次数和灌溉量（年灌水 3~4 次，每亩年灌溉量为 200 m³ 左右），这样可以促进根系向土层纵深处的生长延伸。根系在土层中延伸得越深，吸收水分的土层范围也就越大，植株生长就会更加强壮且更加耐旱。6 月份，高温干旱时及时供水有利于果实的坐果和膨大。此时期耗水量最大，一般每 15 d 灌溉 1 次，灌溉量控制在 50 m³/ 亩左右。进入 7 月份，由于高温，根系进入夏季休眠状态，吸水量减少。此时正值鲜果成熟和采收盛期，需要与叶面喷肥相结合，用水分稀释叶面肥喷洒于叶片，补充叶面的光合需水，制造更多的营养物质，满足果实膨大的需求。

## （三）灌水方法

水源充足的地方多采用全园灌溉。为了节水，现在一般枸杞园多采用畦灌、沟灌，有条件的采用喷灌和滴灌的新技术。水分利用率由常规的 60% 提高到 80% 以上。宁夏枸杞老产区，在炎热的夏季采果后，除进行土壤灌水外，还要向树冠泼水。一是可以增加树冠表面水分；二是可洗掉叶片上的部分害虫，有利于果实生长。

石志刚等在山地枸杞园开展的集雨水窖配合地下渗灌器的节水灌溉技术研究，在无灌溉条件下的山区，每亩不超过 10 m³ 水的情况下，枸杞枝条的萌芽率由 71% 提高到 85%，成枝率由 13% 提高到 33%。

### （四）枸杞园灌水的注意事项

传统枸杞栽培认为"枸杞是离不开水，又见不得水。"在枸杞园的水分管理中要注以下几个方面。

### 1. 避免田块内积水时间过长

田块灌满后 12 h 自然落干，不可积水。因为水和空气都处在土壤的孔隙中，一定的土壤范围内，水分多了空气就相对少了。地表积水过多，持续时间又长，就会造成土壤缺氮，使根系处于无氧呼吸状态。由于呼吸受阻，根系无法吸收土壤中的养分。严重时会出现烂根，造成先落叶后死株。

### 2. 土壤水分不宜过大

土壤水分过大，好气性微生物数量和活动能力受抑制，而厌氧微生物数量增加，活动能力增强。同时，还会产生有毒物质，造成养分损失。土壤中水分含量合适时，有利于土壤气体的交换，能为根系的有氧呼吸创造条件。所以，通过耕作来调节和控制灌溉量与水、气、肥、热等因素之间的矛盾，才能保证根系生活在良好的土壤环境中。

### 3. 灌水要和排水相结合

特别是重壤土、白僵土，透水性能差，如积水不及时排除，易造成植株烂根。同时，灌水要在夜间进行，夜间气温较低，水温也低，可调节土温。但灌水量要小些，以田间植株根颈处灌到水为止，以免影响活土层的透气性。

**思考练习题：**

1. 枸杞对土壤的要求是什么？最理想的土壤质地是什么？枸杞对土壤的适应性如何？

2. 施用有机肥料对枸杞园地的土壤有什么作用？有哪些常用的有机肥料？

3. 土壤深翻熟化对枸杞的生长有什么促进作用？如何进行土壤深翻熟化？

4. 枸杞对氮肥的需求很高。为什么枸杞需要大量的氮肥？枸杞园通常施用哪些氮素肥料？

5. 枸杞的根系分布范围是怎样的？这会对施肥造成什么影响？

6. 枸杞的生育过程中需要消耗大量的营养物质和水分，如果养分供应不足会造成什么影响？

7. 枸杞园水分管理为什么很重要，采取什么灌溉方式可以节约用水和劳力？

8. 枸杞园的灌水时间和灌水量如何控制？

9. 枸杞园灌水的注意事项有哪些？

# 第六章 枸杞树的整形修剪

## 第一节 变迁与发展

　　枸杞树在自然状态下基部萌蘖性强，通常成为多干丛生的灌木，高度3~4 m。枸杞花芽分化方式不同于大多数果树，主要为腋芽，并不需要上一年的孕育。修剪后，新枝的叶腋就可形成花芽。一个单花的花芽自开始分化到完成约需16 d，再经过约45 d可形成一个成熟果实。枸杞枝条萌芽率可达70%，成枝力率为6%。当年生枝可在一年里连续抽生2~3次新梢，易造成枝条密生、交叉、重叠，内膛空虚，树势衰弱，不便于果实采收和病虫害防治。潜伏芽萌发率高，易在主干、主枝、大型侧枝等距离树干中心较近的部位及树冠上部的较大枝组上萌发徒长枝，破坏生长与结实之间的关系平衡，造成上强下弱。为便于采摘，适应人工栽培条件下矮化密植的集约化生产模式，枸杞树必须保持单主干，冠面高度不超过1.6 m，冠幅不超过1.5 m，结果枝组分布均匀的树体结构。整形修剪是枸杞栽培上的一项重要措施。通过整形使树体具有牢固的树冠骨架和合理的冠型结构，可为以后的生长结果和耕作管理打下良好基础。

　　在采取其他农业技术措施（土肥水、病虫防治、花果管理等）的基础上，根据时令、地域、品种特点，通过整形修剪，利用其花芽分化等生长特性，控制发枝时间、数量与发枝部位，合理运用整形修剪技术，可以调节和控制生长过程中的问题，例如，生长与结果、生长结果与衰老更新、地上与地下、产量和质量、个体和群体、树体和环境（光、温、湿、通风、微域小气候等）等。

随着生产的发展，枸杞的整形修剪技术也在不断革新，以适应科技进步、社会经济条件和市场需求的变化。整形技术和树形评价都与特定的历史条件密不可分。

经过多次整形修剪，枸杞树由灌木逐渐转变为小乔木。随着科技进步和经验总结，整形修剪技术不断提高。枸杞种苗主要分类为实生苗和根蘖苗。这两类种苗需要多次修剪，形成多级次的枝组，以满足初果期的需求。多级次枝组主高 2 m 以上，冠幅 3 m 的"三层楼"作为经典树形，在枸杞种植区中被广泛推广。20 世纪 80 年代后，枸杞树的高度逐步变为现今的 1.4~1.6 m，冠幅 1.5~2.0 m。不同地区根据不同需要，提出了不同的修剪方式。例如，银川地区强调以"行"为单位的群体修剪方式；中宁地区提出了纺锤形、圆柱形；固原地区形成了重剪截，以当年生枝为主要结果单位的自然半圆形；惠农区则通过成龄树的整形修剪，形成了适宜多风地区的树体结构。

# 第二节 整形

整形的目的是培养丰产优质的树体结构和群体结构，即树体构成及树体间配置关系及所表现的生产能力。在长期的栽培实践中，广大农民积累了丰富的经验，认为"没有不丰产的树形，只有不丰产的结构"，说明整个树体的形态，只要结构合理，就能丰产。农民认为丰产枸杞园的基本条件必须是"树满园，枝满冠"，形象地描述了丰产群体结构和树体结构的特征，说明了丰产结构必须有充足的枝量，这是丰产的基础。

## 一、群体结构

整形修剪不仅是对个体的整形，还包括对群体结构的调整和配置。群体由个体组成，有自己的特性和发展规律，随着矮化密植程度的提高，群体特性更加重要。

有学者认为现有的枸杞整形修剪技术体系过多地强调单株而不重群体。如何将群体这一观念贯穿到整形修剪中，是今后整形修剪技术的主要研究方向。

### （一）群体结构的构成要素

群体结构要素主要包括栽植密度、植株整齐度、覆盖率、亩冠积、叶面积系数、亩枝量、枝类组成、花枝率、确形角等。

### （二）群体结构分析

各个构成要素对群体结构的影响程度是不同的，这里不对每一个因素进行分析，只分析群体结构的最终效果，以明确合理群体结构应具备的特征。

**1.群体结构的形成动态**

群体结构随着生命周期和年龄周期的变化而呈现动态变化，合理的群体结构有利于发挥最大的生产效能。

从生命周期来看，幼龄枸杞园植株间隙大，光能利用率低，以宁杞1号和宁杞4号为代表的品种生殖生长势强，结果早。此时期修剪的主要目的是重剪截、多留枝，迅速扩大树冠，增加枝量、覆盖率和叶面积系数，促进枝类转化，迅速建成丰产的群体结构。成龄阶段重点是精细修剪，稳定结构，控制树高、冠径，保证行间适当的间隔和合理的覆盖率，稳定枝类组成和花果留量，适时更新，维持较长的盛果期年限。

从年周期来看，枸杞在一年内随着叶片的增长和脱落，群体结构发生变化。随着枝梢和叶片的生长，叶幕形成，群体的截光量加大。枸杞优质生产的采光量以60%左右为宜。叶幕形成越早越好，当叶幕达到最佳效果以后，要加强夏剪，调节光照，保持叶幕稳定。

叶幕形成与中、短枝比例和停止生长的早晚密切相关，因此，通过合理修剪，增加中、短枝比例，促进营养积累和中、短枝提早停长意义重大。在枸杞的整形修的中，胡忠庆最早在枸杞的树体管理中引入了"叶幕"这一概念，并提出了叶幕层厚度会影响果品品质，但在目前缺乏相关性研究。

**2.营养面积利用率（树冠覆盖率）**

树冠垂直投影面积之和与营养面积（栽培面积）之比为营养面积利用率。适宜的营养面积利用率是丰产、优质的基础。但是植株过高，相邻植株互相遮阴，通风透光不良，会降低产量和品质。营养面积利用率的高低与树冠间隔、邻树交接率以及确形角有关。营养面积利用率低则树冠间隔大，邻树交接率低（幼树期）；营养面积利用率过高，树冠间隔小，邻树少接多（密果期应控制）。盛果期丰产优质园应保证行间树冠枝头80~150 cm的间距，株间交接率小于 10%。

中宁地区的可变株行距是一种可以有效提高幼树期营养面积，提高土地有效利用率的手段。幼树期加倍密植，成型后逐步间挖，从改变群体结构的角度讲也可以认为是"整形"。从群体的角度出发，中宁地区的丰产枸杞园亩产量高达 500 kg，远高于银川地区丰产枸杞园的 350 kg，绝不是简单的亩株数增加。成龄时中宁地区的丰产枸杞园株行距大多为 1.5 m × 2.0 m，亩栽植 222 株；银川地区采用 1 m × 3 m，而栽植也是 222 株；两者的亩株数是一致的，产量之间的差距主要源于营养面积利用率。银川地区的机械耕作模式营养面积利用率约为 60%，远低于中宁的 80%，相对而言机械耕作是以损失土地利用效率为代价的。从群体的角度而言，枸杞幼树期果粒显著大于成年树，不可简单地将其归结为树的大小，而是因为幼树期有着较为合理的群体结构。

**3. 确形角**

在任意冠间距条件下，一行树冠顶部与其相邻行树冠基部连线与水平面间的夹角被称为确形角。确形角与冠高、冠径、冠间距和冠型有关，进而与覆盖率有关。确形角可作为确定营养面积利用率和群体遮阴状况的指标。为保证直射光的照射时间，必须考虑太阳高度角（纬度），纬度高，确形角可小，在西北地区确形角以 49° 左右为宜。在一个地区，确形角是不变的，可通过冠高、冠径、冠间距和冠型调节。

**（三）群体整齐度**

构成枸杞园的植株类型和整齐度决定着枸杞的产量和质量水平，"树满园"即为园貌整齐度的最直观描述。

在树冠完整的枸杞园中，可以用干周变异系数（CV）作为整齐度的指标，优质丰产枸杞园 CV 在 10% 以内。在一个果园中，缺株、劣株多，CV 变大。

## （四）单位面积总枝量与枝类比

单位面积总枝量是指单位土地面积上一年生枝的总量，常用亩枝量、公顷枝量表示。它是反映群体生产力高低的一个重要指标。枝量不足，树体容易旺长，树势不稳定，产量低；枝量过多，树体养分分散，生长势弱，通透性差，果实品质差。合理的总枝量可维持树势健壮，稳定树势，丰产优质盛果期枸杞树枝条长度在 20 cm 以上的，当年生果枝量 4 万~6 万个为宜。产量在每亩 350~500 kg。

## （五）叶面系数（LAI）

不连续树冠果园遮阴有树间遮阴和树冠遮阴两种。树冠自身遮阴随树冠体积（叶幕厚度增加）的增加而增加。树间遮阴与树冠间隔和太阳高度角有关。

在一定覆盖率的前提下，LAI 反映了叶幕自身遮阴状况。钟銍元的研究结果认为，枸杞 LAI 以 4.1~4.4 为宜，大冠型枸杞园大些，矮化小冠型宜小。

## （六）单位面积花果数量

产量 = 花量 × 坐果率 × 平均单果重。对于同一个品种，其优质果的单果重是相对稳定的，因此，在适宜枝量的前提下，保证适宜的花枝率和适宜的坐果率，即可实现优质丰产。

单位面积上的花枝率和花果数量的适宜范围，因树种、品种、树龄以及栽培管理水平的不同而不同。枸杞原则要求花枝率在 90% 以上，坐果率 50% 以上即具备丰产条件。

## 二、树体结构

枸杞分为地上和地下两部分，整形修剪主要针对地上部，近年来也提出了根系修剪问题。地上部包括主干和树冠。

## （一）主干

主干指地面至第一层主枝之间的树干部分。枸杞干高一般 40~80 cm。

干高对树体影响很大。

高干：根冠间距大，树冠成形晚，体积小，干的无效消耗增多，上部生长势强，便于地下管理，下部通透性好。

矮干：成形快，冠体积大，生长势强；早期丰产，下部生长势强，便于树冠管理，不利于地下管理；结果易下垂拖地，通风不良，下部难以生产优质果。

干高的确定应具体分析：品种干性强，树性直立，枝条硬，干可以矮些；树形开张，枝条软垂的，干宜高些。

栽植密度及整形方式：稀植大冠宜矮，矮化密植宜高；疏散分层形、三挺身形宜矮，开心形、纺锤形宜高。

主枝角度：角度大，干宜高；角度小，干宜矮。

### 1. 树冠

树冠的骨架由中心干、主枝、侧枝和枝组组成，其中中心干、主枝和侧枝是树冠的骨干枝。果树树体的大小、形状、结构和间隔等都会影响树体和群体的光能利用和生产效率。因此，分析树体结构对于指导整形修剪具有重要意义。

（1）树冠由冠高和冠径决定　树高大冠的树体可以充分利用空间，而且具有立体结果、经济寿命长和适应性强的优点；缺点是成形较慢，早期光能和土地利用率低，结果晚，早期产量低。树冠形成后分枝级次多，枝干增多，养分运输距离大，无效消耗多，管理不便；同时无效空间增大，造成采摘困难。

（2）冠高、冠径和间隔主要影响光能利用和劳动效率　机械化程度高，行间树冠间隔宜大，以方便管理为宜。从光能利用来看，要考虑树冠基部的光照条件，在生长季节能否得到满足。在夏季，每天树冠下部应保证 3.0~3.5 h 的直射光；枸杞花芽分化至少需要约 40% 的日光辐射，树冠投影面积内有 15%~25% 的光斑（光投影面积），呈花脸状或筛网状。树冠确形角是衡量树冠（群体结构）是否合理的重要指标，在西北地区树冠确形角约为 49°，一般树高不超过行距的 2/3。冠高与冠径密切相关，冠高，则冠径宜小，如纺锤形、圆锥形；冠矮，则冠径宜大，如半球形、开心形。

（3）冠型　截至 2022 年，枸杞的树形以自然形为主，无论何种耕作方式均在修剪的原则上提倡"树冠圆满"。自然形多用于大冠，无效空间较大，产量高，但品质较差。水平形光照好，但产量低。是否可以在生产中使用群体有效体积、树冠有效面积大、操作方便、产量高、品质好的扁平形树冠，有待探讨。

### 2. 中心干

中心干又称中心（央）领导干，有无中心干与树形、树种、品种特性有关。中心干有直线延伸和弯曲延伸两种类型。有中心干的树形主枝与中心干结合牢固，主枝可上、下分层或错落排布，保持明显的主从关系，有利于结果和提高光能利用。但有中心干的大冠树形易出现上强下弱，导致下部通风透光不良影响产量和品质。南梁农场技术人员朱华明在生产上采取弯曲延伸的中心干，极好地平衡上、下生长势，有效地抑制了上强下弱的现象，这种经验很值得借鉴。

### 3. 骨干枝的数量和分枝等级

骨干枝是树冠骨架的组成部分，它承担着树冠扩大、水分、养分运输和负载果实等任务。

骨干枝是非生产性枝条，因此在能够填满空间的情况下，骨干枝的数量越少、分枝等级越低越好。对于中、大型树冠，骨干枝的数量可以多些，分枝等级也可以较高。例如，疏散分层形主枝可有 5 ~ 7 个，侧枝可有 13 ~ 15 个，分枝等级为 2 级以上；对于小型树冠，骨干枝可以较少，如自由纺锤形，小主枝可有 8 ~ 12 个，分枝等级为 1 级；枝力较弱的品种，骨干枝宜多些，以便填满空间，否则应尽量减少。幼树期骨干枝宜多些，成树后应少些。骨干枝也有直线延伸和弯曲延伸两种。

直线延伸：树冠扩大速度快，生长旺盛，树势不易衰退，但开张角度小时易出现前强后弱，中下部容易出现光秃。

弯曲延伸：先端容易衰退，延长速度慢，距离较短，不容易出现后部光秃，易于更新，容易出现大侧枝，如把门侧结合角度更好。

### 4. 骨干枝的分枝角度

骨干枝的分枝角度直接影响树冠内部光线的分布和骨架的坚固性。这也是树木整形的关键环节之一，其结果关系到产量的高低和品质的好坏。如果分枝角度过小，树冠会变得郁闭，光线不足，树体长势不稳定，很难开花，产量低，无效区域大，易造成内膛光秃，结果表面化；分枝角度过小，还可造成负重力小，容易发生劈裂，开花时间较早，产量较高。如果分枝角度过大，树冠会扩张，内部光线良好，但生长优势会转移到背部，先端容易衰老。生产中常依靠角度调整树冠大小，平衡生长势。

### 5. 尖削度

尖削度是指枝条基部两端粗度的变化，可用粗度差与长度比值来表示。如果骨干枝的尖削度适宜，那么骨架就会很牢固；如果尖削度过小，骨干枝的坚硬度差，果实负载能力小，结果很容易下垂；如果尖削度过大，就会出现后强前弱、下强上弱的现象。骨干枝上的分枝强弱和数量，会影响到尖削度。如果分枝较大且数量多，尖削度也会较大；如果分枝较大且集中，会形成"掐脖"。对于大、中型树冠，为了保持较大的尖削度，需要每年对骨干枝进行延长和截短，促进分枝，保持侧枝的间隔。对于密植小冠型，为了防止尖削度过大，需要缓慢松弛，分散发枝，并疏除过大的分枝。

### 6. 丛层分明与树势均衡

枸杞树体结构的稳定均衡是保证树体健康的重要条件，其中丛层分明十分关键。丛层分明指各级分枝之间保持良好的主从关系，中心干强于主枝，主枝强于侧枝，侧枝强于枝组。丛层关系常常用着生枝粗度（直径）与着生母枝直径比值来表示，一般要求小于 0.6 才能保证结构牢固稳定。如果丛层分明不够，就会出现二龙并行、多头并进等现象，而"单主干、双主枝，半圆形、两层半"不分主从这一提法的合理性则有待探讨。骨干枝的分布也非常重要，疏散分层形成的骨干枝直径与着生母枝直径比为 0.5~0.6，自由纺锤形为 0.3~0.5，细纺锤可以更小。树势均衡是指各级骨干枝势力相对平衡，同级骨干枝生长势相近，同层主枝一致，不同层有强弱之分。

### 7. 辅养枝

辅养枝可以促进全树生长，平衡树势，增加树冠有效容积，早形成、早丰产。枸杞的辅养枝是指树冠未成形前所留的一些背上枝摘心后形成的结果枝组，它们不在以后的树体骨架中予以保留，可在当年予以保留。由于枸杞的矮化密植要求，幼树辅养枝与主枝很难区分。例如，通常 1 龄时枝组进入 2~3 龄就会被剔除，2 层永久树冠间的枝组在 2 层树冠培养完成后也会被剔除。为确保成龄后的树势，秋季即便不采果也要确保树势强健，所留枝条除了满足下一年留枝需要外，辅养也是一个很重要的目的。

### 8. 枝组

枝组是着生在骨干枝上的基本结果单位，由结果枝和营养枝组成。按大小（分枝数和枝轴长短）分为大、中、小三种类型。

小型枝组一般分枝数较少，2~5 个分枝，枝轴长度为 15 cm，结果早但寿命短，占据 30 cm 以内的空间。

中型枝组一般分枝数较多，6~15 个分枝，枝轴长度为 15~30 cm，寿命长，占据 30~60 cm 以内的空间。

大型枝组一般分枝数量较多，分枝 15 个以上，枝轴长度超过 30 cm，成形较慢，结果较晚，但寿命长，能连续结果，占据 60 cm 以上的空间。

不同类型的枝组生长结果能力和在树体丰产中所起的作用也有所不同。先放后缩适用于培养小型枝组的密植栽培。先截后放适用于培养大、中型枝组的大冠稀植栽培。以截为主、连续短截适用于培养中、小型枝组的中等密度栽培。不同枝组在骨干枝上的着生位置也有所不同，背下枝组生长势缓和，易控制，结果早，但寿命短宜早更新；背上枝组生长势强，难控制，结果晚但寿命长，应以小型枝组为主；两侧枝组介于中间，应多培养，并以中型枝组为主。盛果期的树修剪重点是枝组的更新和复壮，枝组培养方法包括先放后缩、连续短截等。

### 9. 枝量、枝类与花枝率

充足的枝量是树体健壮、稳定的基础，也是成花丰产的重要条件。根据对丰产枸杞树的调查，冠径在 1.4~1.6 m 时，单株枝量应在 500 条左右。在单株枝量适宜的条件下，枝类比也非常重要。宁杞 1 号丰产树的 30~50 cm 短枝应占总枝量的 50%，长度在 15~50 cm 的枝条应占总枝量的 70% 以上。枝条的长短与枝组的级次、品种和肥水条件有关，原则上枸杞的枝条越长果粒越大。

综上所述，丛层分明、合理配备枝组和充足的枝量枝类是丰产枸杞的重要基础。

# 第三节 修剪

## 一、修剪的原则和依据

### （一）修剪的原则

枸杞树的树体大小、枝条着生部位和长度各不相同，根据品种、树龄和立地条件等因素的影响而有所不同。因此，在培养树形的过程中，不应一味地追求某种固定树形，而应根据枝条修剪的需要，随树造型，本着培养巩固充实树形，早产、丰产、稳产为目的。可以采用"打横不打顺，清障抽串条；密处行疏剪，缺空留油条；短截着地枝，旧梢换新梢"的方法，完成冠层结果枝的更新，控制冠顶优势，调整生长与结果的关系。

### 1.因树修剪

由于品种、树龄、树势和立地条件的差异，即使在同一园区内，单株间的生长状况也不相同。因此在整形修剪时，既要有树形的要求，又要根据单株的生长状况，灵活掌握，随枝就势，因势利导，诱导成形，以免造成修剪过重，延迟结果。枸杞的品系中有些一年生枝花果量很大，每眼花果树在 2 个以上，适度保留和长放一年生枝，一是可以获得当年的早期产量；二是可以实现以果压树，舒缓树势的作用。但对于宁杞 3 号、宁杞 7 号这样一些一年生枝花量很小的品系，就要以疏截为主要修剪方法。宁杞 3 号以当年生的二次的枝为主要花果单位，宁杞 7 号以当年生的一次生枝为主要结果单位，因此，宁杞 7 号的截枝应该重一些，选留枝条要粗壮一些；

而宁杞 3 号要适度长放一些，选留枝条要细弱一些。

### 2. 统筹兼顾，长远规划

在整形修剪时，需要考虑树体的生长和结果，既要有长期计划，又要有短期安排。幼树期既要注重整形，又要注重果实的早期产量。过于片面强调整形，会影响果树的早期效益；而过于片面强调早期丰产，会导致树体结构不良，影响后期的产量提高。对于盛果期的树，也要兼顾生长和结果，做到结果适量，防止早衰。

### 3. 以轻为主，轻重结合

应尽可能减少修剪量，减轻修剪对果树整体的抑制作用，尤其是在幼树期,适当的轻剪可以有利于扩大树冠,增加枝量,缓和树势,达到早期结果、早丰产的目的。但修剪量过轻则会减少分枝和长枝的比例，不利于整形，骨干枝也不牢固。

### 4. 平衡树势，从属分明

需要保持各级骨干枝及同级间生长势的均衡，做到树势均衡，从属分明，才能建立稳定的树体结构，为丰产和优质打下基础。

### （二）修剪的依据

修剪应根据果树的生长结果特性、自然条件和经济要求以及栽培管理水平进行，不能生搬硬套，否则无法达到修剪的目的。

### 1. 成花特性与耐剪性

枸杞具有当年生枝结果的混合芽特性，可在新梢发育条件下持续进行花器官分化并结实，具有耐修剪性。因此，枸杞修剪与其他果树有所不同，基本可以不考虑修剪对全年花量的影响。但由于二年生枝果实成熟期可以比一年生枝提前 10~15 d，为了实现全年均衡丰产的需要，必须确定二年生枝的去留及留多留少的数量。

枸杞的花芽为腋花芽，但二年生枝成花量因品系而异。尽管已有的研究结果表明，枸杞的当年生新枝上的花芽是当年形成的，属腋生花芽，并认为二年生枝上的花芽也是当年形成的，也属腋花芽。但多年观察表明，枸杞的当年生枝成花习性相近，但枸杞二年生枝春季成花与否因品种（系）而异有相当大的差别，部分品种（系）二年生枝花量极小，每眼花果数不到0.1个，如宁杞3号、白花、圆果、"0616"、宁杞7号、"0901"等品系；部分品系连续多年二年生枝花量极大，每眼花果数超过2个，如宁杞1号、宁杞2号、宁杞4号。按照二年生枝春季成花量的多少，枸杞可以分为两个类群。

由于成花特性的差异，对于二年生枝花芽较少的种类，应采取重剪截为主的修剪方式，促进一年生枝早发、壮发，以实现当年生枝花果期的有效提前。但对于二年生枝花量较大的品系，则可以适度留枝长放，以花压势，提早结果。不过，关于二年生枝上的花芽到底是腋生花芽还是顶腋生花芽，以及品系间春季成花特性存在如此大的差异的问题，仍需进一步研究探讨。

**2. 生长发育特性**

（1）顶端优势　树冠上部枝条的先端和垂直位置较高的枝芽，其生长势最强，下部的枝芽生长势依次减弱，这种现象称为顶端优势。枝条着生的角度常影响顶端优势的程度，一般枝条直立、角度小时，顶端优势明显，前后生长势差异较大；角度开张的枝条，顶端优势一般不明显，萌发的枝多且先端生长势缓和。利用顶端优势，可以解释一些枝芽生长势强弱的原因和修剪反应，并依据其一般规律，通过修剪技术来控制和调节枝芽的生长势。例如，要维持中心干健壮和较强的生长势，应选择直立的枝条作为延长枝；为了加强弱枝的生长势，可抬高该枝的角度，在壮枝处回缩，从而促进其生长；在控制枝条旺长以延缓其生长势时，可压低枝、芽空间位置，或加大枝条的开张角度。

对顶端优势控制不力，会使树体旺长，上强下弱；若控制不好，易抱头生长，上强下弱。下部小枝易早衰，即形成"光腿"枝。因此，在修剪中要注意及时控制骨干枝的开张角度，压平辅养枝，用短截一年生枝并结合去强留弱的方法培养枝组。

在角度大的枝条上，顶端优势有时表现为背上优势。因此，在压平辅养枝时易呈弓背状，并在中部背上发生大量的直立旺枝。其背上优势就很明显，易发生大量旺枝，但外围枝生长不理想

（2）萌芽率　枝条上萌发的芽占总芽数的百分率，称萌芽率，它表示枝条上芽的萌发能力，影响枝量增加速度和结果的早晚。品种不同，其萌芽、成枝能力各不相同，因此在整形修剪过程中应有所区别。如宁杞3号枝条生长量较大，萌枝力强，宜轻剪、少截、多甩放。另外，不同枝条类型，萌芽率表现也不同，徒长枝的萌芽率低于长枝，而长枝又低于中枝。不同类型的枝条其生长势和结果性状也各不相同，应做不同的处理：如着生在植株主干根颈、主枝上直立向上的徒长枝不结果，只作为选留主干、主枝或补形之用，一般在修剪中是剪除对象；着生在树冠中下部的侧枝上弧垂或斜垂的结果枝是形成树冠和产果的主要枝条，应多保留；着生在树冠中上部的粗侧枝上，斜生、平展或直立的中间枝在整形修剪时于枝长的2/3或1/2处短截，可当年萌发结果枝，一般作为增加结果枝组或果枝更新时留用；针刺枝虽然能结果，因长有针刺，给修剪和采果带来不便，在修剪时多被剪除。

（3）成枝力　枝条抽生长枝的数量，表示其成枝的能力。抽生长枝多的表示成枝力强，反之为弱。成枝力强弱对树冠的形成快慢和结果早晚有很大影响，一般成枝力强的树种、品种容易整形，但结果稍晚，如宁杞3号、宁杞5号；成枝力弱的树种、品种，年生长量较小，生长势比较缓和，成花、结果较早，选择、培养骨干枝比较困难，如"0106"。成枝力的强弱，因品种的特性不同而有很大差异，是整形修剪技术的重要依据。成枝力强

的，长枝比例大，树冠容易因枝量过多而引起通风透光不良，内部结果少、产量低，修剪时要注意多疏剪，少短截，少留骨干枝；成枝力弱的品种，长枝比例小，不易培养骨干枝，短截枝的数量应较多，剪截程度亦应稍重。成枝力还与树龄、树势有密切关系，肥水管理和土壤肥力水平也影响成枝力的强弱。一般过旺树成枝力强，仅用修剪来调节比较困难，要通过控水、控氮肥来解决。

### 3. 树冠与根系之间的生长发育关系

地上部分的枝叶与地下部分根系的生长是互相依存、互相制约的，地上部的大枝与地下部的大根相互关联，互相供给营养，互相依存。可见枝的生长需要地下特定部位根系供给营养，当然根系也依赖和其联系的枝叶的同化产物生长。所以，地上部分枝梢的修剪反应与根系有直接的关系。

从根系与树冠的联系这一点出发，夏季和冬季疏除徒长枝对地上部有不同的影响。冬季修剪时，徒长枝的同化产物已经绝大部分到达了根系；到了春末，运往地上对应部位的徒长枝被剪除了，养分没了去处，就会促进隐芽与潜伏芽萌发形成新的徒长枝，进行疏除会浪费大量的树体养分，不进行疏除，树冠中下部的弱枝就会被其抢夺走对应供应养分的根系，最终被抽干。而夏季疏除徒长枝，其不能产生光合产物向下运输，地上、地下部分就容易实现平衡。

修剪过重，枝叶量少，合成营养减少，影响根系生长，导致树体过于矮小。过多地保留一年生果枝，任其在一年的前期里大量开花结实，阻止光合产物向根系的运输，根系生长受抑制，也会反过来影响地上部分的枝叶生长。幼树期适度控制结实量的目的就在于可以有更多的光合产物向根系运输。

树体生长旺，不易形成花芽是由于根系强旺促使枝叶旺长，这时应及时摘心，促发侧枝，缓和其营养生长势，结合氮素营养和水分控制可更为有效。地上部分的修剪应适度控制和平衡不同时期的结果量，促发当年生新枝，形成更多的光合面积使其周年结实。

**4. 依据枸杞树龄和物候期做到适时修剪**

（1）不同树龄 幼龄树营养生长、离心生长旺盛，就必顺应这一特点轻剪缓放，应以培养树形为主，适量结果，迅速扩大树冠；成龄树主要是以均衡树体各部分养分，平衡树势为主，轻重结合、精细修剪，调整营养和结果之间的矛盾；而更新期营养生长弱则要适时更新衰老、病弱树，枝条少，为恢复树势，可进行必要的重短截，促发新枝。

（2）不同物候期 在一年中，不同的物候期修剪的方法程度也有区别，如花期和幼果期，要疏除徒长枝，以保花保果；花芽分化期要促进花芽分化等。枸杞全年都可开展整形修剪工作，随季节不同和生长发育的需要，各阶段的整形修剪工作重点有所不同。2—3月植株冬季休眠期，主要以整形和调整冠层结果枝为主；4月春季萌芽后，要及时进行抹芽、剪干枝；夏季5—7月以剪除徒长枝、短截中间枝、摘心二次枝、调整生长为主，以通风透光，促发秋梢结秋果；秋季9—10月，剪除徒长枝，减少养分消耗，防止冬季枝条抽干。

**5. 依据自然条件及栽培技术措施**

因地制宜。同一品种在不同自然条件和栽培措施下，应采取不同的修剪方法，如栽在土质较差的地上的，生长势往往较弱，很难长成大冠树，因此要整成小冠型。适度重剪少留枝，多短截回缩。角度开张、肥水条件好的要轻剪密留，少截多放。对于栽培技术较好的密植栽培的树则要按照密植树进行修剪，即因密度修剪。

**6. 依据经济要求和机械化程度**

对于经济条件和机械化程度较高的枸杞园要简化修剪，主要利用疏枝、开角等措施，控制树高和冠幅，以便于机械作业（喷药、采收、除草等）。

### 7. 依据树势和修剪反应

"读树"修剪，看树势和修剪反应确定修剪手法和程度。实质就是根据生长发育规律确定修剪原则，具体措施前面提过，这里再提出来是要引起重视。

## 二、修剪的作用

修剪的作用就是根据果树的生长结果习性，培养适应一定栽植方法的早果丰产、稳产、长寿的树体结构和群体结构。这种结构可以减少病虫灾害，提高品质，降低生产成本。

在自然生长的情况下，枸杞树的各部分经常保持着一定的相对平衡关系。修剪以后，树体原来的平衡关系被打破，从而引起地上部与根系、整体与局部之间发生变化，重新建立新的相对平衡关系。

### （一）修剪的双重作用

修剪的对象是各种枝条，可是修剪作用的范围并不局限于被剪枝条本身，同时也对树的整体起作用。

在一定的修剪程度内，从局部来看，修剪可使被剪枝条的生长势增强，但从整体来看，则对整个树体的生长有抑制作用。这种局部促、整体抑的辩证关系就是修剪的双重作用。一般局部促越强，整体受抑制越明显。修剪时要充分考虑这种双重作用。修剪对局部的促进作用，主要是因为剪后减少了枝芽的数量，改变了原有营养和水分的分配关系，集中供给保留下来的枝芽。修剪的局部促进作用常表现为树龄越小，树势越强，促进作用越大。但局部促进作用主要与修剪方法、修剪轻重、剪口芽质量和状态有关，短截的促进生长作用最明显，尤其是剪口第一芽、第二芽依次递减，而疏剪只对剪口以下枝条有促进作用，对其上部却有削弱作用。在同等树势下，重剪较轻剪促进生长作用强，剪口芽质量好、发枝旺。修剪对整体的抑制作用，主要是因为剪下大量的枝芽，缩小了树冠体积，减小了同化面积，修剪造成许多伤口，需消耗一定的营养物质才能愈合。抑制作用的大小与生长势有关，并随树龄的增长，生长势缓和而减弱。因此，修剪时要考虑到这种双重作用，既要从整体着眼，又要从局部着手，使局部服从整体。

**（二）调节枸杞与环境的关系**

整形修剪可以调整枸杞树体个体与群体的结构，提高光能和土地的利用率，改善单株或群体的通透条件。

提高有效叶面积指数和改善光照条件是整形修剪的主要遵循原则，二者是相矛盾的统一体，叶面积指数过大，必然引起光照不良，影响产量和质量；而叶面积指数过小，光能利用率低，也影响到产量。因此，要通过整形修剪培养出良好的树体结构和群体结构，有效地利用时间和空间。

**（三）调节生长与结果的关系**

调节枝条生长势，促进花芽形成，协调生长与结果之间的关系是修剪的主要目的之一。生长是结果的基础，只有足够的枝叶才能制造足够的营养物质，才能分化花芽。但是若生长过旺，消耗大于积累，则又会因营养不足而影响花芽分化；相反，结果过多则生长受到抑制，造成树体的衰弱。剪得越轻，当年就会结得越多，当年结得多了就会造成下一年的亏缺。枸杞种植户有句行话"一年亏、年年亏"，因此在生产上，幼树期为促进营养生长，必须适度重剪，以强化其营养生长，才能加速树体成型。成龄树没有扩大树冠的需求，就要适度轻剪，增加结实量，同时抑制徒长枝的形成。更新期适度重剪能够加强营养生长，促进树体更新。

**（四）调节枸杞树体各部分的关系**

枸杞正常的生长结果必须保持树体各部分的相对平衡。

**1.根系与地上部的均衡**

通常提到的整形修剪是指地上部的整形修剪，根系很少进行修剪。但是根系自身也有年生长周期和生命周期，通过修剪可影响到根系。幼树期间根系和树冠都迅速扩大，营养生长期及早摘心，尽可能地采用损伤最小的修剪方式，一方面延长其营养生长时间，另一方面减小营养面积，减少树体损失，才能起到扩大根系的作用。若一味地重剪，则根系与地上部比增大，地上部生长势就会强旺，更新期枸杞根系也进行自我更新；如果修剪过轻，枝条会迅速开花结实，相应供应根系的营养就会分散，更新就慢。此外，调节地上和根系的关系，还与修剪时期、修剪程度和修剪方法有关。

**2. 调节器官间的均衡**

修剪除能调节生长与结果的关系以外，还能调节同类器官间的平衡关系。如同一树种各大主枝，同一主枝上的侧枝以及枝组大小配备，枝条长、中、短枝比例，果实的分布和负载量等，要求有一定的从属关系和树势均衡。

**（五）调节树体的营养状况**

修剪对树体内部营养物质的分配、运转和利用有直接关系。修剪就是在综合管理的基础上对树体内营养物质的分配和运转进行适度的控制和调节，使养分得到合理利用和分配。

**1. 对树体内营养成分的影响**

修剪可以提高剪口附近枝条数量和水分含量，从而促进营养生长，降低碳水化合物的含量，且随修剪程度加重而影响增大，树龄越小影响越大。

**2. 对内源激素的影响**

枸杞芽的萌发、枝条生长、花芽分化、果实发育等生理过程以及营养物质的分配和运转都受树体内激素的控制，而激素的分布和运转与极性有关。短截剪去了枝条的先端部分，排除了激素对侧芽的抑制作用，提高了下部芽的萌芽力和成枝力。通过撸枝等方法改变枝条的开张角度，一样可以削弱枝条顶端优势，促进侧芽萌发。

**（六）减少病虫害的发生**

许多枸杞的病虫害的卵（如蚜虫）或孢子（如黑果病）驻留在越冬的

枝条上，冬季修剪，截、疏除大量的枝条可以有效地降低病虫害的发病基数，缓解防治病虫害的压力；修剪可使枝条分布合理，果枝多而不密，内膛通风透气良好，减少病虫的潜藏危害；修剪还可有效地控制叶幕层厚度，确保病虫害防治时药液的通透性，提高防治效果。

### 三、修剪时期

修剪时期分为休眠期和生长期，也被称作冬剪和夏剪。与其他果树多强调冬季修剪而忽视生长期修剪不同，枸杞的夏季修剪尤为重要。随着整形修剪技术的发展和栽培制度的变革（矮化密植），一年四季都必须进行修剪，特别是幼树期和初果期，生长季修剪甚至比冬剪还要重要。

### （一）冬剪

冬剪一般从冬季落叶到春季萌芽前进行。休眠期树体养分回流到根系，此时修剪养分损失很少，所以大量修剪都是在冬季进行。树液流动前修剪较萌芽后修剪好，也有人习惯在落叶后至萌芽前只剪除徒长枝（油条），萌芽前后根据枝条的抽干情况再整体进行二次修剪，既避免了徒长枝可能带来的养分浪费，又可以避免剪干尖的烦琐，生产上较为实用。冬剪的主要目的是疏除病虫枝、密生枝，培养骨干枝，平衡树势，调整从属关系，培养结果枝组，控制辅养枝，调整花枝比例，改善光照；调整控制骨干枝、结果枝组的延长枝或更新枝；回缩过大，过长或下垂的结果枝组；调整骨干枝结果枝组的角度和方向等（大树改道最好在冬季进行）。

### （二）夏剪

广义上，枸杞的夏剪包括春、夏、秋三个时期的修剪。春季修剪包括延迟修剪，是萌芽后的修剪，适合幼旺树，目的是调整比例，缓和树势，主要方法是抹芽、疏除萌蘖、剪除干枝。夏剪主要在5月、6月进行，旨在改善光照条件，改变营养方向，促进成花和果实发育，主要方法是通过摘心、拿压，疏除抹芽时没有抹尽的树冠及树干上萌发的徒长枝。

春剪：萌芽后到花期前后，又分花前剪和晚剪，花前剪的目的是疏除过多的萌蘖与枝条，减少基部萌蘖与徒长枝的数量，抹芽促进发枝，开张角度等；花前复剪是冬剪的复查和补充，调整生长势和花量。晚剪是剪芽后修剪，再剪除已萌芽部分，可提高萌芽率，增加枝量。

夏剪：在生长季随时可进行，主要目的是开张角度，调整生长与结果的关系，控制旺长，改善光照，提高品质。优先考虑摘心、剪梢，再次考虑拿枝、扭梢等伤变技术，最后考虑疏枝，减少营养损失。

秋剪：在落叶前生长后期，新梢基本停止时进行，重点是调整树体光照条件，疏除徒长枝、背上直立枝。

### 四、枸杞树的主要枝条类型

#### （一）结果枝

结果枝由定芽形成，与主干之间的角度大于 40°，枝形弯垂或斜生；枝基粗度 0.3~0.5 cm，枝条长 20 cm 以上，节间长 0.5~1.2 cm，起始着果节位在 5 cm 左右，着生于树冠中下部的侧枝上，是主要的生产性枝条。枸杞的结果枝按时间可分为一年生枝、二年生枝等，一年生春枝俗称"春七寸"，一年生秋枝俗称"秋七寸"，二年生以上枝俗称"老眼枝"。一年生的春枝枝条充盈，每眼花果量大且成枝力强，所发当年生春枝长且有力；一年生秋枝发育时间短，自身就很细弱，且所发枝条通常较短。因此，休眠期修剪留枝时，通常应留春不留秋，留一年生枝，淘汰二、三年生枝。

#### （二）短果枝

短果枝由定芽形成，节间长度较结果枝短，结果数量集中，着生在树冠膛内或顶部，一、二年生枝结果能力强。

#### （三）徒长枝

徒长枝俗称"油条"，多由不定芽形成，与主干夹角小，通常不超过 20°；枝形直立，枝基粗 0.7~1.2 cm，枝条长度 50 cm 以上，节间长度 1.2 cm

以上。徒长枝主要着生在植株的根颈、主干、主枝和树冠顶部的侧枝上，生长速度极快，前期日生长量可达 3 cm 以上，不产生侧芽或侧枝；后期生长逐渐放缓后，逐渐形成侧芽或侧枝；结实晚、果量小，是非生产性枝条。但由于生长量大，且位于中心干或距离中心干较近，经摘心或剪截，可提前促发二次枝，可用于培养新的一层树冠或用于成龄树的补形。徒长枝在整个生长季节随时都有可能萌发，尤其是在春、秋两次生长初期萌发最多，进入主要花果期后逐渐减少。

### （四）中间枝

中间枝俗称"二混枝"，由定芽形成，与主干的夹角在20°～40°，着生在较粗壮的侧枝上或树冠各类枝条次高处的生长部位。枝条比当年生的徒长枝细，比结果枝粗，是介于徒长枝与结果枝之间的枝条，不经剪截或摘心，生长到一定程度会产生花芽分化或萌发侧枝，起始坐果结在 15 cm 左右，花果主要集中在侧枝上，是较为主要的结果枝，又被称作强壮枝。

### （五）针刺枝

针刺枝由定芽形成，全枝都长针刺，枝长 20~40 cm，枝粗 0.3~0.6 cm，有一定的结果数量。但由于枝条上具针刺，不便于采果与管理，结果枝够用时多被疏除。

### 五、枸杞树的主要树形

为了达到改善树体通透性，使树姿丰满完整，提高结果面，实现早产、丰产和稳产，经过人们的不断实践，创造出自然半圆形、"三层楼"和"一把伞"等多种树形。

自然半圆形：根据枸杞自然生长的特点，经过"第一年定干剪顶，第二、第三年培养基层，第四年放顶成型"的修剪原则，将枸杞植株培养成低干、矮冠、结构紧凑的半圆形树形。该树形株高 1.5 m，树体下层直径 1.6 m，上层冠幅 1.3 m，上小下大，各结果层次互不遮光；有 6~7 个主枝分两层着生在主干上，层间距 20 cm；第一层 2~3 个主枝，第二层 3 个主枝，上下主枝着生方向依次错开不重叠，各主枝上着生 3~4 个侧枝，与主枝呈 30°~45° 夹角，主侧枝强壮，骨架稳定，单株结果枝 200 条左右。

"三层楼"：经过人工逐年分层修剪而成，树形高大，成形后树高 1.8 m，树冠直径 1.7 m，有 10~12 个主枝分三层着生在主干上，树形美观，层次分明，立体结构好，结果枝条多，单株产量高，群众有"要看景致三层楼，花开四门枝枝稠"的说法。这种树形适宜于稀植，树体郁闭度较高，整形修剪烦琐，对修剪技术要求较高，如果更新修剪技术不到位，容易造成上强下弱。

"一把伞"：具有独立的主干，干高 1.5~1.6 m，冠幅 1.3 m；顶部保留较发达的主侧枝，主干中下部没有主侧枝，结果枝条全部集中在树冠上部，弧垂向下生长，形似雨伞，故称"一把伞"。这种树形容易培养，修剪便捷，但结果枝条数量偏少，单株产量较低。该树形主侧枝在外力作用下易折断，形成空缺，群众有顺口溜说："一把伞摘不多，掰掉一枝一个大豁豁。"这种树形适于密植，通过密植可提高单位面积产量。

**六、枸杞树修剪的主要方法**

枸杞修剪的方法多种多样，概括起来可分为 7 种，即剪、截、缩、疏、留、变和摘心。

**（一）剪**

剪：主要的修剪对象是树冠上的徒长枝、根颈基部的根蘖条及冠层、树膛内的横穿、斜生的枝条，主要目的是节约树体不必要的养分消耗。对于该类枝条一定要从基部予以清除，切不可留有高桩，由于枸杞极易萌发根蘖条与徒长枝，如不及时剪掉会浪费树体大量养分。此项内容极为重要，枸杞分支部位具有大量潜伏芽，疏除时最忌高桩，但也不可贴近树干，通常留 3 mm 即可，过于接近主干伤口不易愈合。

## （二）截

截：主要针对的是强壮结果枝、中间枝与徒长枝，截的主要目的是调旺树势与补空。截又称短截，依据剪去的程度分为以下几种方法。

轻截：只剪掉枝条上部的少部分枝段（1/4 左右）。在枝条上部弱芽外剪。剪后形成中短枝较多，单枝生长势较弱，可缓和树势，但枝条萌芽率高。

中截：在春梢、秋梢中上部饱满芽外剪截，剪去枝长的 1/3~1/2。中截后萌芽率提高，形成长枝、中枝较多，成枝力高，单枝生长势强，有利于扩大树冠和枝条生长，增加尖削度。一般多用于延长枝和培养骨干枝。

重截：在春梢中下部截，一般剪口下只抽生 1~2 个旺枝或中枝，生长量较小，树势较缓和，一般多用于培养结果枝组。通常短截要交错进行，对上层的中间枝从该枝条的 1/2 处短截，强壮结果枝从该枝条的 1/3 处短截，切不可整齐划一。

## （三）缩

缩：又叫回缩，主要针对的是多级次或多年生枝组，主要目的是树冠回缩与枝位的调整。枸杞的缩剪通常在一个枝组的中部进行，处于枝组水平以下的结果枝均属于缩减时不予保留的部分，这样的缩剪有利于树姿的开张。正如农谚讲的"要想结果子蛇探头"。

## （四）疏

疏：即疏剪，主要的对象是结果枝组上的过细过密结果枝、针刺枝及冠层病虫残枝，3 年生（包括 3 年生）以上的老结果枝（特征是枝条上的芽眼明显突起，枝条皮色呈灰褐色）和树膛内 3 年生以上的老短果枝（特征同老结果枝）。疏的主要目的是减少结果枝数量，改善通风透光条件，减少树体养分的无益消耗，方便采摘。抹芽和疏梢也属疏剪，除萌就是生长季节剪除或抹去主干部位萌发的新芽及强壮结果枝的背上芽，防止枝条徒长，消耗养分；疏梢就是疏除过多、过密弱枝上的新梢。

### （五）留（放）

留：主要针对的是中等强度的结果枝，留也就是不剪，目的是保留一定数量的结果枝，利用单枝生长势逐级减弱的特性，放任不剪，避免修剪刺激旺长，达到以果压树、平衡树势的目的。俗语讲的"剪子压树树不怕，果子一压树就怕"，主要就是对留这一修剪方式而言的。留还具有缓和枝条长势，促进中、短枝的产生，有易于成花和结果的作用。枸杞上通常按照"去旧留新，下层去弱留强，上层去强留弱"的原则，选留冠层结果枝组上着生的、分布均匀的一年生至二年生的健壮结果枝，达到调整生长结果平衡。需要注意的是，留因保下的枝叶多，因此枝干增粗显著，特别是背上旺枝极性显著，容易越放越旺，出现树上长树现象。所以，留一定要留中庸的枝条，旺枝特别是背上旺枝坚决不能留，若留必须有配合改变方向的拿、变等手段，促进花芽形成。

### （六）变

变：主要针对当年生旺长的新枝，通过扭梢、别枝等方法，"变"原本向上旺长枝下垂，通过改变枝位、枝向减弱或缓和枝条生长，促进成花。在枸杞上最为常用的是扭（拧）梢和别（拿）枝软化。

扭梢就是对生长旺盛的新梢在木质化时，用手捏住新梢基部将其扭转180°，可抑制旺长，促生花芽，是有效控制背上旺长新梢的良好方法。

别枝就是将背上的旺长枝条别在留下的二年生下垂枝下，可抑制旺长，促生花芽。在海原县三河镇有一片枸杞园整体使用该修剪方式，收效极佳，只收夏果，产果甚好。

### （七）摘心和剪梢

摘心是在生长季摘除新梢顶端幼嫩部分。剪梢是对当年新梢短截（多在半木质化部位进行）。摘心和剪梢可抑制新梢生长，促进萌芽分枝，促发二次枝结果，利于花芽形成和提高坐果率。

摘心和剪梢都是枸杞的重要夏季修剪方式，摘心可以削除顶端优势，促进其他枝梢的生长；经控制，还能使摘心的梢发生副梢，以削弱枝梢的生长势，增加中、短枝数量，还可以提早形成花芽，可促生副梢，当年副梢生长亦可达到培养骨干枝的要求；为冬季修剪多留枝，减轻修剪量，有利于扩大树冠，增加枝条的级次。摘心和剪梢可以控制过旺的营养生长，有利于养分向花器供应，以提高坐果率。

以上我们介绍了剪、截、缩、疏、留、变、摘心（剪梢）7种修剪方法和实施的主要对象与各自的技术特点，但它们的作用并不是孤立的，而是相互影响的，在整形修剪中要根据树种品种、树龄和不同的枝类，依据修剪的目的，灵活运用各种修剪方法。

幼旺树常因修剪较重而徒长，致使树形散乱、不易成花，结果晚，所以常采用摘心的方法，以缓放为主，尽量少短截、少疏枝。对长旺枝条采用曲枝、拉枝、圈枝等措施，促进树缓和以达到早果、早丰的目的。而对老弱树则应以短截和回缩为主，抬高枝头，以复壮树势。

需要指出的是，果树修剪只起到调节作用，只有在良好的土、肥、水管理的基础上才能发挥作用，否则各种修剪方法都不会有明显反应，也就是说修剪并不能代替土、肥水管理。

**七、枸杞的修剪顺序**

在宁夏银川的枸杞栽培区，流传着"根据树形顶框子，首先剪掉老、干枝；围着树冠转圈子，剪除油条横穿枝；去掉老枝换新枝，留下顺条结果子；上小下大有层次，树形稳固有样子"的修剪顺口溜。为了便于修剪，科研人员总结提出了"剪顶、清膛、截底、修围"四个步骤。

剪顶：本着"去高补空，剪强留弱"的原则，对树冠上部着生的徒长枝、中间枝进行剪除，控制顶部旺长。同时为了防止树冠顶部光秃，应选留树冠中央的中间枝或徒长枝距基部 10~15 m 处短截，促发侧枝，补充冠顶。

清膛：清除膛内横穿枝以及弱枝、病枝、枯枝和老枝。

截底：为方便园地土壤管理，不使下垂枝的果子霉烂，对树冠下层的着地枝距地面 30 cm 处进行短截。

修围：就是对树冠结果枝层的修剪，选留好的结果枝条。修剪过程中，一要围绕树冠按照一定的方向，从里到外，从上到下，彻底清除老弱枝、病虫枝、直立枝、针刺枝；二要按照"去旧留新，去弱留壮"的原则，对结果枝短截；三要对于无枝条或枝条很少的位置，选留徒长枝或中间枝进行短截，促发新枝。

# 第四节 自然半圆形整形修剪

## 一、幼龄期枸杞的整形修剪

幼龄期枸杞植株（1~4 年）主要是培育树形，根据枸杞株体自然生长的特点，培育具有明显支撑能力的主干、主枝，呈小乔木状的树冠，方便管理、技术容易掌握且结果面积大的树形为自然半圆形。该树形基本结构为单主干、双主枝，树冠两层半。培养年限和方法：第一年定干剪顶，第二、第三年培育冠层，第四年放顶成型。

### （一）定干剪顶

苗木栽植成活后的第一年，于苗高 60 cm 处剪顶（苗木基茎粗 0.5~1.0 cm），剪口下 10~15 cm 范围内，选留 3~4 个生长于不同方向的健壮枝于 15~20 cm 处短截促发侧枝。如果定植的苗木没有分生侧枝，待萌发侧枝后以同样方法选留。同时将苗木基茎上 30~40 cm（主干至分枝带）所萌发的侧枝剪除。在当年的生育期内，分生侧枝经短截所抽生的二次枝即为结果枝。经过多次短截后，当年即可形成 10~15 条结果枝条。

### （二）培育冠层

第一年选留的侧枝经一年的生长到第二年发育为主枝（树冠的骨架），同时在主枝上萌发较多的侧枝。第二年整形修剪时，注意在主枝上选留生长于枝基中部的徒长枝或直立中间枝着生于不同方向的 2~3 条，每枝间距 10 cm 左右，于枝长 20~30 cm 处短截。促其分生侧枝扩大树冠，将其余徒长枝剪除。进入生长期后，对徒长枝的分生侧枝要及时于枝长的 20 cm 处摘心，促发中间枝，中间枝所分生侧枝即为结果枝，依次在主枝分生的侧枝上培育结果枝组，及时剪除植株基茎、主干和主枝上萌发的无用徒长枝。第三年仿照上年的方法，只选留和短截中间枝促发结果枝，着重在侧枝上培育结果枝组，充实树冠。此时期株高 1.2 m 左右，两层冠幅 1.3 m 左右，单株结果枝 100~120 条，单株产干果 500 g 左右，较为稳固的基层树冠已初步形成。

## （三）放顶成形

在两层树冠的基础上，第四年在整形修剪时选留生长于树冠中部的直立中间枝 2 条，呈对称状，枝距 10~15 cm，于高出冠面 30 cm 处短截，进入生长期，由短截的剪口下分生结果枝，形成上层树冠。对树冠下层的结果枝组要剪弱枝、留壮枝，剪老枝、留新枝；对冠顶部要剪壮枝，留弱枝，控制好顶端优势；对中上部冠层所萌发的中间枝实施交错短截，促发新枝，增加新的结果枝组，以此修剪来调节生长与结果的关系（有目的地控制徒长和促进结果枝的发育）。成型标准：株高 1.5 m 左右，上层树冠 1.3 m 左右，下层树冠 1.6 m 左右，单株结果枝 200 条左右，年产干果量 600~1 000 g。株体骨架稳定，树冠充实分层，四年培育成形。

## 二、成龄期枸杞的修剪与补形

枸杞植株被培育成形后，以充实树冠结果层的结果枝组产果为主，修剪任务是整理树冠，对结果枝组的枝条不断地剪弱留壮、剪老留新；其次是去高补空，控制冠顶的徒长优势，就是定期剪除植株根颈、主干、主枝和冠顶所萌发的徒长枝，同时在树冠的空缺处（自然生长的偏冠或机械损伤后造成的空缺）利用生长势较弱的徒长枝或强壮中间枝短截补形，以充实树冠。休眠期（2—3 月份）的整形修剪采用对冠层总枝量进行剪、截留各 1/3 的量化修剪方法；在夏季（5—6 月份），采用剪除徒长枝，短截中间枝、留好结果枝的修剪方法；秋季修剪（10月份），主要是剪除徒长枝，以减少树体无益消耗，所留冠层枝条不被冬季的严寒与干旱抽干，保证安全越冬。

**（一）春季修剪**

于植株萌芽后展叶至新梢开始生长的4月中下旬开始修剪。具体内容：一是剪干枝，就是剪去冠层枝条被冬季风干的枝梢，避免枝条遇风摇摆互相摩擦而碰伤嫩芽、嫩枝；二是抹芽，沿树冠自下而上将植株根颈、主干、腔内、冠顶（需偏冠补正的萌芽、枝条除外）所萌发和抽生的新芽、嫩枝抹掉或剪除。

**（二）夏季修剪**

于5—6月的营养生长与生殖生长共生期进行。此时期株体的所有器官（芽、叶、枝、蕾、花、果等）均在生长发育，在吸收营养的同时相互竞争，但新梢的生长尤其是徒长枝的生长占绝对优势。所以，夏季修剪的主要任务是及时剪除徒长枝和合理搭配利用其他枝条。通过对5年生枸杞植株剪除和保留徒长枝进行萌发结果枝和产果量的比较试验，结果表明，顺序取树10株，于5月15日和6月5日修剪两次，每株剪去徒长枝条，平均每株发枝102条，株产鲜果5.4 kg；而未修剪的10株树，平均每株抽生徒长枝14条，发结果枝56条株，株产鲜果3.4 kg。剪除徒长枝的单株结果枝增加46条，产果量增加58.25%。由此可见，夏季修剪剪除徒长枝对产果量影响很大。第二项任务是对树冠中上层由侧枝上萌发的中间枝实行交错短截。中间枝的生长势强于结果枝，而弱于徒长枝，结果量少。5月中下旬对中间枝短截后，剪口下枝上可抽生大量结果枝并能形成结果枝组，从而增加结果面积。经同一处理试验，5月20日短截的中间枝，6月15日调查表明，短截后所留下的15~20 cm长的中间枝段，平均萌发结果枝5条，平均每株树比对照树多发结果枝27条，产果量增加46%，同时延长了采果期，部分缓解了 7 月产果高峰由于果期集中而带来的劳动力紧张等诸多矛盾。

主要内容：剪除徒长枝，短截中间枝，摘心二次枝。

主要方法：沿树冠自下而上，由里向外，剪除植株根颈、主干、膛内、冠顶处萌发的徒长枝，每 15 d 修剪一次。对树冠上层萌发的中间枝，将直立强壮者隔枝剪除，留下者于 20 cm 处打顶或短截，对树冠中层萌发的斜生或平展生长的中间枝于枝长 25 cm 处短截。6 月中旬以后，对短截枝条所萌发的二次枝有斜生者于 20 cm 摘心，促发分枝结秋果。

### （三）秋季修剪

于 10 月上旬进行，主要是剪除秋季（8—9 月）植株冠层着生的徒长枝，以减少营养消耗。

### （四）休眠期修剪

于翌年 2 月至 3 月上旬进行，主要是整理树冠和结果枝的去旧留新。

在实施剪、截、留各 1/3 的量化修剪技术时，按照"根颈剪除徒长枝，冠顶剪强留弱枝；中层短截中间枝，下层留顺结果枝；枝组去弱留壮枝，冠下短截着地枝"的顺序修剪。单株结果枝选留 120~150 条为宜。修剪后的树冠做到"树冠紧凑稳固，冠层通风透光；枝条多而不密，内外结果正常"。

### （五）补形修剪

成形的枸杞植株在田间管理中由于机械损伤、病虫危害或自然灾害（冰雹等）等原因，造成树冠部分受损后空缺或树冠歪斜，结果面积减少，产量降低，须采用补形修剪来弥补。补形修剪，主要是通过对徒长枝和中间枝的利用，促使萌发侧枝，以补充冠层空缺部分。

### （六）树冠放顶

枸杞树形除主干外，基本上是由基层树冠和顶层树冠组成的。成龄植株由于年年剪去顶部徒长枝而容易形成无顶。在夏季修剪时，要注意选留顶部中央所萌发的中间枝。于 20~30 cm 处打顶，促发二次枝补充冠顶。

### （七）冠层补空

在田间管理时，若由于耕作不小心将树冠的主枝或侧枝折断，形成冠层空缺。在修剪时，注意将空缺处的主干或主枝上萌发的弱徒长枝或强壮斜生的中间枝于空缺的 1/2 处短截，10 d 左右，剪口下即可萌发新侧枝，补充冠层的空缺。

### （八）偏冠补正

由于自然灾害（冰雹或强度沙尘暴）造成树冠歪斜又不易扶正的偏冠，需要在偏缺树冠的一侧，选择着生于主干或主枝上的徒长枝，于 30~40 cm处打顶，促发二次枝补充偏缺部分的树冠。

### （九）整株更新

有个别或少数枸杞植株的主枝被折损，不能在原枝干上补形而形成树冠，但主干基茎和根系仍然完好，且树龄在壮龄期内，生命力仍很旺盛，可在植株基部选留生长强壮的徒长枝，重新培养一株小树，并将选留徒长枝着生处以外的原植株残留部分剪除，进行全株更新。由于该植株的根系完好，所留植株生长量大，比另外补植小苗成形快，进入产果期也早。经调查，利用原株根系培育小树，当年形成小树冠，秋季可结果，在生产上有实用价值。

**思考练习题：**

1. 根据文中所述，枸杞整形修剪技术的发展历程是怎样的？

2. 枸杞树的种苗主要分类是什么？

3. 不同地区对枸杞修剪方式有哪些不同的提法？

4. 为什么整形修剪对于枸杞园的丰产很重要？它是如何帮助枸杞园建立丰产的群体结构的？

5. 什么是营养面积利用率？它是如何影响枸杞园的产量和品质的？

6. 什么是干周变异系数（$CV$）？它是如何反映枸杞园的整齐度的？

7. 枸杞树的树体大小、枝条着生部位和长度各不相同，因此在修剪中应该遵循哪些原则和依据？

8. 在整形修剪时，需要考虑哪些因素？

9. 枸杞的修剪方法与其他果树有何不同之处？

10. 幼龄期枸杞的整形修剪的基本结构是什么？培养年限和方法是怎样的？

11. 春季修剪和夏季修剪的主要任务是什么？有哪些方法？

12. 休眠期修剪的主要任务是什么？在什么时间进行？有哪些内容？

# 第七章 枸杞主要病虫害防控原则与措施

## 第一节 防控原则

坚持贯彻保护环境、维持生态平衡的环保方针及预防为主、综合防控的原则，优先采用农业措施防控、生物防控，辅以化学防控，做好病虫害的预测预报和药效试验，提高防控效果，将病虫害对枸杞的危害降到最低程度，禁止使用国家明令禁止使用的农药。

### 一、优先采用农业及生物防控等措施

发生和蔓延枸杞病虫害的必要条件是虫（病）源、气候和寄主。换句话说，某种害虫只有在适宜它繁殖的气候条件下，与植株各器官生长发育阶段相适应时，才会蚕食某一器官或吸取植物营养汁液而大量繁殖，直接影响植株的营养和生殖。农业防控法是通过加强栽培管理、中耕除草、清洁田园等一系列措施，在增强树势的前提下起到防控病虫的作用。每年春季，在枸杞树体萌动前，统一清理园区，将修剪下的残枝、枯枝、病枝、虫枝以及沟渠路边的枯枝落叶及时清除销毁，以消灭病虫源。在4月至5月中旬之前不进行除草，以创造有利于天敌繁殖的环境。夏季进行整形修剪和

除去徒长枝和根蘖苗，以防止瘿螨和锈螨的滋生和扩散。采取上述农业防控措施可将越冬害虫虫口率降低 30% 以上。

生物防控法在枸杞病虫害防控方面的试验正在探索中。一方面是人工饲养瓢虫和蚜茧蜂，在蚜虫发生季节集中施放，获得了较好的防控效果；另一方面是在新建的枸杞园中，采用枸杞与苜蓿间作或两条枸杞园中间地条种苜蓿的种植方式来培植专食蚜虫的小十三星瓢虫、龟纹瓢虫等天敌，从而达到抑制害虫的目的。经过两年的试验表明，苜蓿地培养天敌对枸杞园辐射面积达 30 m，可有效地控制蚜虫滋生。

**二、化学防控结合农业措施综合防控**

所谓化学防治是指使用化学农药喷雾、喷粉或涂抹树干等方法，以杀灭害虫和病菌，保护植株正常生长发育。

采用农艺措施防治害虫，首先要降低虫源的虫口基数。经调查表明，蚜虫成虫、瘿螨成虫及锈螨成虫的越冬场所均在枝条的芽鳞隙间和枝皮裂缝处。在休眠期整形修剪时被剪下的废枝条占到总枝条的 1/4~1/3。这些枝条即为害虫虫源的栖息地。因此，在 3 月中旬萌芽前，要及时清理修剪后的枸杞园，将园地被剪下的枝条清除出园，连同园地周边的枯枝杂草一起烧毁。调查显示，清理后的枸杞园在 4 月 20 日虫情观测时发现的每株蚜虫和瘿螨的虫口基数比没有清园的枸杞园减少 37%。

如为害枸杞果实的红瘿蚊、实蝇均以老熟幼虫的形态入土化蛹，在茧内越冬，在土壤 5~10 m 深的范围内入蛰越冬。在气温达到 16 ℃ 以上，老眼枝现蕾期的 4 月下旬，它们羽化为成虫，出土上树危害。成虫将产卵管插入幼蕾，产卵其中，卵在花管内孵化为幼虫，在子房周围取食，使花蕾的花器呈盘状畸形而不能发育成果实。每个花蕾中有数十头幼虫，多者达百余头。害虫在花蕾或幼果内危害，因此，防治难度大。如果采用化学农药防治，则必须选择内吸性强、药效期长的农药品种，而这些品种往往有高毒、高残留农药，不符合无公害生产的要求。

因此，在研究害虫的生活史并确定了成虫的越冬场所之后，采取的农艺措施：第一，在害虫于土内羽化期的春季（3月下旬），在园地喷洒无公害生产所允许的农药（乐果粉、辛硫磷微胶囊等）后，立即浅耕（树冠下人工破土浅翻10~15 cm，树行间机械浅耙），将害虫的越冬土层翻到地表，日晒杀死害虫，药土翻到土内杀灭土内害虫，同时还起到松土保墒和灭草的作用。第二，在老眼枝现蕾前的4月14—20日，实施灌水封闭（此时正值灌头水），亩灌水量60~70 m³，田块灌满不排水。待自然落干后，地表形成薄层板结，把即将羽化出土的害虫闷死在土内。此时切记不要松土，待到5月上中旬灌二水后再松土除草。采用这种方法防治在土内越冬的害虫，效果很好。经调查对照区内的植株害虫上树危害的对比率：红瘿蚊危害花蕾数降低89.5%，实蝇危害花蕾数降低87.2%。虫害基本得到了控制，有效地提高了坐果率，同时也降低了防控成本（使用化学农药在4月份要喷洒2遍，亩成本30元左右）。

**三、注重病虫害的预测预报和防控指标**

通过预测预报，选择防控病虫害的最佳时期，然后采用农业措施和化学防控相结合的方法，可以达到很好的防控效果。

综合防控的特点是针对整个枸杞园中所有的病虫害进行有计划治理，在对一定时期内危害严重的病虫害进行防控时，须兼顾其他病虫害，同样制定防控指标时须在几种病虫害间寻找平衡点。

**四、最佳防控期的确定**

依据多年的研究资料和近年的病虫情的监测，在枸杞生长季节有3个明显的关键虫害期和1个关键的病害期。

第一个关键虫害期是4月10日左右，在枸杞发芽至展叶期，枸杞红瘿蚊、木虱、瘿螨、锈螨开始活动，枸杞蚜虫卵开始孵化，此时要注意虫情测报，及早防控，压低虫情基数。

第二个关键虫害期是 5 月中下旬，在新枝现蕾及老枝开花期，大多数害虫进入繁殖期，此时期是每年防控的重点，要连续喷药两次，并注意全园、树冠及地面的喷药。

第三个关键虫害期是 8 月上中旬，在秋枝生长期，枸杞害虫再次进入繁殖盛期。此时期也是枸杞虫害防控的关键时期。

关键病害期是 6 月上旬至下旬，在新梢萌发生长期，枸杞黑果病、枸杞根腐病开始发病，暴发期或严重发生期在 7—8 月。特别是枸杞黑果病，是一种毁灭性病害，此病的流行速度很快，在发病期遇高温、高湿、降水量大时，往往在 2~3 d 内造成全园毁灭，此病最佳防控时期应在阴雨天之前 1~2 d 进行喷药。枸杞根腐病是枸杞全株输导组织感染的一种病害，此病既可以从伤口入侵，也可以直接入侵。最佳防控期是在根颈处有轻微脱皮病斑时，进行药液灌根或用药膏涂抹病斑。

# 第二节　枸杞病虫害农业综合防控

枸杞是多年生灌木类的经济作物，枸杞园一经建成将成为一个较为持久的生态系统，它也为各种害虫、天敌等生物提供了良好的生境。在枸杞生产中，各种农事操作始终贯穿其中，在操作过程中有目的地改变某些环境因子就能达到趋利避害的作用。实际上，操作本身就是防控的手段，既经济又具有较长的控制效果，还可以最大限度地减少外来物质（如农药等）的输入。因此农业综合防控措施的基础地位不可动摇。

## 一、枸杞园整地

枸杞园的土壤变化不但影响枸杞的生长发育，而且影响虫害的发生和发展。整地对枸杞病虫害的影响作用比较明显，通过整地可以直接将地面或者浅土中的害虫深埋地下而不出土，或将土中的害虫翻出地面暴露在不利于害虫存活的气候环境条件下，还可以直接杀死部分害虫，也可以间接改善土壤的理化性质，调节土壤结构与特性，提高土壤保持水肥的能力，促进枸杞生长，增强枸杞抗病虫害的能力。秋季对枸杞园地中耕深翻，可以将枸杞红瘿蚊入土越冬的幼虫翻到地表，使其长期暴露在严冬低温寒冷条件下，将其冻死。初春进行枸杞园地浅翻晒园，同时破坏地下害虫的蛹，使害虫死亡。

## 二、适时灌溉，改变害虫的生存环境条件

### （一）建园前对枸杞园土地进行平整

维持地面高差在 5 cm 之内，种植管理过程中，在进行土壤翻耕等其他农事活动造成地面有较大高差的情况下，要经常对土壤进行平整处理。经过平整后的枸杞园，更有利于枸杞园的灌溉、排水，保证枸杞的正常生长，同时灌溉也改变了枸杞害虫的生活环境条件。如果及时灌溉，可控制喜欢高温干燥条件的蚜虫、红蜘蛛等害虫的危害。

### （二）初春季节灌溉防控红瘿蚊等害虫

初春季节，随着气温、地温的升高，各种害虫逐渐开始出蛰、羽化。作为地下越冬的害虫红瘿蚊，此时期正是从地下老熟幼虫经过羽化出土，从而大量繁殖对枸杞造成危害，导致减产的关键时期。抓住红缨蚊羽化出土的关键时期进行控制，就能有效地降低红瘿蚊对枸杞产量造成的影响。此阶段红樱蚊的防控，一般在初春成虫出土羽化前进行地面灌溉封闭，保持土壤表面板结，阻止其成虫羽化出土，这种方式对红瘿蚊的防控具有一定的效果。

## 三、及时修剪

夏季及时对枸杞树进行修剪，在保证枸杞正常生长结果的枝条数量的前提下，剪除枸杞树体上的病虫枝条、细弱枝条及其他无用枝条，减少枸杞园的病虫密度。枸杞害虫通常潜伏在比较隐匿处，比如树叶背面、树冠里面、枝条伤口处等。这些地方相对比较隐匿，受外界环境影响较小。通过修剪可以维持良好的树冠、树形，改变树体状态，调控田间地温、湿度以及通风和透光等小气候条件，对枸杞病虫害存活、发生危害的环境造成影响，从而不利于害虫发生、危害，有利于枸杞正常生产。

## 四、田间清园

枸杞园田间的枯枝、落叶、落果等各种枸杞残余物中潜伏着多种病虫

菌卵。田间及沟渠路边的杂草不但是枸杞害虫的寄主和越冬场所，而且有些杂草生长萌芽物候比枸杞要早，在枸杞树体萌芽生长前，有些枸杞病虫害的食物来源主要是杂草，清除杂草也就切断了枸杞病虫害的食物来源，就能达到防控枸杞病虫害的效果。及时清除修剪下来的枸杞枯枝，落叶、病果，田间及沟渠路边的杂草，对防控枸杞多种害虫具有重要作用。

# 第三节　枸杞病虫害的化学防控

**一．化学防控特点及注意事项**

化学防控就是用人工合成的有机农药防控枸杞病虫害的技术，自 20 世纪 60 年代初引进以来，是防控枸杞病虫害最常用、最主要的一种技术。这一技术由于具有使用简单，杀虫速度快，防控效果好的特点，不论是枸杞病虫害防控，还是粮食、蔬菜病虫害的防控应用都是最常用的技术。但这一技术存在对环境、对人畜危害性大的缺点，因此坚决禁止使用剧毒、高毒、高残留农药，限制使用中等毒性农药，每一个生产季度只能使用一次并且距采果期要有一定的间隔期，如敌杀死、敌敌畏、乐果等。允许使用低毒农药，但每个生产季度一种农药也只能使用 2 次。为了更好地发挥化学防控的作用，用时必须注意以下 5 个方面。

**（一）对症选择农药**

由于枸杞病虫害种类较多，其对农药的反应各不相同，应该针对防控对象合理选择农药，如枸杞蚜虫、枸杞木虱、螨类均属刺吸式口器，应选择内吸性强，渗透力强，有熏蒸作用的农药，如苦参素，硫黄悬浮剂，植物、矿物源农药等。

**（二）选择适宜的虫态是用药的关键**

在害虫的生活史中，卵和蛹处于休眠状态或活动很弱，又生存在比较稳定的场所，因而对农药最不敏感；而成虫和幼虫要进行取食和迁移，虫体裸露，易被杀死。成虫的活动性强，成龄幼虫较低龄幼虫抗药性强，因此，在低龄时期比在高龄时期防控效果好，在早春木虱出蛰期、有翅蚜虫期、嫩梢刚出现虫瘿期为最佳防控时期。按各种害虫特性和农药特点严格控制使用量，不得随意增减。

### （三）依据指数适时喷药

在枸杞病虫害防控中，要改变见虫就治，彻底"消灭病虫害的"观念，不要有无病虫都打药，能兼治不专治，以减少用药次数，降低防控成本，减轻农药对环境污染和果实内的残留。

### （四）合理轮换混用农药

一个地区长期使用一种农药就会使病虫害产生抗药性。克服和延缓抗药性的有效办法之一就是轮换交替使用农药。混合用药可以提高防控效果，扩大防控对象，延缓病虫抗药性，延长农药使用年限，降低防控成本，同时还可以和叶面追肥结合，肥药兼施，病虫兼治，节省劳力。混合用药要注意不同品种间的拮抗作用，保证混用效果。

### （五）安全使用农药

严格控制安全间隔期是降低农药残留的核心，在采收期一定要注意农药的选择，拉长施药间隔期。

## 二、农药使用方法

枸杞属药食同源植物，一年中连续开花结果，主要病虫害一年发生多代，虫类同期、虫态生活史重叠现象极为普遍，防控难度大，常以化学防控为主，用药次数多（一般全年10余次），特别是在采果期，采果与喷药交替进行，间隔期短，严重影响枸杞产品的安全性。历年用于防控枸杞病虫害的农药有35种，其中防控枸杞蚜虫、枸杞木虱的有22种，防控枸杞瘿螨和锈螨的有13种；这些药剂中有12种属高毒、高残留农药。

由于大量使用高毒、高残留农药（杀虫、杀螨剂），致使虫害天敌减少，生态失衡，造成农药用量越来越大，浓度越来越高，害虫、害螨抗药性增强，防控次数逐年增多，防控成本加大，枸杞安全性下降。因此，生产过程中的一切配套措施和园艺措施都应该以保护生态环境、减少化学农药使用次数和数量为前提。为此，必须筛选既能有效防控枸杞病虫害，又符合安全食品规定的替代药剂。

**（一）枸杞上禁止使用的农药**

防控枸杞蚜虫、枸杞木虱的农药有六六六、林丹、呋喃丹、毒虫丹、甲胺磷、马拉硫磷、久效磷、克虫灵、对硫磷、氧化乐果；防控枸杞瘿螨和锈螨的有三氯杀螨醇、杀虫脒、氰久。这些农药不仅杀伤害虫天敌，而且宜在果实中富集，造成果实农药残留超标，现已禁止使用。

**（二）替代性的化学农药**

试验表明，防控枸杞蚜虫、枸杞木虱的有吡虫啉类农药（10%吡虫啉、大功臣、一遍净）、百草一号（植物源农药）；防控枸杞瘿螨、锈螨的有托尔螨克、硫悬浮剂、霸螨灵、田卫士（植物源农药）、螨克灵、扫螨净、敌杀死，功夫、灭杀菊酯、来福灵、螨死净、哒螨灵（哒螨酮）等。

**（三）科学合理使用农药**

枸杞害虫属于 R– 对策生物，再加上高温、低湿的有利环境，造成枸杞主要害虫（蚜虫、木虱、瘿螨）发生代数多、繁殖量大、世代重叠严重，完全用生物和农业措施防控一时还难以做到。因此，应使用高效、低毒、低残留、低污染、经济的化学农药是控制病虫的有效方法，但必须严格执行农药使用安全间隔期的规定。因为枸杞盛采期 6~8 d 就采一蓬，对枸杞病虫防控，要科学、合理、安全就得注意以下两个方面：一方面是对症选择农药。由于枸杞病虫害种类较多，其对农药的反应各不相同。针对防控对象选用对症农药十分重要，首先要明确防控对象，然后选用适宜的农药种类，如杀虫剂中胃毒剂对咀嚼式口器害虫有效，对刺吸式害虫无效；枸杞蚜虫、枸杞木虱、螨类均属刺吸式口器，应选择内吸性强、渗透力强，有熏蒸触杀作用的农药，如吡虫啉、扑虱蚜等。另一方面是最佳用药时间和用量。选择最佳的用药时间和用量，是保证防控效果和减少用药量的关键。对于蚜虫而言，关键时期包括越冬卵的孵化期和若虫进入快速发育期，即开始蜕皮时进行防控，重点是前期的种群基数控制；木虱应在成虫的出蛰期和越冬代成虫的产卵期进行防控；瘿螨应在嫩梢刚刚出现虫瘿期进行防控。

要注意轮换和混用农药。大量事实表明，一个地区长期单用一种农药，就会使病虫产生抗药性。克服和延缓抗药性的有效办法之一就是轮换交替使用农药。越是好的药剂，每年使用的次数越要少。

农药混用的作用：一是有效的增效作用；二是延缓病虫抗药性的产生；三是可以扩大防控对象；四是可以延长残效期；五是可以降低毒性和防控成本；六是可以延长新农药的使用时间。

枸杞病虫混合发生，而且世代重叠严重，很难完全界定清楚。采取混合用药，交替轮换用药，一定要注意以下几点：一是无不良反应；二是有特效作用；三是有兼治作用；四是不增加毒性；五是不产生药害；六是不提高成本。

### （四）因地制宜，适时施药

经过研究测查表明，从南到北，病虫害发生的时间和数量有明显差异。例如从枸杞蚜虫的发生情况看，宁夏发生最严重的是银川地区，其次是惠农和中宁，平罗和固原发生的数量最低。从木虱的发生情况看，整个宁夏以固原最严重，全年有 2~3 个高峰期；7 月下旬开始，虫量较高，9 月份达到全年发生的最高峰；惠农全年发生的第一个高峰期在 7 月下旬至 8 月初，第二个高峰期在 9 月中旬；中宁发生的高峰期在 9 月中下旬。因此，各地要建立病虫害预测预报站，及时了解病虫害的发生动态，适时施药。

化学防控不是唯一的防控手段，在枸杞病虫害防控中，应采取各种防控措施，结合灌水、修剪和施肥，从环境、营养等方面创造不利于病虫害发生和繁衍的条件，还要注意保护天敌，达到减农药、减化肥的目的。通过对生产过程的调控，使枸杞产品达到无公害食品的要求，从而创造出良好的经济效益、生态效益和社会效益。

# 第四节　枸杞常用农药

## 一、化学杀虫剂

### （一）有机磷杀虫剂

有机磷杀虫剂对害虫（包括害螨）毒力强，多数品种的药效高，使用浓度低。一般在气温高时药效更好。其杀虫机理是抑制胆碱酯酶的活性，使害虫中毒。有机磷杀虫剂的某些品种对人、畜高毒，使用过程中稍有不慎，就会发生中毒事故。

#### 1. 乐果

乐果为内吸性有机磷杀虫、杀螨剂。杀虫范围广，对害虫有强烈的触杀和一定的胃毒作用。其作用机制是抑制昆虫体内的乙酰胆碱酯酶，阻碍神经传导而导致死亡。适用于防控多种作物上的刺吸式口器害虫，如蚜虫，叶蝉、粉虱和潜叶性害虫，对某些蚧类有良好的防控效果，对螨类也有一定的防效。乐果对牛、羊的胃毒性大，喷过药的杂草在 1 个月内不可喂牛、羊。施过药的地方 7~10 d 内不能放牧牛、羊。

#### 2. 敌敌畏

敌敌畏为广谱性杀虫、杀螨剂。具有触杀、胃毒和熏蒸作用。触杀作用比敌百虫效果好，对害虫击倒力强而快。对咀嚼口器和刺吸口器的害虫均有效。可用于蔬菜、果树和多种农田作物。防控红蜘蛛、蚜虫用 50% 乳油 1 000~1 500 倍液喷雾。注意事项：本品对人、畜毒性大，挥发性强，施药时注意不要污染皮肤。中午高温时不宜施药，以防中毒。不能与碱性农药混用。本品水溶液分解快，应随配随用。

### 3. 辛硫磷

辛硫磷为一种广谱、低毒、低残留的有机磷杀虫剂。杀虫谱广，速效性好，残效期短，遇光易分解。对鳞翅目害虫的大龄幼虫和土壤害虫效果较好，并能杀死虫卵和叶螨。对人、畜毒性低，对鱼类、蜜蜂和天敌昆虫高毒。对害虫以触杀和胃毒作用为主，无内吸性，但有一定的熏蒸作用和渗透性。它能抑制害虫胆碱酯酶的活性，使其中毒死亡。在叶面喷雾残效期仅有 3~5 d，但在土壤中可达 30 d 以上，以后可被土壤微生物分解，无残留。该药剂遇光极易分解失效，应避免在中午强光下喷药，在傍晚或阴天喷药较好。药剂应贮存于阴凉避光处，不能与碱性农药混用。

### 4. 毒死蜱

毒死蜱又叫乐斯本、氯砒硫磷，为有机磷类杀虫、杀螨剂。其杀虫谱广，在叶片上的残留期不长，但在土壤中的残留期则较长。因此，对地下害虫（小地老虎、金针虫、白蚁等）的防控效果较好。该药剂不能与碱性农药混用；对黄铜有腐蚀作用，喷雾器用完后，要立即冲洗干净；对蜜蜂和鱼类高毒，使用时要注意保护蜜蜂和水生动物。

### （二）拟除虫菊酯类

拟除虫菊酯类杀虫剂最初是对天然植物中除虫菊素的杀虫作用及化学结构进行研究，然后开始人工模拟合成的一类杀虫剂。该类杀虫剂是近 50 年来迅速发展的一类高效、安全、新型杀虫剂。化学杀虫特性：一是高效、广谱。拟除虫菊酯杀虫剂对昆虫的毒力比其他常用杀虫剂高 1~2 个数量级，且速效性好，具有驱避、击倒力快的特点。二是毒性低。此类杀虫剂对人、畜毒性一般比有机磷和氨基甲酸酯杀虫剂毒性低，同时其用量少，使用比较安全。但个别品种毒性也较高，特别是一些品种对呼吸道及眼睛有刺激作用，使用时仍须注意安全。三是大多数品种只有触杀和胃毒作用。无内吸和熏蒸作用，使用时要求喷药要均匀周到。四是害虫易产生抗药性。多年实际应用表明此类杀虫剂比较容易产生抗药性，如连续不断地在同一地区使用，其抗性会发展很快，不同品种间也较易产生交互抗性，即害虫对某一种拟除虫菊酯杀虫剂产生抗性，也可对其他同类产品表现抗药性。五是残留较低，对食品及环境污染较小。由于拟除虫菊酯杀虫剂是模拟天然物质合成的，在自然界易分解，同时因其用量少，且无内吸及渗透作用，在农产品中残留较低，故对食品及环境污染轻。六是多数品种在碱性条件下易分解。使用时注意不能与碱性物质混用。

**1. 溴氰菊酯**

溴氰菊酯，又名敌杀死、凯素灵、凯安保。纯品为白色无味结晶粉末。对光、酸和中性溶液表现较稳定。对人、畜中等毒性。剂型有 2.5% 溴氰菊酯乳油和 2.5% 溴氰菊酯可湿性粉剂。该药具有强烈的触杀和一定的胃毒、驱避和拒食作用，无内吸及熏蒸作用，是一种高效低毒、低残留、杀虫面广的新型杀虫剂。对刺吸式口器害虫和咀嚼式口器害虫都有毒效，可防控枸杞蚜虫、枸杞木虱、枸杞卷梢蛾等多种害虫，但对螨类防控效果很差。不可与碱性物质混用，以免降低药效。该药对螨蚧类的防效极低，不可专门用作杀螨剂，以免害螨猖獗危害。在气温低时防效更好，因此使用时应避开高温天气。使用该类农药时，要尽可能减少用药次数和用药量，或与有机磷等非菊酯类农药交替使用或混用，有利于减缓害虫抗药性的产生。

**2. 杀灭菊酯**

杀灭菊酯，又名氰戊菊酯、速灭杀丁、来福灵等。该药对害虫主要有触杀和胃毒作用，无内吸和熏蒸作用，但有一定的驱避作用。毒性中等，对蚕、蜜蜂、鱼类和天敌昆虫毒性大，对害虫击倒力强，使其运动神经失调，痉挛、麻痹而死亡。该药的药效有负温度效应，即低温下使用比高温效果好，可与多种有机磷和氨基甲酸酯类农药混用，并有增效作用。杀虫谱比较广，可防控果树上鳞翅目害虫，对双翅目、半翅目、直翅目害虫也有较好的效果，但不杀螨，对部分介壳虫的效果亦不好。不能与碱性农药混用，以免降低药效。该药主要是触杀作用，喷药要均匀周到。害虫和害螨同时发生时，应配合杀螨剂使用，避免连续使用，防止害虫产生抗药性，避免药剂对鱼塘、桑园和养蜂场所的污染

### 3. 功夫

功夫，又名三氟氯氰菊酯，是新一代低毒高效拟除虫菊酯类杀虫剂，具有触杀、胃毒作用，无内吸作用。同其他拟除虫菊酯类杀虫剂相比，其化学结构式中增添了 3 个氟原子，使功夫杀虫谱更广，活性更高，药效更为迅速，并且具有强烈的渗透作用，增强了耐雨性，延长了有效期。功夫药效迅速，用量少，击倒力强，低残留，并且能杀灭那些对常规农药如有机磷产生抗药性的害虫。对人、畜及有益生物毒性低，对作物和环境安全。害虫对功夫产生抗药性缓慢。用 2.5% 乳油 3 000~4 000 倍液喷雾，可防控枸杞锈螨、瘿螨和枸杞蚜虫。

### 4. 灭扫利

灭扫利，又叫甲氰菊酯，是一种虫、螨兼治的拟除虫菊酯类杀虫、杀螨剂。该药对害虫有较强的触杀和胃毒作用，无内吸和熏蒸作用，但渗透性强，耐雨水冲刷，残效期 10~15 d，杀虫效果好，杀卵差，毒性中等。具有高效、广谱、低残留，对人、畜和植物安全等特点。该药对鱼类和家蚕高毒，对鸟类低毒，对人的皮肤和眼睛有刺激性。药效不受温度影响，杀伤天敌昆虫严重，除不能与波尔多液等碱性农药混用外，可与大多数杀虫、杀菌剂混用。用 20% 乳油 2 000~3 000 倍液喷雾可防控枸杞蚜虫、枸杞锈螨、瘿螨和卷梢蛾等害虫。该药无内吸性，喷药时要均匀周到。

### （三）昆虫生长调节剂类杀虫剂

该类杀虫剂是一种特异性杀虫剂，如昆虫激素、几丁质合成抑制剂，不育剂、拒食剂、忌避剂等。在使用时不直接杀死昆虫，而是使害虫的生理活动不正常而致死。该类杀虫剂是克服化学农药大量使用造成抗性的替代产品，具有高效低毒、使用量小等特点，是无公害绿色食品生产中的首选药剂。

#### 1. 吡虫啉

吡虫啉是新一代氯代尼古丁杀虫剂，具有广谱、高效，低毒、低残留，害虫不易产生抗性，对人、畜、植物和天敌安全等特点，并有触杀、胃毒和内吸多重药效。害虫接触药剂后，中枢神经正常传导受阻，随后麻痹死亡。速效性好，用药后 1 d 即有较高的防效，残留期长达 25 d 左右。药效和温度呈正相关，温度越高，杀虫效果越好。该药主要用于防控枸杞蚜虫、木虱等。可用 10% 吡虫啉 4 000~6 000 倍液喷雾，用 5% 吡虫啉乳油 2 000~3 000 倍液喷雾。不能与碱性农药混用，药品应放在阴凉干燥处存放。

#### 2. 扑虱灵

扑虱灵是一种选择性的昆虫生长调节剂，属高效、低毒杀虫剂，对人、畜、植物和天敌安全，该药具有触杀和胃毒作用，可抑制昆虫几丁质的合成，阻断新陈代谢，使幼虫、若虫不能形成新皮而死亡。药效缓慢，药后 1~3 d 才死亡，但持效期长（30~40 d），不杀成虫，但能抑制成虫产卵和卵的孵化。该药主要用于防控枸杞木虱，用 2 000~3 000 倍液。与常规农药无交互抗性。本药剂药效缓慢，应稍提前使用。

#### 3. 抑食肼

抑食肼，又名虫死净，是一种新型的昆虫生长调节剂。该药主要通过降低或抑制幼虫和成虫的取食能力，促使昆虫加速蜕皮，减少产卵，从而阻碍昆虫繁殖达到杀虫作用。该药对害虫以胃毒为主，也具有较强的内吸性，杀虫谱广，对鳞翅目、鞘翅目、双翅目等害虫具良好的防控效果。该药速效较差，施药后 48 h 见效，持效期较长。该药主要用于防控枸杞蚜虫和枸杞卷梢蛾。

**4. 杀螨剂**

此类药是指专门用来防控有害螨类的农药，只对螨类有效，对其他虫害无效。并且对不同种类的螨和螨的不同发育期有一定的选择性。有的品种只杀螨卵和幼虫、若虫，对成螨效果差；有的则对卵、若螨、成螨均有效。该类药一般持效期长，对人、畜、植物安全。杀虫剂中也有兼具杀螨作用的，如乐果，甲氰菊酯等。

**（1）哒螨灵**

哒螨灵，又名速螨灵、哒螨酮，是一种新型高效低毒杀螨剂，具有杀虫快、持效期长、防治效果好等特点。该药主要成分为 10% 哒螨灵，另外添加增效剂印楝油做溶剂，提高了防治谱和防治效果。哒螨灵杀虫机理独特，对作物害螨的各种生育虫态（卵、幼螨、若螨、成螨）均有很好的防治效果，适用于叶螨、全爪螨、小爪螨和瘿螨等害螨的防治。其使用稀释浓度为 1 500~2 000 倍液，安全间隔期为 15 d。安全性能好，用药后不污染果实表面，不刺激果皮，与常用杀螨剂三氯杀螨醇、有机锡、拟除虫菊酯类等均无交互抗性，耐雨水冲刷。该药不受温度影响，无论在高温还是低温条件下，使用哒螨灵都具有同样的效果。

使用此药，要特别注意：

①严禁在桑园、水源、鱼塘等地及其附近使用。

②施药应在害虫发生初期，选择天晴无雨时喷药。

③勿与其他碱性农药混用，以免降低药效。

④存放在阴凉干燥处，不与食品、饮料、种子等混放。

### （2）克螨特

克螨特，又名丙炔螨特，是一种高效、低毒广谱性有机硫杀螨剂，对害螨具有触杀和胃毒作用，但无内吸性和渗透传导作用。该药对成螨和幼螨、若螨效果好，杀卵效果差。该药效受温度影响较大，20 ℃以上药效稳定，20 ℃以下药效降低。持效期较长，长期使用不易产生抗性。对天敌安全，但对食螨瓢虫和捕食螨有一定的杀伤作用。

使用此药，要特别注意：

①在高温、高湿条件下喷雾高浓度的克螨特对某些作物的幼苗和新梢嫩叶有药害，为了作物安全，对 25 cm 以下的瓜、豆、棉苗等，73% 乳油的稀释倍数不宜低于 3 000 倍，柑橘新梢不宜低于 2 000 倍。

②施用时必须戴安全防护用具，若不慎接触到眼睛或皮肤，应立即用清水冲洗；若误服，应立即伏下大量牛奶成清水，送医院治疗。

### （3）双甲脒

双甲脒系广谱杀螨剂，主要抑制单胺氧化酶的活性。该药具有触杀、拒食、驱避作用，也有一定的内吸、熏蒸作用。适用于各类作物的害螨，对同翅目害虫也有较好的防治效果。

使用此药，要特别注意：

①不要与碱性农药混合使用。

②在气温低于 25 ℃下使用，药效发挥作用较慢，药效较低；高温天晴时使用药效高。

## 二、生物农药

生物农药是以生物体如细菌、真菌和病毒等微生物为原料而制成的一类农药。它的特点是安全可靠，不污染环境，对人、畜不产生公害，而且原料易获得，生产成本低，是当前农作物病虫害防控中具有广阔发展前景的一种农药。生产中常见的生物农药有以下几种。

（一）植物源农药

**1. 苦参碱**

苦参碱是从苦参植物中提取，是一种高效、低毒、广谱型植物源杀虫剂，对鳞翅目、双翅目、半翅目及螨类均有明显的防治效果，对真菌性病害也有较好的防控效果。该药以触杀作用为主，兼具胃毒作用。苦参碱主要作用于昆虫的神经系统，对昆虫神经细胞的通道有阻断作用，可引起中枢神经麻痹，进而抑制昆虫的呼吸，使昆虫窒息死亡。在枸杞上用含量0.3%水剂1 000~1 200倍液防控枸杞蚜虫效果很好，对枸杞木虱也有很好的防控效果。

**2. 牛心朴碱**

牛心朴碱是由宁夏枸杞工程技术研究中心研制出的以牛心朴子生物碱为主原药，以氧化苦参碱为复配原药，通过配方筛选得到的一种生物农药，经不同地区田间药效试验验证，其对枸杞蚜虫和菜青虫施药7 d后，防效均达到95%以上，且击倒速度快，持效期长，并在大量田间药效试验的基础上确定了农药使用技术标准。该农药属低毒、弱致敏类农药；无残留，对人、畜安全，是高效，低毒、无残留的环保性植物源农药，符合环保，健康和可持续发展的理念

**3. 鱼藤酮**

鱼藤酮是从鱼藤植物根系中的提取生物农药，对昆虫有触杀和胃毒两种作用。鱼藤酮能通过表皮、气门和消化道侵入虫体，中毒症状表现得很快，但死亡过程极为缓慢，往往要数天后才会毫无挣扎地死亡。鱼藤酮主要是影响昆虫的呼吸作用，是典型的细胞呼吸代谢抑制剂。对蚜虫和鳞翅目害虫效果较好。

**4. 烟碱**

烟碱主要存在于茄科烟草属50余种植物中，是有高度挥发性的杀虫药剂，可防控蚜虫、介壳虫、蓟马等。烟碱对昆虫主要表现为熏蒸作用，也

有触杀及胃毒作用，还有抑制生长发育的作用，并有一定的杀卵活性。

### （二）矿物源农药

矿物源农药是指来源于天然矿物的无机化合物，例如砷化合物（砒霜）等。过去，有机合成农药不发达的时期，常用砷酸铅、砷酸钙这类天然矿物原料作农药。目前，由于它们的毒性大、药效低已逐渐被淘汰，仅有少数矿物源农药，如石硫合剂、波尔多液、王铜（氧氯化铜）等还在使用。石硫合剂为生产上常用农药，现重点介绍如下。

石硫合剂：由生石灰和硫黄粉加水熬煮而成的，是一种应用广泛的杀菌、杀螨剂。使用石硫合剂要注意以下几方面。

（1）能与松脂合剂、肥皂和棉油皂等混用。

（2）用石硫合剂后的喷雾器，必须充分洗涤，以免腐蚀损坏。

（3）季气温在 32 ℃以上，早春低温在 4 ℃以下，均不宜施用石硫合剂。

（4）石硫合剂不耐贮存，如必须贮存时，应在容器内滴入一层油，并密封容器口。

（5）掌握好使用时机。在发生红蜘蛛的枸杞园中，当叶片受害已很严重时，不宜再喷石硫合剂，以免加速叶片干枯、脱落。

（6）掌握好与其他药剂混用和间隔使用。石硫合剂属强碱性药剂，如果与其他药剂混用不当，或前后使用间隔时间不足时，不但会降低药效，而且还会引起药害。波尔多液与石硫合剂绝对不能混用，即使前后间隔合用，也需要充分的间隔期，先喷石硫合剂的，要间隔 10~15 d，才能喷波尔多液；先喷波尔多液的，要间隔 20 d 以后才能喷石硫合剂，以免发生药害。

在使用矿物源农药时必须注意药害，因为它们的使用浓度高，常会使农作物产生药害。使用时，一定要小心谨慎，注意喷药质量，选择适宜的天气施药。

### （三）微生物源农药

微生物源农药是利用微生物（如细菌、病毒、真菌和线虫等）或其代谢物作为防控农业有害物质的生物制剂。微生物源农药可分为原生动物型、线虫型、真菌型、细菌型、病毒型以及农用抗生素。苏云金菌属于芽孢杆菌类，是目前世界上用途最广、开发时间最长、产量最大、应用最成功的生物杀虫剂。昆虫病原真菌属于真菌类农药，根据真菌农药沙蚕素的化学结构衍生合成的杀虫剂巴丹或杀螟丹等品种，已大量应用于实际生产中。农用抗生素是一类应用广泛、品种众多的微生物农药，它是由微生物产生的次级代谢产物，在低微浓度时即可抑制或杀灭作物的病虫鼠害或调节植物生长发育的一种制剂。

### 1. 阿维菌素

阿维菌素是一类具有杀虫、杀螨、杀线虫活性的十六元大环内酯类抗生素，对害虫和螨类以胃毒作用为主，兼有触杀作用，并有微弱的熏蒸作用和有限的植物内吸作用。但它对叶片有很强的渗透作用，可以跨层运动，从而杀死表皮下的害虫，且残效期长。具有结构新颖、农畜两用的特点，制剂低毒，对捕食性昆虫和寄生性天敌没有直接触杀作用，对益虫的损伤小，在土壤内被土壤吸附不会移动，并且易被微生物分解，在环境中无累积作用，渗透性好，受雨水影响小，对作物安全，可防控多种枸杞害虫。

### 2. 浏阳霉素

浏阳霉素属大环四内酯类化合物，纯品为无色棱状结晶。该药对紫外线敏感，在阳光下照射 2 d，可分解 50% 以上，是一种微生物代谢产物和高效、低毒杀虫、杀螨剂。浏阳霉素对多种作物的叶螨有良好的触杀作用，对螨卵有一定抑制的作用。对蚜虫也有较高的毒杀效果。

使用此农药要注意：

（1）与其他农药混用，应先试验，再推广使用，药液应随配随用。

（2）本品对鱼有毒，应避免污染河流和水塘等。

（3）药剂贮存在避光、阴凉、干燥处。

（4）最后一次施药离收获的时间为 20 d。

（5）如溅入眼睛里，应立即用大量清水冲洗；如接触皮肤或衣物，可用大量清水或肥皂清洗。

### 3. 苏云金杆菌

苏云金杆菌是一种广谱微生物杀虫剂，杀虫效果好，对人、畜、植物安全无毒。据国外资料报道，它能防除农、林、牧、卫生害虫 4 个目 32 科 121 种昆虫，尤其是鳞翅目的幼虫最易被感染，对双翅目和鞘翅目的昆虫也有药效。苏云金杆菌为一种生物源杀虫剂，以胃毒作用为主。该药主要用于防控直翅目、鞘翅目、双翅目、膜翅目，特别是鳞翅目的多种害虫。苏云金杆菌可产生内毒素和外毒素。内毒素是主要的毒素，在昆虫的碱性中肠内，可使肠道在几分钟内麻痹，肠道内膜破坏，使杆菌的营养细胞极易穿透肠道底膜进入昆虫血淋巴，昆虫即停止取食，最后昆虫因饥饿和败血症而死亡。外毒素作用缓慢，它能抑制依赖于 DNA 的 RNA 聚合酶的作用，而在蜕皮和变态时起作用，影响 RNA 的合成。

使用此农药要注意：

（1）苏云金杆菌主要用于防控菜青虫、小菜蛾等鳞翅目害虫的幼虫，施药期应比使用化学农药提前 2~3 d。对害虫的低龄幼虫效果好。30 ℃以上施药效果最好。

（2）不能与内吸性有机磷杀虫剂或杀菌剂混合使用。

（3）晴天最佳用药时间在日落前 2~3 h，阴天时可全天进行。雨后须重喷。

（4）药剂应存放在低温、干燥和阴凉的地方，以免变质。

（5）苏云金杆菌的质量好坏，以其毒力大小为依据。存放时间太长或使用方式不对则会降低其毒力。因此，使用前应对产品做必要的生物测定。

### 5. 农抗 120

农抗 120 是一种广谱性杀菌剂，兼有保护和治疗作用，对多种植物病原菌有强烈的抑制作用。它可直接阻碍病原菌蛋白质的合成，导致病原菌死亡。对人、畜低毒，无残留，不污染环境，对作物和天敌安全，并有刺激植物生长的作用。

使用此农药要注意：除碱性农药以外，可与其他杀虫剂、杀菌剂混用。

### （四）杀菌剂

### 1. 多菌灵

多菌灵是一种广谱、内吸性的杀菌剂。对多种作物由真菌（如半知菌，多子囊菌）引起的病害有防控效果。可用于叶面喷雾，种子处理和土壤处理等。

使用此农药要注意：

（1）多菌灵可与一般杀菌剂混用，但与杀虫剂、杀螨剂混用时要随混随用，不宜与碱性药剂混用。

（2）长期单一使用多菌灵易使病菌产生抗药性，应与其他杀菌剂轮换使用或混合使用。

（3）做土壤处理时，有时会被土壤微生物分解，降低药效。如土壤处理效果不理想，可改用其他使用方法。

（4）安全间隔期 15 d。

### 2. 托布津

托布津是高效广谱强力内吸杀菌剂，对多种病害有显著的防控效果。具有速效性和特效性，定期的喷洒能有效防止病害蔓延。对人、畜低毒，对植物安全。

使用此农药要注意：

（1）本品可与多种农药混用，但请勿与铜制剂混用。

（2）本品连续喷雾时间隔 7~10 d，收获前 15 d 内禁止使用。

（3）施药时须进行适当防护，防止由口鼻吸入，万一吸入，应注射阿托品或请医生治疗。

### 3. 乙磷铝

乙磷铝是低毒、内吸、烷基亚磷酸盐类杀菌剂。该药内吸性强，在植物体内可双向输导，具有保护和治疗作用。乙磷铝主要用于防控卵菌纲病原真菌引起的霜霉病、疫病等。常用剂型有 80% 和 90% 原药，40% 水溶性粉剂，30% 胶悬剂等。药液浓度应按有效成分含量配制，一般以 40% 水溶性粉剂配制 400~500 倍液喷洒。注意乙磷铝易吸潮结块，应密封干燥保管，如果遇潮结块，不影响药效。

### （五）除草剂

### 1. 施田补

施田补是一种选择性内吸局部传导型土壤处理剂。药剂通过杂草的幼芽、幼茎和根系吸收，抑制杂草幼芽和次生根分生组织的细胞分裂，从而阻碍杂草幼苗生长而死亡。施田补杀草谱广，不仅对许多单子叶杂草和一年生莎草，如稗草、马唐、牛筋草、千金子、狗尾草等效果好，而且对阔叶杂草，如藜、马齿苋、繁缕、苍耳、婆婆纳、猪殃殃等同样有效，是其他除草剂所无法比拟的。施田补作为芽前旱田除草剂，对大多数作物具有很高的安全性，并且持效期长达 45~60 d，施药后可解决作物整个生育期的杂草危害。施田补也可以和多种除草剂混用，以提高杀草效果。

### 2. 氟乐灵

氟乐灵是一种应用广泛的旱地芽前土壤处理剂，由于氟乐灵具有易挥发、易光解，水溶性极小，不易在土层中移动、持效期长等特点，所以常用于苗前土壤处理，它主要通过杂草的胚芽鞘与胚轴吸收而起作用，对已出土杂草无效。

### 3. 百草枯

百草枯为速效触杀型灭生性除草剂，制剂为 20% 克芜踪水剂。在幼树行间和株间进行定向喷雾，是幼林抚育和苗圃化学除草的有效措施。苗圃播种后出苗前，以及造林地移栽之前，可直接对地面杂草进行喷雾处理。

使用此农药要注意：

（1）用时不要将药液飘移到果树或其他作物上。

（2）喷洒要均匀周到，可在药液中加入 0.1% 洗衣粉以提高药液的附着力。

### 4. 草甘膦

草甘膦属有机磷类内吸传导型灭生性除草剂。该药可被植物吸收，并能在体内输导到地下根、茎，导致植株死亡，并失去再生能力。草甘膦作用缓慢，一、二年生杂草，施药后 15~20 d 枯死；多年生杂草，施药后 20~25 d 地上部分枯死，地下部分渐渐腐烂。对人低毒，对鱼类、鸟类和天敌昆虫安全。

使用此农药要注意：

草甘膦只有被杂草绿色或幼嫩部位吸收后才能发挥作用。因此喷药要均匀周到，要定向喷雾，不能喷到树冠上或附近其他作物上，以免发生药害。施药后 4 h 遇雨应重喷，该药有腐蚀性，在使用和贮存时要用塑料容器。低温贮存时有结晶析出，用前要充分摇动，使晶体溶解，才能保证药效。

# 第五节　物理防控

## 一、枸杞红瘿蚊地膜覆盖控制技术

枸杞红瘿蚊的个体发育过程是在土壤和地上植株的花蕾、果实中交替进行的，一生中的大部分发育时期虫体等藏匿而不外露，仅有入土化蛹前的老熟幼虫和羽化出土后产卵前的成虫短暂暴露。地上生活的虫体包被于花、果实等器官中，受到屏蔽作用，采用药物防控药液不容易接触虫体，防控时期把握不及时，难免会出现防控不理想的情况。一般情况下，对于枸杞园春季灌溉后，能够保证地表土壤板结，对阻止枸杞红瘿蚊出土羽化，具有良好的效果。对于地面带有沙性的土壤类型，灌溉后地表不易形成板结层或者形成的板结层不够牢固，枸杞红瘿蚊仍然可以大量羽化出土。采取宁夏农林科学院植物保护所研究的"枸杞红瘿蚊覆膜隔离防控技术"，通过切断枸杞红瘿蚊世代发育进程，阻止成虫羽化出土产卵，有效提升枸杞病虫害防控的主动性，使枸杞红瘿蚊的防控效果大幅度提高。

### （一）覆盖地膜的时间

每年的 4 月 10 日前后枸杞红瘿蚊越冬代成虫准备羽化出土时覆盖地膜，5 月中上旬成虫羽化结束时撤膜，可有效防控红瘿蚊。

### （二）覆膜材料

覆膜材料的厚度没有较大的差异，只要能够起到隔离作用，不易破损就可以了，生产上可使用厚度为 0.008~0.016 m，宽度为 120 m 的普通聚乙烯地膜或农膜。微膜因为太薄，遇到风吹或其他因素的影响，容易破损，起不到隔离防控的目的，因此不宜使用。

（三）具体操作要求

覆膜前，首先要完成枸杞园地的修剪、铲园、清园以及施肥等各项工作，并尽量保持枸杞园地的平整。覆置地膜时，以树行为中线，在树行两侧同时覆膜，宽度保持在树冠下超出冠幅地面垂直投影 15~20 cm 处，枸杞树两侧的膜靠近行间的内侧边，拉拢叠到一起，重叠宽度 5~10 cm，并用土压实。两侧膜靠近行间的外侧边，埋入预先挖好的深 20 cm 的小沟内，以土压实。行间留 15~20 cm 的走道，尽可能确保薄膜对地面的最大覆盖面积。撤膜时，从树行一头揭起膜的一端，轻轻拉到另一端，边拉边抖落膜上的土壤，并将膜卷起，尽量保持膜的完整性，以备来年使用，节约经济成本。

**二、枸杞害虫诱粘板物理防控技术**

根据枸杞害虫对颜色的特殊趋性及其对光、色等物理因素的反应规律，利用其活跃性等生物学习性，制作成两面均涂有颜料、表面涂刷黏性剂的诱粘板。依据枸杞害虫的田间活动规律，在枸杞园选择一定时期、特定时段、一定高度和特定方向，悬挂具有诱导和黏附双重作用的诱粘板，对枸杞害虫先行诱导，后通过黏着固定。诱集枸杞害虫并将其黏附固定在诱粘板表面，使其不能活动取食而死。

# 第六节　生物防控

利用生态学中的食物链原理，通过捕食者、寄生者、病原菌等天敌降低有害生物（病、虫、草、鼠）的种群密度。根据生态系统中生物之间相互竞争、抑制、互利、共生的原理来调节和有效地控制有害生物的大暴发。同时，避免了使用化学农药的种种弊端。

## 一、天敌防控

在自然界中，很多天敌昆虫以害虫为食料维持生存，帮助人类消灭害虫，保持着自然界的生态平衡。最初应用天敌昆虫进行"以虫治虫"主要采取捕捉一些个体较大的益虫，例如瓢虫、步行甲等。到20世纪中期，通过对这些益虫生活习性、发育过程的深入研究，充分掌握了它们的繁殖技术，开始用工厂化的生产方法，大规模人工繁殖并用于农业生产，使其转变为动物源杀虫剂，并成为商品进入了市场销售。

用于害虫控制的捕食性天敌昆虫主要有蜻蜓目、螳螂目、半翅目、蛇蛉目、脉翅目、鞘翅目、革翅目和双翅目等类群，另外还有一些螨类。捕食性天敌昆虫大多以捕食对象的体液为食，如半翅目和脉翅目昆虫及一些捕食螨。目前枸杞害虫的天敌主要有七星瓢虫、中华草蛉、小花蝽、食蚜瘿蚊等，现简要介绍如下。

### （一）七星瓢虫

七星瓢虫是鞘翅目瓢虫科的捕食性天敌昆虫，在我国各地广泛分布。

七星瓢虫以鞘翅上有7个黑色斑点而得名。七星瓢虫成虫寿命长，平均77 d，以成虫和幼虫捕食蚜虫、叶螨、白粉虱、玉米螟、棉铃虫等幼虫和卵。七星瓢虫1头雌虫可产卵567~4 475粒，平均每天产卵78.4粒，最多可达197粒。七星瓢虫的取食量大小与气温和猎物密度有关。以捕食蚜虫为例，在猎物密度较低时，捕食量随密度上升而呈指数增长；在密度较高时，捕食量则接近极限水平。气温高的条件下，影响七星瓢虫和猎物的活动能力捕食率提高。据统计，七星瓢虫对烟蚜的平均日取食量为1龄10.7头，2龄33.7头，3龄60.5头，4龄124.5头，成虫130.8头。七星瓢虫近80 d的生命期可取食上万头蚜虫。七星瓢虫对人、畜和天敌动物无毒无害，无残留，不污染环境。

**1. 使用方法**

七星瓢虫在大田和保护地均可使用，释放虫期一般为成虫和蛹期，在适宜气候条件下，也可释放大龄幼虫，在温室、大棚等保护地，也可释放卵液。

（1）释放成虫　成虫的释放一般应选在傍晚进行，利用当时气温较低，光线较暗的条件，释放出去的成虫不易迁飞。在成虫释放前应对其进行24~48 h的饥饿处理或冷水浸渍处理，降低其迁飞能力，提高捕食率。释放成虫2 d内，不宜灌水、中耕等，以防迁飞。

释放成虫的数量，一般是每亩放200~250头。靠近村屯的大田，七星瓢虫释放后，易受麻雀、小鸡等捕食，可适当增加释放虫量。在温室、大棚等保护地，可通过采点调查，计算出当时温室、大棚内的蚜虫总量，按1头瓢虫控制200头蚜虫释放成虫。

（2）释放蛹　一般在蚜虫高峰期前3~5 d释放。将七星瓢虫化蛹的纸筒挂在枸杞植株中上部位，10 d内不宜耕作活动，以保证若虫生长和捕食，提高防效。

（3）释放幼虫 在气温高的条件下，例如气温在20~27 ℃，夜间>10 ℃时，释放幼虫效果最好。方法是将带有幼虫的纸筒，悬挂在枸杞植株中上部即可。可在田间适量喷洒1%~5%的蔗糖水。或将随有蔗糖水的棉球，同幼虫一起放于田间，供给营养提高其成活率和捕食力。

（4）释放卵 在环境比较稳定的田块或保护地，气温又较高（不低于20 ℃）的条件下，可以释放卵。释放时将卵块用温开水浸渍，使卵散于水中，然后补充适量不低于20 ℃的温水，再用喷壶或摘下喷头的喷雾器，将卵液喷到植株中上部叶片上。喷洒卵液后10 d内不宜进行农事活动，以保证卵孵出幼虫，并提高成活率。释放的瓢蚜比应适当降低，一般以1：10~1：20为宜。

**2. 注意事项**

（1）在购入不同剂型的七星瓢虫后，应及时释放到田间。

（2）释放后要进行田间调查，在瓢蚜比过低时，应酌情补放。

**（二）中华草蛉**

中华草蛉是脉翅目草蛉科天敌昆虫，可捕食蚜虫、粉虱、叶螨及多种鳞翅目害虫幼虫及卵，抗逆性和捕食能力强，自然分布区域广。

成虫体长9~10 mm，前翅长13~14 mm，后翅长11~12 mm，体黄绿色。胸和腹部背面两侧淡绿色，中央有黄色纵带。头淡黄色，触角比前翅短，灰黄色，基部2节与头同色，翅透明、较窄，端部尖，翅脉黄绿色。卵椭圆形，长0.9 mm，具有长3~4 mm的丝柄，初产绿色，近孵化时褐色。3龄幼虫体长7.0~8.5 mm，宽2.5 mm，头部除有一对倒"八"字形褐斑外，还可见到两对淡褐色斑纹。

幼虫活动力强，行动迅速，捕食时十分凶猛，有"蚜狮"之称。在整个幼虫期，可捕食蚜虫500~600头。耐高温性好，在35~37 ℃条件下正常繁殖，幼虫如遇饲料缺乏，有互相残杀的习性。成虫的寿命春季为

50~60 d，夏季为 30~40 d，雌虫的寿命比雄虫长。中华草蛉对人、畜和天敌动物无毒、无害，无残留，也不污染环境。

**1. 使用方法**

（1）释放成虫　在大田释放成虫后容易逃走，且易被鸟类等捕食，故多在温室、大棚等保护地释放。一般按益害比 1 ∶ 15~1 ∶ 20 投放，或每株放 3~5 头，隔 1 周后再放，共放 2~4 次。

（2）释放幼虫　单头释放是将刚孵化的幼虫，用毛笔挑起放到发生害虫的植株上；多头释放是将快要孵化的灰卵用刀片刮下，另用小玻璃瓶或小塑料袋，装入定量的无味锯末，按每亩放 50 g 锯末接入草蛉灰卵 500~1 000 粒，并加入食粮的蚜虫或米蛾卵（1 ∶ 5~1 ∶ 10 的比例）作饵料。用纱布扎住瓶口或袋口，在 25 ℃条件下待其孵化，当有 80% 的卵孵化时即可释放，撒到枸杞植株中上部，或用塑料袋，内装 2/3 的细纸条，按一定比例加入草蛉卵和饲料，待草蛉孵化后，取出纸条分别挂在植株上，使纸条上的幼虫迁至植株叶片定居，发挥捕食作用，释放数量和次数，同成虫。

（3）释放卵　将粘有卵粒的卵箔，剪成小纸条状，每条上有卵 10~20 粒，隔一定距离，用胶带粘在叶片背面，待幼虫孵出后捕食害虫，一般每亩保护地释放卵粒 8 万粒左右，对控制温室白粉虱效果良好。

**2. 注意事项**

（1）草蛉的释放主要在保护地的温室、大棚内进行。

（2）购入不同剂型的草蛉，均应及时释放，尽可能避免贮藏。

（3）释放时要注意均匀分布，保证防效。

（4）在释放草蛉后，不宜再用杀虫剂喷施，以防杀死天敌昆虫。

**（三）小花蝽**

小花蝽为半翅目花蝽科捕食性天敌昆虫，可捕食蚜虫、蓟马、叶螨、粉虱等害虫及鳞翅目幼虫和卵。在我国自然条件下，因地域不同，小花蝽1年发生5~8代，世代重叠现象明显。1个世代历期一般18~20 d，在气温较低的春、秋季为28~38 d，夏季成虫寿命21~29 d，越冬代成虫寿命120~150 d。据研究，1头小花蝽雌虫可捕食叶螨（卵）350头（粒），雄虫可捕食510头（粒）；若虫全期平均可捕食126头（粒）。小花蝽对人、畜和天敌动物无毒、无害，无残留，也不污染环境。

**1. 使用方法**

一般释放卵，将带有小花蝽卵的黄豆芽，栽于果园或温室，卵的孵化率可达80%~95%，成虫获得率为50%以上。释放时间不受害虫发生多少的限制，只要田间的温度、湿度适合，即可进行释放，成虫出现后，以植物汁液、花粉为食物，遇到害虫则可以捕食。

**2. 释放方法**

（1）栽植带卵的黄豆芽　栽植后随豆芽成活生长，有利于保湿和卵的孵化，若虫成活率高。栽带卵豆苗的间距一般为20 m。

（2）悬挂带卵的黄豆芽　先用脱脂棉包裹带卵的黄豆芽根部，浸湿后再用帕拉膜缠住脱脂棉保湿，然后再挂到温室植物枝条上。此法常因保湿不好，卵的孵化率不如移栽法高。挂带卵黄豆苗的间距为20 m。

**3. 释放量及效果**

在温室释放小花蝽，每平方米释放20~30头，虫害密度大时可增至50~60头。

**4. 注意事项**

（1）栽植带卵黄豆芽，遇天旱应及时浇水，防止干死。悬挂的带卵黄豆芽，也可补水，使脱脂棉湿润，延长豆芽的存活期。

（2）带卵黄豆芽不能及时应用时，可放在冰箱冷藏室保存，贮藏期不宜多于15 d。

### （四）食蚜瘿蚊

食蚜瘿蚊属双翅目瘿蚊科天敌昆虫，可以取食 60 多种蚜虫，在害虫生物防控中具有重要作用。食蚜瘿蚊以幼虫捕食蚜虫，每头幼虫一生可取食 60 头蚜虫。在食物缺乏时也可取食白粉虱蛹、叶螨卵等。1 年可繁殖 7~8 代，以老熟幼虫在土壤中越冬。在温室内可周年繁殖达 12~14 代，对控制温室蚜虫作用很大。

食蚜瘿蚊对人、畜和天敌动物无毒、无害，只吃蚜虫或螨卵，不危害其他天敌昆虫，也不污染环境。

### 1. 使用方法

一般在温室、大棚等保护地内使用。放虫量按食蚜瘿蚊：蚜虫为 1 ： 20~1 ： 30 的比例进行。放虫时，将装有幼虫的盒子上面扎几个孔眼，分散均匀地摆到植株中间即可。幼虫化蛹后羽化出成虫，从盒孔飞出，在有蚜虫的叶片上产卵，经 2~4 d 孵出幼虫即取食蚜虫，吸取蚜虫体液使其死亡。

放虫的适期应掌握在蚜虫发生初期，按照采点调查单株植株上的蚜虫量，计算出温室或大棚内的当时总蚜量，再按益害比 1 ： 20~1 ： 30 的比例，确定放食蚜瘿蚊的数量。一般来说。放虫一次，在整个生育期有效。

### 2. 注意事项

（1）在蚜虫发生初期放虫，使食蚜瘿蚊幼虫孵出后即可获得食料。

（2）在放虫的温室和大棚内，不宜喷洒杀虫剂，防止杀伤食蚜瘿蚊。

（3）要掌握好益害比放虫，不能太少，以免影响功效。

（4）购入的食蚜瘿蚊盒不能及时使用时，可放在冰箱冷藏室保存。在 1 ℃条件下，可保存 1 个月；在 5 ℃条件下，可保存 8 个月。

（5）发现温室或大棚内放入食蚜瘿蚊后，蚜虫繁殖很快，虫口上升时，可补充释放食蚜瘿蚊。

## 二、天敌保护利用措施

### （一）栖境的提供和保护

天敌昆虫的栖境包括越冬、产卵和躲避不良环境等生活场所。在枸杞生产中，通过在沟、渠、路两侧及林带种植多种绿肥植物，既可扩大枸杞生产用的有机肥源，又可增加植物的种类，实现有机枸杞种植系统内植被的多样性。植被多样性的建立，既创造了有利于天敌栖息取食、繁殖的场所，使其能躲避人类田间活动的（喷洒农药）干扰，又创造不利于害虫发生的环境条件，起到防控害虫的作用。如草蛉几乎可以取食所有作物上的蚜虫和多种鳞翅目昆虫的卵和初孵幼虫，且某些大草蛉成虫喜欢栖息于高大植物上。因此，多样性的作物布局或成片种植乔木和灌木可提供天敌的栖息场所，有效地招引草蛉。越冬瓢虫的保护是扩大瓢源的重要措施，它是在自然利用瓢虫的基础上发展起来的。

### （二）提供食物

捕食性昆虫可以随着环境的变化选择他们的捕食对象。捕食性昆虫的捕食量一方面与其体形大小有关，另一方面与被捕食者的种群数量和营养质量有关。猎物捕食的难易程度与捕食者的搜索力、猎物种群的大小、空间分布类型和生境内空间障碍有关。一般来说，捕食者对猎物种群密度的要求比寄生性昆虫要高。天敌各时期对食物的选择有一定的差别，如草蛉1龄幼虫喜欢食棉蚜、棉铃虫卵，而不食棉铃虫幼虫。取食不同食物对其发育经历、结茧化蛹率和成虫的寿命及产卵量均有不同程度的影响。草蛉冬前取食时间的长短和取食量的大小与越冬后虫源基数密切相关，冬前若获得充足营养，则越冬率和冬后产卵量可大大提高。有些捕食性昆虫在产卵前除了捕食一些猎物外，还要取食花粉、蜜露等后才能产卵。

# 第七节　预测预报

枸杞病害的预测预报就是预先了解枸杞病害发生的可能性，发生的轻重程度，从而决定防控对策。枸杞各种病害预测的主要根据是病害的生物学特性、侵染过程和侵染循环的特点，病害流行前寄主的感病情况与病源物的数量，病害发生与环境的关系，当地的气象预报等。

在枸杞害虫的预测中，常常采取直接取样调查的方法。其调查结果的准确程度与取样方法、取样的样本数、样本的代表性有密切的关系。

## 一、枸杞害虫种类调查

调查方法主要是进行田间采集调查，其次可用诱虫灯、色板诱集和性引诱等方法。田间采集调查最好每半月进行一次，凡遇到害虫或益虫都应该采集标本，标明名称、危害虫态、捕食或寄生状态等。对于一些不知名的害虫或益虫，可以临时编号待查。通过诱集器所诱得的昆虫标本要及时检查登记。这样经过两年的系统调查，就可能获得当地枸杞作物上的害虫或者益虫种类，组成较完整的基本资料，为进一步研究枸杞作物上的虫情及危害状态和防控工作打下基础。

## 二、枸杞害虫数量调查

害虫数量调查方法一般采取取样调查的方法。影响取样调查代表性的因素主要有人为因素和调查取样技术两个方面。人为因素主要是指调查的责任心，只要责任心强就可以减少人为因素造成的影响。调查取样技术主要包括取样方式、样本数量和取样单位三部分。

## （一）昆虫分布型

昆虫由于其生物学特性和对环境条件的长期适应性，而表现出一定的分布型。最常见的有三种分布型：随机型、核心型和嵌纹型。活动力强的昆虫一般呈随机型分布，比如蚜虫、瘿螨、木虱等；活动力弱的昆虫呈核心型分布，表现在田间分布均匀，形成一个个核心集团，并从核心作放射性的蔓延；有的昆虫是从田间的杂草过渡来的，在田间呈不均匀的疏密相间分布，称为嵌纹型分布。

## （二）调查取样技术

### 1. 取样方法

对于随机型分布的昆虫可采取五点取样法、棋盘式或对角线式的取样方式，能够获得较为准确的数据。核心型分布采用分行取样或棋盘式取样方法，比较有代表性。嵌纹型分布的昆虫采取"Z"形或棋盘式取样方法较为科学。

### 2. 取样单位

枸杞病害虫调查取样单位因虫种不同、虫态不同、生活方式不同而存在差异。因为枸杞害虫大多虫体较小、不活泼、数量多而且具有一定的群集性，如枸杞蚜虫、瘿螨及锈螨等，可以取枸杞植株的一部分（叶片、枝条、花蕾及果实）或枝条的一定长度作为取样单位。生产上对于某些病害比如枸杞根腐病及流胶病，可以枸杞植株发病数量作为取样单位来统计。对于比较活泼的虫情，如枸杞红瘿蚊、枸杞木虱等昆虫，通常以时间作为调查取样的单位，即以单位时间内采集到的或目测到的昆虫的数量来表示。

### 3. 样本数量

在调查昆虫过程中，所取样点数量的多少叫做样本数量，一般为5点、10点、15点或20点。以植株为单位时，一般采取50~100株。枸杞面积小、地形一致、生长整齐，四周没有特殊影响，属随机分布型昆虫，取样时可以少些；反之，样本数量要多些。

### （三）枸杞害虫田间统计分析

通过对枸杞田间害虫数量调查的数据，采用数理统计、相关分析、聚类分析和时间序列分析的方法，就可将枸杞田间害虫的集中趋势和离散趋势进行有效的分析，绘制各种枸杞害虫在田间发生的动态曲线。依靠害虫动态曲线，结合当地气候特点，可以为枸杞生产病虫害的发生进行有效的预测预报，使生产管理者随时了解枸杞基地的病虫害发生情况，提出并实施病虫害防控的最佳方案。

### （四）枸杞主要害虫的调查方法

**1.虫情监测、预报方法**

（1）枸杞蚜虫

种群调查：每年越冬前 10 月 20 日—11 月 20 日调查越冬卵基数，越冬后 3 月 20 日—4 月 10 日调查多年生枝条上越冬卵孵化率。4 月 10 日开始系统调查。每 5 d 随机或定点调查 1 次，选 30 cm 长的枝条 20~25 枝，调查对象是若虫，成虫、有翅蚜量，持续调查至 11 月 20 日。每次调查全部选取刚发出的嫩枝。

种群预测：蚜虫每完成一世代有效积温（K）为 88.36 日度，发育起点温度为 8.9 ℃。通过发育起点温度预测，历年开始发生危害期为 4 月 15 日—5 月 5 日，高峰期为 5 月 15 日—6 月 15 日。

（2）枸杞红瘿蚊

种群调查：越冬后，3 月 20 日前掏土检查越冬虫茧数，每次不低于 5 个样点取样。每样点取 30 cm×30 cm 样方，以 5 cm、10 cm、20 cm、30 cm 分层取土。通过越冬虫茧预测田间虫口基数，4 月 10 日开始系统调查。每 5 d 随机或定点调查 1 次 30 cm 长的枝条 20~25 枝。调查对象是花蕾总数和被害花蕾数。每次调查全部选取刚发出的嫩枝及幼蕾。

种群预测：物候观察，每年春季枸杞放叶时，越冬成虫羽化，为害老眼枝幼芽，春梢（又称新枝或七寸枝）抽出后，第 1 代成虫开始羽化，为害春梢幼蕾。发育起点温度：每代有效积温为 347.5 日度，发育起点温度为 7 ℃。通过发育起点温度预测，正常年份 4 月 10—15 日越冬成虫将进入羽化期。

（3）枸杞瘿螨、锈螨

种群调查：每年 5 月 10 日开始调查，11 月 10 日结束，每 5~10 d 调查 1 次。每次随机或定点取 5~10 样株，共取 100 片叶。分 5 级调查虫情指数：0 级正常叶；1 级有 1~2 个小于 1 mm$^2$ 的虫瘿斑；2 级有 2~3 个大于 1 mm$^2$ 的虫瘿斑；3 级有 3~4 个或多个 2 mm$^2$ 以下的虫瘿斑；4 级有 2 mm$^2$ 以上的虫瘿斑或有致畸叶片或嫩枝。

种群预测：越冬成虫镜检，取当年及二年生枝条 20 枝在解剖镜下观察越冬芽、鳞片内及枝条缝隙内的越冬成虫，统计成虫及卵。

物候观察：越冬芽开始展叶时，成虫从越冬场所迁移至新叶上产卵。孵化后若虫侵入植物组织造成虫瘿。5 月中下旬新梢盛发时，二年生枝条上的瘿螨从虫瘿内爬出，扩散到新梢上为害，春梢最旺盛的季节也是大量形成虫瘿的时期。

（4）枸杞木虱

每年 3 月 20 日开始调查，每 10 d 调查 1 次，11 月 10 日结束。越冬成虫调查：每次随机取 30 cm×30 cm 样方，调查树冠下土缝中 3 cm 深土层中、土表枯萎的枸杞卷叶中的虫量，同时调查田埂土缝和枸杞老树皮下的越冬成虫。

卵调查：每次随机或定点取 5~10 样株，共取 100 片叶，统计有卵叶、无卵叶数。

物候观察：越冬芽开始展叶时，成虫开始大量产卵。

（5）枸杞负泥虫

该虫不是常年发生种，4月10日开始调查，每10 d调查1次，10月20日结束。随机取50枝30 cm长的枝条，统计卵、若虫、成虫。

### 三、枸杞主要鸟害

麻雀等鸟类已对宁夏枸杞生产造成严重危害，特别是在枸杞成熟期啄食果实，导致果实脱落、烂果，并引发病虫害，对产量和品质造成严重影响。常用的保护措施是拉防鸟网，但不仅成本高、费工费力，而且影响田间作业。

驱鸟剂是一种长效多功能驱避剂，利用鸟类嫌弃的味觉，缓慢持久地释放出一种清香气体，雀鸟闻到即逃，具有很强的驱避作用，有效驱鸟但不伤害鸟，对人、畜无害，且成本低。在枸杞种植区可以引进多种驱鸟剂进行试验，明确驱鸟剂对麻雀在枸杞地栖息和觅食的影响，研究驱鸟剂对枸杞地麻雀的防御效果，确定对麻雀防御最有效的驱鸟剂品种及使用时间、方法、剂量，制定驱鸟剂在枸杞上的使用技术规程，并在枸杞产区进行示范推广。

**思考练习题：**

1. 枸杞主要病虫害的防控原则是什么？

2. 采用哪些农艺措施可以防治蚜虫？

3. 枸杞生长季节有几个明显的关键虫害期和 1 个关键的病害期？分别是哪些时间段？

4. 枸杞园的整地对病虫害有什么影响？

5. 适时灌溉是如何改变害虫的生存环境条件的？

6. 田间清园为什么对防控枸杞病虫害有重要作用？

7. 化学防控的特点是什么？使用化学防控技术时需要注意哪些事项？

8. 针对枸杞病虫害的选择化学药时需要注意哪些方面？

9. 如何有效控制病虫抗药性的产生？

10. 有机磷杀虫剂的杀虫机理是什么？使用过程中需要注意什么？

11. 拟除虫菊酯类杀虫剂的特点有哪些？使用时需要注意什么？

12. 溴氰菊酯的特点是什么？使用时需要注意什么？

13. 枸杞红瘿蚊为什么难以防控？如何应对这个问题？

14. 枸杞害虫诱粘板物理防控技术的原理是什么？

15. 什么是生物防控？它主要使用哪些天敌来控制有害生物？

16. 七星瓢虫如何使用进行害虫控制？它的捕食对象主要是哪些害虫？

17. 中华草蛉的特点是什么？它主要用于哪些害虫的防控？

18. 枸杞害虫的预测预报的主要依据是什么？

19. 枸杞害虫的数量调查方法有哪些？

20. 枸杞害虫数量调查的样本数量应该如何确定？

# 第八章　枸杞病虫害的防治

枸杞植株的茎叶茂盛且果汁甜美，容易成为多种害虫的寄主。据调查研究，宁夏有 5 种枸杞病害，38 种枸杞害虫，其中有 7 种主要害虫为枸杞特有。如果对枸杞病虫害不及时防控，常常会导致枸杞严重减产，甚至绝收。

枸杞是连续花果植物，一年中多次开花和多次结果。主要病虫害一年发生多代，虫类同期、虫态生活史重叠现象极为普遍，防控难度大。从生产上危害的严重程度来看，主要有枸杞黑果病、枸杞根腐病、枸杞白粉病、枸杞流胶病和枸杞蚜虫、枸杞木虱、红瘿蚊、锈螨、瘿螨、负泥虫、蓟马害虫等。

## 第一节　枸杞主要病害的防治

### 一、枸杞黑果病

黑果病，也叫做炭疽病，是枸杞的一种主要病害。这种病害会影响枸杞的青果、花、蕾以及嫩枝和叶。当发病严重时，会导致产量减少 50% 左右，甚至减产达 80%。发病的程度和枸杞生长季节的降雨量有直接关系，如果降雨天数多，发病的程度就会更严重。当病情较轻时，果实成熟后会形成黑色的病斑，从而降低经济价值；而当病情严重时，则会导致青果全部变黑，完全失去经济价值。

## （一）发病症状

当枸杞青果感染后，就会出现小黑点、黑斑或黑色网状纹。在阴雨天，病斑会迅速扩大，使果变黑，并长出橘红色的分生孢子堆。在晴天，病斑的发展会相对缓慢，病斑会变成黑色，但是未发病部分仍然可以变成红色。当花感染后，花瓣上会先出现黑斑，轻微感染后仍然能够开花结果；当感染严重时，就会变成黑色花，子房也会干瘪，不能结果。花蕾感染后，初期会出现小黑点或黑斑，当感染严重时会变成黑蕾，无法开放。在枝和叶感染后，就会出现小黑点或黑斑。

## （二）病原菌

在20世纪初，宁夏农林科学院植保所的科研人员就对黑果病进行了研究。经过分离鉴定，这种病害被认定为炭疽病菌［*Glomerlla cingulata*（Stronem）.Schr spauld，无性世代 *Colletotrichum gloesporioides* Penz，异名为 *Gloeosporium fructigenum* Berk］。这种病害的分生孢子堆为椭圆形，在培养基上最初呈白色，后期菌丝会变成灰白色；分生孢子堆的颜色则是橘红色，分生孢子梗棒状，没有刚毛。试验表明，枸杞炭疽病菌分生孢子能够在15~35 ℃的温度范围内萌发，其中适温度是20~30 ℃。当温度低于10 ℃或高于35 ℃时，分生孢子则不能萌发。此外，这种病害对于空气相对湿度的要求比较严格，需要达到90%以上。当相对湿度达到100%时，孢子的萌发率为47.29%；而当相对湿度低于75%时，则不能萌发孢子。在晴天，孢子多数会在夜间萌发（详见表7-1）。

表 7-1　温度、湿度对枸杞炭疽病菌孢子萌发率的影响

| 温度 / ℃ | 孢子萌发率 / % | 相对湿度 / ℃ | 孢子萌发率 / % |
|---|---|---|---|
| 5 | 10 | 清水中 | 57.28 |
| 10 | 0 | 100 | 47.29 |
| 15 | 16.2 | 96 | 0.85 |
| 20 | 20.1 | 90 | 0.12 |
| 25 | 27.9 | 82 | 0.05 |
| 28 | 36.6 | 75 | 0 |
| 30 | 38.8 | 65 | 0 |
| 33 | 8.7 | — | — |
| 35 | 7.1 | — | — |
| 38 | 0 | — | — |

## （三）消长规律

研究表明，黑果病的发生时间、速度和程度与气温、降水量和空气相对湿度密切相关。在宁夏中宁县病害发病最早的时间是在 5 月 17 日，最晚是在 6 月 3 日。6 月上旬之前，由于空气干燥和气温偏低，病害很少发生或者发生较轻；此后，气温上升到 20 ℃以上，降水增多，病害在田间逐步加重；7 月到 8 月是病害暴发的季节，平均气温在 20 ℃以上，旬降水量达到 30 mm，田间相对湿度达到 70%~90%，病情迅速扩散，危害最大。（详见表 7-2）。

表 17-2　枸杞炭疽病田间病情消长与气温、降水量和空气湿度的关系

| 日期 | | 6 月上旬 | 6 月中旬 | 6 月下旬 | 7 月上旬 | 7 月中旬 | 7 月下旬 | 8 月上旬 | 8 月中旬 | 8 月下旬 | 9 月上旬 | 9 月中旬 |
|---|---|---|---|---|---|---|---|---|---|---|---|---|
| 2001 年 | 旬平均气温 / ℃ | 24.2 | 23.8 | 22.8 | 23.3 | 25.6 | 24.2 | 24.4 | 20.3 | 22.5 | 23.8 | 22.9 |
| | 降水量 / mm | 1.6 | 0.4 | 9.4 | 4.0 | 30.9 | 35.7 | 0 | 54.0 | 10.3 | 22.5 | 30.3 |
| | 田间发病率 / % | 1.3 | 16.2 | 60.0 | 75.3 | 56.8 | 78.3 | 95.6 | 94.2 | 43.6 | 13.6 | 14.5 |
| 2002 年 | 旬平均气温 / ℃ | 23.9 | 23.6 | 23.1 | 25.2 | 25.4 | 23.1 | 24.6 | 19.5 | 24.1 | — | — |
| | 降水量 / mm | 46.0 | 0 | 23.7 | 37.1 | 0 | 4.3 | 1.2 | 21.4 | 0 | — | — |
| | 相对湿度 / % | 49.1 | 51.8 | 61.0 | 59.0 | 54.7 | 66.6 | 58.1 | 72.8 | — | — | — |
| | 田间发病率 / % | 0.4 | 19.3 | 58.2 | 82.3 | 18.5 | 89.6 | 94.7 | 100 | 82.3 | — | — |

## （四）防控技术

### 1. 预防时间

每年 7—8 月。

### 2. 农药品种

使用高效低毒的杀菌药剂。

### 3. 最佳预防期

在阴雨天来临前的 1~2 d。

### 4. 防控方法

注重天气预报，在连续阴雨两天以上时，提前喷洒杀菌剂，实行全园预防。在阴雨天结束后再次喷洒一遍，以消灭病原菌。

### 5. 预防措施

开沟排水，摘除病果。

## 二、枸杞根腐病

病原菌为真菌，枸杞园发病普遍，但发病率较低。尤其是近年来枸杞栽植年限短，灌水次数少，此病发生轻，因此病死株不足 1%。

## （一）发病症状

该病主要是为害根颈部和根部，分两种类型。

### 1. 根朽型

根或根颈部发生不同程度的腐朽、剥落现象，茎秆维管束变褐色，潮湿时在病部长出白色或粉红色霉层。可分小叶型和黄化型两种。

①小叶型：春季展叶时间晚，叶小，枝条矮化，花蕾和果实瘦小，常落蕾，严重时全株枯死。

②黄化型：叶片黄化，有萎蔫和不萎蔫现象，常大量落叶，严重时全株枯死，也有落叶后又萌发新叶，反复多次后枯死。

**2. 腐烂型**

发病初期病部呈褐色至黑褐色，逐渐腐烂，后期外皮脱落，只剩下木质部，剖开病茎可见维管束褐变。湿度大时病部长出一层白色至粉红色菌丝状物。地上部叶片发黄或枝条萎缩，严重的全株枯死。

**（二）病原菌**

枸杞根腐病病原菌为 4 种镰刀菌：尖孢镰刀菌（*F. oxysporum*）、茄类镰刀菌（*F. solani*）、同色镰刀菌（*F. concolor*）、串珠镰刀菌（*F. moniliforme*）。其中，尖孢镰刀菌的致病性最强，其次为茄类镰刀菌。病原菌随存活病株越冬，也可随表土和土中的病株残体及病果种子越冬和传播。病菌从伤口或穿过组织皮层直接入侵到植物组织内部，引起发病。不同的病原菌和不同的侵染方式，其病害的潜育期也各不相同。

**（三）发病规律**

研究表明，受气候条件、灌水和栽培方式的影响，根腐病 6 月中下旬发病，发病盛期在 7—8 月。耕作粗放，整地质量差，田间高低不平，发病重。高密度种植，田间通风不良，发病重。新开荒地、轮作 3 年以上发病轻。枸杞根腐病的发生与温度、湿度呈正相关。一般温度越高、湿度越大，发病越重。当月平均气温在 22~25 ℃，田间相对湿度在 80% 以上时容易发病。枸杞不同品种对根腐病的抗性有显著差异。

**（四）防控技术**

**1. 保持农田清洁，减少病菌的传播和积累**

及时清理田间的病株和残体，集中烧毁或妥善处理，减少病菌的积累。

**2. 实行轮作倒茬，破坏病原菌的生存环境**

由于枸杞根腐病是一种土传病害，轮作倒茬减少根部伤口是减少菌源积累的重要途径，应尽量减少重茬。采用培土垄作和中耕时不伤根的农业措施，防控枸杞根腐病的效果可达 74.4%；平整土地，高畦深沟栽培，降低地下水位，雨后清沟排渍，防止土壤过湿。

### 3.合理施肥

以充分腐熟的有机肥、生物肥为主，磷、钾肥作为基肥，从苗期至开花期喷施液体微肥，促进枸杞生长，增强抗病能力，避免施用未充分腐熟的土杂肥。

### 4.生长期内保持田间和周围无杂草

越冬后及时清理田间落叶落果，并深埋或焚烧；周围近距离内不种植易发生共生病虫害的植物，如番茄、甜瓜等。

### 5.适时适量灌水

整个生育期共灌 8 次水。夏季高温严禁大水漫灌，避免灌后积水，严禁雨前或久旱猛灌大水，以多水口、小地块，小水浅灌、勤灌，早晚低温灌水为佳。有条件的地方实行渗灌，防止流水携带泥沙冲伤枸杞根部。发病期间禁止大水漫灌，雨后及时排除积水，并在 24 h 内喷药。

### 三、枸杞白粉病

枸杞白粉病是近年枸杞密植栽培以来出现的一种病害，虽然目前发病程度、发病面积都较低，但在生产上一直疏于防控，一旦发病条件成熟，也有可能出现流行趋势。

#### （一）发病症状

枸杞白粉病是一种真菌性病害，主要为害枸杞幼嫩的新梢和叶片。也可为害花和幼果。发病叶面和叶背有明显的白色粉状霉层，为病菌的分生孢子。受害嫩叶常皱缩、卷曲和变形，后期病组织发黄、坏死，叶片提早脱落，并长出小黑点，即病菌的闭囊壳。树体感病后，不仅影响新梢生长，导致树势衰弱，而且对当年和来年产量影响较大。

#### （二）发病规律

该病是一种真菌性病害，病原菌为多孢穆氏节壳菌。病菌以闭囊壳的形式随病残体在土壤中越冬。来年春季条件下，适宜时闭囊壳放射出子囊孢子进行初侵染，发病后产生大量的分生孢子，借气流传播可多次再侵染，秋末形成闭囊壳并以此越冬。

### （三）防控技术

#### 1. 田园清洁

冬季做好田园清洁，清扫地表病叶、枯枝，减少初侵染源。

#### 2. 杀菌剂

使用高效低毒的杀菌剂进行防控。

#### 3. 修剪疏枝

收获后及时处理病残体，密度适宜，必要时修剪疏枝以利于通风透光。

### 四、枸杞流胶病

枸杞流胶病是枸杞树管理不当时常见的病害，通常由田间作业不慎碰破树皮或机械创伤引起。

### （一）发病症状

当枸杞树发病后，树干皮层会开裂，出现泡沫状白色液体，有腥味，并常有黑色金龟子和苍蝇吸食。这种病多在夏季发生，秋季胶液停止流出。受害处树干皮层会变黑，同木质部分离，树体生长逐渐衰弱，最终死亡。一般发病率约为 1%。

### （二）病原菌

经过分离培养和接种试验，证明枸杞流胶病的病原菌是头孢霉属微生物。病原菌不仅存在于病株上，还可随着病株残体在土壤中越冬传播。在 10~35 ℃ 的温度下，病菌均能生长，最适宜的生长温度为 30 ℃。

### （三）发病规律

该菌不仅可以在田间病株上越冬，还可以随着病株残体在土壤中越冬，成为最主要的初侵染来源。一般来说，秋季的发病率较为严重，这与西北地区的气候条件有关。春季气温在 15~25 ℃，不利于病菌生长，所以发病率相对较低。秋季进入结果成熟期，气温在 22~25 ℃，降水量比春、夏多，发病率就会相对较高。因此，多雨和适温是发病的主要因素。经调查发现，枸杞蚜虫、介壳虫的虫口密度较大的树木，树势较弱，树体伤口较多，流胶病发生严重，并且会与其他病害混合发生。同时，田间发现枸杞白粉病、炭疽病发生严重的树木，生长的中后期流胶病发生严重。因此，其他病虫害的发生导致树势衰弱，抗病性大大下降，也是流胶病发病的主要诱因。

### （四）防治技术

#### 1. 主要在发病早期进行防治

先将有流胶及污染部位的树皮用刀刮干净，然后涂上多菌灵原液或 2% 硫酸铜溶液即可。

#### 2. 防治时间

防控时间在春季。最佳防治期为枝、干皮层破裂期。

#### 3. 田间作业

田间作业时要避免碰伤枝、干皮层，修剪时要剪口平整，一旦发现皮层破裂或伤口，立即涂刷石硫合剂。

### 四、枸杞流胶病

枸杞流胶病是枸杞树盘管理粗放的一种常见病害，在宁夏始见于 20 世纪 60 年代，80 年代普遍发生。1989 年普查结果，最轻的病株 59%，最重的为 271%，平均 136%，常常造成半边或整个树冠枯死。新世纪以来，随着栽培管理的集约化，此病的发生越来越少。枸杞流胶病的病原菌是头孢霉属真菌（*Cephalosporium* Corda）。

#### 1. 为害症状

1 年生枸杞很少发病，一般从 2 年生开始发病。2 年生枝干上全年生长季节均可发病，3 年以上发病较为严重。发病时多在 2 年生枝干，当树体叶片卷曲、萎蔫时解剖枝干，可清晰观察到韧皮部已病变为褐色，发病部位多从树干基部创伤处开始延伸到整株树体的枝权、老芽眼处。发病开始时，枝干、枝权处出现水渍状斑点，初期斑点 1 cm² 左右，斑点互相连接扩大至 2~3 cm²，严重时达 10 cm² 左右。大部分枝干上的斑点，初期以芽眼为中心，尤其是老芽眼处发生较多。病部皮层由褐色变为灰黑色，严重时发生遗疡，从缝隙流出泡沫状汁液，常常造成病部以上枝干枯死。在干旱条件下，病斑多凹陷。老病斑皮层内壁有白色霉层（病原菌）。潮湿时，病斑组织松软，常常造成发病枝干上叶片卷曲、萎蔫，结果枝发病果实着色不均匀，严重时，果实收缩而脱落，有的形成僵果。病部以下枝干枯死亡。在多雨或田间湿度较大时，常造成病部以上枝干枯死，常有交链孢霉、镰刀菌和细菌的二次感染，病斑周围常出现黑色或粉红色霉状物。枸杞树得病后，树干皮层开裂，从中流出泡沫状白色液体，有腥味，树干被害处，皮层黑色，同木质部分离，树体生长逐渐衰弱，然后死亡。其发病主要由栽培管理、修剪技术不当造成树干创伤，不能及时愈合，病菌侵入引起发病。枸杞流胶病在近年枸杞生产中发病率较低，此病多在夏季发生，秋季停止流出胶液。

**2. 发生规律**

枸杞流胶病菌随病残体在 20~30 cm 的土壤中均可越冬，成活率达 20%~30%，说明此菌既可在田间病株上越冬，也可随病株残体在土壤中越冬，成为最主要的初侵染来源。一般在砂壤土栽植比在盐碱地栽植发病率低。据调查，在砂壤土栽植的枸杞发病率仅为 3.2%，在盐碱地上发病率达 37.5%，尤其是在新开垦的盐碱地上，发病率可高达 73.8%。一般春秋两季发病较为严重，这与西北地区的气候条件有关。春季气温在 15~25 ℃，不利于病菌生长，发病率较低。秋季枸杞进入结果成熟期，气温在 22~25 ℃，雨量比春夏多，发病率较高。因此，多雨、适温是影响发病的主要因素。枸杞瘿螨、蚜虫、介壳虫的虫口密度较大的树木，树势较弱，树体伤口较多，流胶病发生严重，且与其他病混合发生。同时，田周发现枸杞白粉病、炭疽病发生严重的枸杞树，生长的中后期流胶病发生严重。因此，其他病虫害的发生导致树势衰弱，抗病性大大下降，也是流胶病发病的主要诱因。

**3. 病情监测**

每年 4—10 月，每 7 d 一次，每次在枸杞田间随机调查 10 株枸杞记录发病株数，统计发病株率。

**4. 防治措施**

（1）综合防治

①减少创伤修剪。喷药和机施肥时避免人为造成树干创伤。

②选择适宜的园地。枸杞耐盐碱，但盐碱过大，或土壤黏性重排水不良，地下水位高处，发病率高，故这样的土壤都不宜种植。一般选择含盐量在 0.33% 以下的砂壤土壤为好。

③合理施肥。枸杞对水肥敏感，为使肥料在土壤中充分腐熟及早发挥肥效，一般在 10 月下旬至 11 月中旬施各种腐熟的农家肥。即在树的一侧 0.3~0.5 cm 远的距离，挖一半圆形沟施入肥料，盖土，灌水。第 2 年在树的另一侧开沟施肥。在 5—6 月，还需追 2~3 次氮肥，每株 50~100 g。

④合理翻园中耕。为防止园土板结，每年进行两次翻园晒土，以增加土壤通气和保墒能力，促进根系发育，第一次在初春时土地解冻后，浅挖 12~15 cm，第二次在灌冬水前或 8 月深翻 21~25 cm。生长期注意中耕除草，中耕深度 6~10 cm。

⑤合理修剪增强树势是抗病性的关键措施。一般 4 月植株萌芽后，新梢开始生长时进行春季修剪，主要是修剪枯枝，5—8 月进行夏季修剪，主要是修剪徒长枝、中间枝、密枝，并适当剪去第一和第二批结果枝，以利培养新的结果枝，使秋果丰收。在 10—11 月进行秋季修剪，剪去枯枝、病

虫枝、徒长枝。

⑥刮树皮。当枸杞流胶病斑发展到溃疡阶段，刮去树皮再涂 10% 双效灵原液或 20% 叶枯宁的 12.5% 溶液，治疗效果达 75.3% 和 70.8%。

（2）地膜覆盖物理沟灌防治：枸杞流胶病发生严重的田块，春季结合枸杞红瘿蚊等害虫地膜覆盖物理防治，实施垄作沟灌，降低田间湿度，减少病害的发生。

（3）化学农药防治

①药剂喷雾与病斑涂抹在发病初期。采用 64% 杀毒矾 10% 溶液、50% 退菌特可湿性粉剂 10% 的溶液、50% 多菌灵 2%~10% 的溶液在病斑上涂抹，再结合 64% 杀毒矾 0.125% 的溶液、50% 退菌特可湿性粉剂 0.1% 的溶液、50% 多菌灵 0.125% 的溶液在叶面、枝干上喷雾，防效可达 85% 以上。同时在春季枸杞萌芽后，用 40% 乐果乳油 0.10%~0.15% 的溶液或 50% 马拉硫磷 0.10%~0.05% 的溶液喷雾防治瘿螨、蚜虫，以提高树势和增强抗病性。

②刮除病皮在发病早期。及时将病斑溃疡处及有流胶污染部位的树皮用刀刮干净，再涂 64% 杀毒矾、50% 退菌特、50% 多菌灵粉剂 10 倍液、10% 双效灵 10 倍液或代森锌原粉，可达到控制的作用。流胶病斑发展到溃疡阶段，采用刮去病皮并涂 10% 双效灵原液或 20% 叶枯宁 8 倍液，也可直接在病斑皮外涂 20% 叶枯宁 8 倍液。

③天然环保型投入品的树体创伤护理。枸杞生产中，由于操作不当等各种原因常会使枸杞树体受伤，为多种病害的发生提供了侵染危害的途径。为减少病害的发生与流行，需要对伤口进行及时、必要的护理。针对剪口创伤、枝皮伤口、劈裂枝、腐烂伤口等树体的各种创伤，先用 5~10 波美度的石硫合剂或 1% ~ 2% 的硫酸铜液进行消毒，然后涂抹保护剂。

### 五、枸杞灰斑病

枸杞灰斑病又称枸杞叶斑病，是夏季高温多雨期枸杞生产中常出现的一种叶部病害，严重时造成叶片衰黄脱落，影响枸杞的产量和质量。枸杞灰斑病病原菌是半知菌亚门真菌，称枸杞尾孢（*Cercospra lycii* Ell.et Halst）。子实体生在叶背面，子座小，褐色；分生孢子梗褐色，37根簇生，顶端较狭且色浅不分枝，直或具膝状节0~4个，顶端近截形，孢痕明显，多隔膜，大小（48~156）μm×（4~55）μm；分生孢子无色透明，鞭形，直或稍弯，基部近截形顶端尖或较尖，隔膜多，不明显，大小（66~136）μm×（2~4）μm。

#### 1. 为害症状

枸杞灰斑病病菌主要为害枸杞叶片，也偶尔危害果实。叶片受侵染初期，叶面呈圆形或近圆形病斑，直径2~4 mm，病斑淡黄褐色，后期病斑中央灰白色，边缘褐色，叶背面常长出黑色霉状物。病斑周围叶色褪淡转黄，逐步发展为整片叶子衰黄。果实易受侵染出现类似病斑，造成落果。

#### 2. 发生规律

中国西北等寒凉地区的枸杞灰斑病病菌以菌丝体或分生孢子在枸杞的枯枝残叶或随病果等病残体遗落在土壤中越冬，翌年分生孢子借风雨传播，进行初侵染和再侵染，扩展危害，条件适宜时，田间可发生多次再侵染。高温高湿天气或多雨年份，土壤湿度大、空气潮湿有利于此病发生。田间种植过密、土壤缺肥、枸杞树体衰弱、疏于管理也是此病发生的诱发条件。南方一些枸杞种植区，病菌没有越冬现象。田间土壤中、病残枝叶、病果上的病菌孢子是初侵染的主要来源，留种插条也常常带病传播。病菌孢子能随风雨气流四处扩散再传染。

#### 3. 病情监刚

每年4月10日—10月10日，每10 d1次。每次随机在田间取5棵样株，每样株分东、西、南、北 4 个方向各调查 1 个枸杞枝条，共调查 20 个枝条，合并记录各枝条上的叶片总数以及受枸杞灰斑病病菌侵染的叶片数。统计叶片受侵染百分率，计算 20 个枝条叶片的平均受害百分率。

**4. 防治措施**

（1）综合防治

①清洁田园。春季萌芽前和秋季落叶后，及时清洁田园，清除残枝病叶和病果，集中深理或烧毁，以减少病源。

②选用抗病品种。注意选用抗病品种，如宁杞 1 号。用无病植株采剪茎条扦插有苗。插条可用 1% 漂白粉水浸泡消毒 10 min，清水冲洗干净后再插植。

③增施磷、御肥。枸杞需肥量较大，定植前要施足有机底肥。旺盛生长时注意及时追肥，增施有机肥和磷、钾肥，提高树体的抗病力。提倡施用日本酵素菌沤制的堆肥。

④增加田间通透性。加强田间管理，适当疏剪，防止抽枝过密，增加田间通透性。

⑤合理灌水。适当降低灌水次数，防止大水漫灌，减少园内积水，以控制田间湿度，创造不利于孢子萌发的田间小气候。

（2）地膜覆盖物理沟灌防治结合枸杞红瘿蚊等害虫地膜覆盖物理防治，实施垄作沟灌，减少田间湿度，恶化枸杞灰斑病的发病条件，减少病害的发生。

（3）化学农药防治 发病初期选用：75% 百菌清可湿性粉 700~800 倍、75% 百科灵可湿性粉剂 500 倍或 40% 灭病威悬浮剂 400 倍，每 7~10 d 喷施 1 次。田间植株发病后，当气候条件有利于病害发生时，可选用 70% 艾菌托可湿性粉 700~800 倍、12.5% 腈菌唑乳油 1 000~1 200 倍、1.59% 噻霉酮水乳剂 800 倍、65% 抑霉泰可湿性粉 70~800 倍液喷雾。每 5~7 d 喷施 1

次，连续 2~3 次。进入 6 月，田间喷洒 70% 代森锰锌可湿性粉剂 500 倍液或 75% 百菌清可湿性粉剂 600 倍液、64% 杀毒矾可湿性粉剂 500 倍液、30% 绿得保悬浮剂 400 倍液，隔 10 d 左右 1 次，连续防治 2~3 次。采收前 7 d 停止用药。

# 第二节　枸杞蚜虫的防治

枸杞蚜虫又称绿蜜、蜜虫，是一种蚜科昆虫，对枸杞生产造成重要威胁。

## 一、形态特征

枸杞蚜虫有卵、若虫和成虫三种形态。成虫身长 1.9 mm，黄绿色；头部黑色，眼瘤不明显；触角 6 节，黄色，第 1、第 2 节深褐色，第 6 节端部长于基部；前胸狭长与头等宽，中、后胸较宽，黑色；足浅黄褐色；腹部黄褐色、腹管褐色，圆筒形，腹末尾片两侧各具 2 根刚毛。无翅胎生，身体比有翅蚜肥大，色浅黄；尾片亦浅黄色，两侧各具 2~3 根刚毛。

## 二、为害症状

枸杞蚜虫常群集于嫩梢、花蕾，幼果等汁液较多的幼嫩部位，吸取汁液，造成受害枝梢曲缩，生长停滞，受害花蕾脱落，受害幼果成熟时不能正常膨大。严重时，枸杞叶、花、果表面全被蚜虫的分泌物所覆盖，起油发亮，直接影响了叶片的光合作用，造成植株早期落叶、落花、落果，致使大量减产。

## 三、发生规律

研究结果表明，在宁夏，枸杞蚜虫一年发生约 15 代，卵在枸杞树枝条缝隙、叶芽处越冬，翌年 4 月下旬孵化为干母，孤雌胎生，第 2~3 代即出现有翅蚜，在田间繁殖、扩展。以 5 月中旬至 7 月中旬的蚜虫密度最大，6 月份是危害高峰期。7 月中下旬略有下降。9 月回升，为害秋梢。10 月上旬产生性蚜，交配产卵，10 月中旬为产卵盛期。11 月上旬为末期。

枸杞蚜虫在 4 月上旬开始活动，5 月中旬达到防控指标。6 月中下旬数量猛增。6 月上旬至 7 月上旬出现第一个危害高峰期。7 月中旬数量减少。8 月中旬至 9 月中旬出现第二次高峰期。

### 四、防控技术

#### （一）化学农药防控

经田间防控效果试验，一次施药后 7 d 调查，25% 吡虫啉可湿性粉剂 2 000 倍、48% 毒死蜱 800 倍防控枸杞蚜虫的防控效果分别达 93.78%、96.50%；14 d 后进行第二次施药，二次药后 7 d 调查，25% 吡虫啉可湿性粉剂 2 000 倍、48% 毒死蜱 800 倍防控枸杞蚜虫的防控效果分别达 94.50%、95.92%。因此，确定吡虫啉和毒死蜱是田间使用的有效药剂。

#### （二）生物农药防控

根据生物药剂对枸杞蚜虫室内毒力测定、田间防效试验，天敌安全性及对非靶标生物影响结果的综合分析，筛选出 1% 苦参碱、0.5% 黎芦碱、0.5% 印楝素和小檗碱作为防控枸杞蚜虫的安全有效药剂。

#### （三）复配药剂防控

根据供试药剂对枸杞蚜虫的生物测定结果，筛选出小檗碱与吡虫啉复配，并通过增效作用和共毒系数的确定筛选出防控枸杞蚜虫的最佳复配制剂，即小檗碱·吡虫啉水剂。经毒力试验，吡虫啉原药对枸杞蚜虫的毒力回归方程为：

$y$=1.253 4$x$+3.402 1，LD50 为 18.825 1 mg/ml

小檗碱·吡虫啉水剂对枸杞蚜虫的毒力回归方程为：

$y$=1.498 1$x$+4.478 1，LD50 为 2.230 1 μg/ml

上述结果说明，小檗碱植物提取液对吡虫啉具有明显的增效作用，小柴碱·吡虫啉水剂对蚜虫的毒力是吡虫啉的 8.44 倍。

田间试验结果表明，小柴碱·吡虫啉水剂药后 1 d、药后 14 d 防治效果分别为95.26%、91.40%，与10%吡虫啉的药后1 d防效为92.17%、药后14 d防效为85.49%无显著差别。小檗碱·吡虫啉水剂（吡虫啉含量为2.3%）的防效与10%吡虫啉的防效相当，不仅显著提高小檗碱植物提取液对靶标害虫的控制作用，而且大大减少吡虫啉的用量，同时小檗·碱吡虫啉水剂表现出较好的持效性。

### （四）防控枸杞蚜虫有效药剂及使用方法

表7-3　防控枸杞蚜虫的有效药剂及使用方法

| 种类 | 通用名 | 每公顷每次有效剂量 / （ml·hm⁻²） | 使用时期 | 施药方法 | 每年最多使用次数 | 安全间隔期 / d | 最高残留限量推荐值（MRLS）/（mg·kg⁻¹） |
|---|---|---|---|---|---|---|---|
| 化学药剂 | 吡虫啉 | 37.5 | 采果前期 | 喷雾 | 2 | 7 | 0.50 |
| | 毒死蜱 | 800.0 | | 喷雾 | 1 | 7 | 0.05 |
| | 啶虫脒 | 30.0 | | 喷雾 | 1 | 7 | 0.50 |
| 复配药剂 | 小檗碱·吡虫啉 | 52.5 | 采果期 | 喷雾 | 2 | 4 | — |
| 生物药剂 | 苦参碱 | 25.0 | | 喷雾 | 2 | — | — |
| | 黎芦碱 | 7.5 | | 喷雾 | 2 | — | — |
| | 印棟素 | 7.5 | | 喷雾 | 2 | — | — |
| | 小檗碱(L2) | 6.0 | | 喷雾 | 2 | — | — |

### （五）防控时间

防控时间为4月、5月、6月、7月、8月下旬。最佳防控期为蚜虫（干母）孵化期和无翅胎生蚜期。树冠喷雾时着重喷洒叶背面。

### （六）保护利用天敌

枸杞蚜虫的天敌主要有七星瓢虫、龟纹瓢虫、草蛉、食蚜蝇，蚜茧蜂等益虫。

# 第三节　枸杞木虱的防治

枸杞木虱属于同翅目的木虱科，又称猪嘴蜜、土虱、蜜虫，是枸杞生产上的三大害虫之一。

## 一、形态特征

成虫：体长 3.75 mm，翅展 6 mm，形似小蝉，全身黄褐色至黑褐色，具橙黄色斑纹。复眼大，赤褐色。触角基节、末节黑色，余黄色；末节尖端有毛，额前具乳头状颊突 1 对。前胸背板黄褐色至黑褐色，小盾片黄褐色。前中足节黑褐色，余黄色，后足腿节略带黑色，余为黄色。腹部背面褐色，近基部具 1 蜡白横带，十分醒目，是识别该虫的重要特征之一。端部黄色，余褐色。翅透明，脉纹简单。卵长 0.3 mm，长椭圆形，具一细如丝的柄，固着在叶上，酷似草蜻蛉卵，橙黄色，柄短，密布在叶上有别于草蜻蛉卵。

若虫：扁平，固着在叶上，似介壳虫。末龄若虫体长 3 mm，宽 1.5 mm。初孵时黄色，背上具褐斑 2 对，有的可见红色眼点，体缘具白缨毛。若虫长大，翅芽显露，覆盖在身体前半部。

## 二、为害症状

成虫、若虫在枸杞叶背，通过口器插入枸杞叶片组织内，刺吸枸杞汁液，导致枸杞叶黄枝瘦、树势衰弱，浆果发育受抑，产量降低，品质下降。严重时造成 1~2 年幼树当年死亡，成龄树果枝或骨干枝翌年早春全部干死。

### 三、生活习性

在北方，成虫越冬在土块树干上、枯枝落叶层、树皮或墙缝处。春季枸杞树发芽时开始活动，雌虫把卵产在枸杞树叶背或叶面，卵呈黄色，密集如毛。孵化后的若虫从卵的上端顶破卵壳，顺着卵柄爬到枸杞树叶片上为害，若虫全部附着在枸杞树叶片上吸食叶汁。成虫羽化后继续产卵危害。6—7月盛发，成虫常以尾部左右摆动，在田间能短距离疾速飞跃，腹端分泌蜜汁。枸杞木虱各代的发育与气温关系不大，一般卵期9~12 d，若虫期23 d左右。每完成一个世代大约35 d。木虱一年发生5代。各代有重叠现象。

研究表明，木虱卵期的有效积温为90.2日度，发育起点温度为（7.2 ± 2.4）℃；幼虫期的有效积温为291.8日度，发育起点温度为（8.4 ± 2.9）℃。整个世代有效积温为547.6日度，发育起点温度为（7.9 ± 2.0）℃。

据田间调查，4月上旬是枸杞木虱开始大量产卵期和卵的孵化期，枸杞木虱进入始发阶段。因此，将4月10—15日作为春季第一次防控枸杞木虱始期较为适宜。

### 四、防控方法

春秋季可结合田间枸杞蚜虫和枸杞瘿螨防控同时进行，可采用10%吡虫啉可湿性粉剂2 000倍、48%毒死蜱乳油1 000倍、1.8%阿维菌素乳油5 000倍液进行喷雾防控。在7—8月，在枸杞蚜虫、枸杞瘿螨等害虫防控次数减少的情况下，尽量利用田间自然天敌，如异色瓢虫、啮小蜂等进行自然控制。若危害严重时可考虑使用上述药剂补防一次。

为防控越冬成虫，应清理树下的枯枝落叶及杂草，早春刮树皮、清洁田园，可以有效降低越冬成虫数量。同时，5月上中旬要及时摘除卵叶，6月上中旬剪除枸杞木虱若虫密集枝梢并销毁。6月下旬及9月上旬是成虫发生的两个高峰期，可以采用网捕成虫的方法来明显减少第二代若虫危害，从而减少翌年越冬成虫的发生量。

# 第四节 枸杞瘿螨的防治

枸杞瘿螨属蛛形纲蜱螨目瘿螨科，俗称虫苞子、痣虫。

## 一、形态特征

幼螨体微小，体长 0.07~0.10 mm，圆锥形，浅白色，近半透明；成螨体长 0.08~0.30 mm，长圆锥形，橙黄色至黄色。头胸部宽短，口器向前下倾，腹部有细环纹，背腹面环纹数一致，约 53 个。腹部前端背面有 1 对刚毛，侧面有 1 对刚毛，腹侧有 3 对刚毛，腹部中间 1 对刚毛较长，内侧有 1 对短附毛。足 2 对，爪钩羽状。卵圆球形，直径 0.03 mm，乳白色，透明。

## 二、为害症状

瘿螨主要为害叶片、嫩梢、花瓣、花蕾和幼果，被害部位呈紫色或黄色痣状虫瘿。成螨刺吸叶片、嫩茎和果实，被害细胞受刺激后形成黄绿色圆形隆起的虫瘿，叶片严重扭曲，生长受阻，叶片嫩茎不能食用。嫩梢畸形弯曲，不能正常生长，花蕾不能开花结果，果实产量和质量降低。

## 三、发生规律

研究结果表明，瘿外成螨消长通常与温度有着密切的关系，可分为三个阶段：4 月上中旬，越冬成螨从冬芽和树缝转移到新叶表面上活动的时期为第一阶段；5 月下旬至 6 月上旬为第二阶段；8 月下旬至 9 月中旬为第三阶段。其中第二和第三阶段是当年出瘿成螨的两个高峰期。气温 20 ℃左右出瘿外成螨活动活跃，气温 5 ℃以下开始进入越冬阶段，到 11 月中旬全部越冬。以雌成螨在当年生枝条的冬芽、鳞片内以及枝干缝隙内越冬。每年发生 10 代左右。

## 四、防控技术

### （一）化学农药防控

经毒力测定，1.8% 阿维菌素对枸杞瘿螨的毒力最高，致死浓度为 1.865 1 μg/ml，20% 哒螨酮为 30.450 9 μg/ml。经田间防控效果试验，一次施药后 7 d 调查，1.8% 阿维菌素 3 000 倍、20% 哒螨酮 1 000 倍防控枸杞瘿螨防效分别达 95.84%、86.39%；14 d 后进行了第二次施药，1.8% 阿维菌素 3 000 倍，20% 哒螨酮 1 000 倍防效分别达 92.51%、88.91%，对枸杞瘿螨表现出了较好的田间防控效果。因此，确定阿维菌素和哒螨酮是防控枸杞瘿螨的有效药剂。

### （二）生物农药防控

经试验结果表明，印楝素对枸杞瘿螨的毒力最大，高于阿维菌素，其次为黎芦碱、小檗碱，其作用与哒螨酮相当。鱼藤酮、苦参碱不表现毒力作用。因此，选择印楝素、黎芦碱、小檗碱作进一步的生物药剂筛选。

试验结果表明，第一次药后 7 d 调查，0.5% 黎芦碱、0.3% 印楝素对枸杞瘿螨表现出一定控制作用，平均防效在 26.72%~28.33%，其中 0.5% 黎芦碱与 1.8% 阿维菌素的防效差异不显著；施药后 14 d 各药剂防效均略有提高，0.3% 印楝素表现出较好的持续性，防效达到 54.11%~56.74%，与 1.8% 阿维菌素的防效 57.91% 无显著性差异；二次施药 0.5% 黎芦碱、0.3% 印楝素仍保持高效和持续性，药后 14 d 防效分别达到 64.46% 和 59.81%。

因此，筛选出 1% 苦参碱、0.5% 黎芦碱、0.3% 印楝素作为防控枸杞瘿螨的安全有效生物药剂。

### （三）复配药剂防控

复配药剂是用小檗碱植物提取液和阿维菌素原药复配制成的小檗碱·阿维菌素水剂，其中阿维菌素的含量为 1~2 mg/L，小檗碱植物提取液的含量为 45~55 mg/L。

大量试验表明，小檗碱·阿维菌素 2 000 倍对枸杞瘿螨的防控可达 70% 左右，对枸杞蚜虫的防控效果可达 95% 以上，与 20% 阿维菌素稀释 3 000 倍对枸杞瘿螨、枸杞蚜虫的防控效果无显著差异。

表 7-4 防控枸杞瘿螨的有效药剂及使用方法

| 种类 | 通用名 | 每公顷每次有效剂量 / （ml·亩⁻¹） | 使用时期 | 施药方法 | 每年最多使用次数 | 安全间隔期 /d | 最高残留限量推荐值（MRLS）/ （mg·kg⁻¹） |
|---|---|---|---|---|---|---|---|
| 化学药剂 | 阿维菌素 | 1.20 | 采果前期 | 喷雾 | 2 | 7 | 0.01 |
| | 哒螨酮 | 40.00 | | 喷雾 | 1 | 7 | 0.50 |
| | 小檗碱·维菌素 | 1.00 | | 喷雾 | 2 | 3 | — |
| 复配药剂 | 印楝素 | 0.50 | 采果期 | 喷雾 | 2 | — | — |
| 生物药剂 | 黎芦碱 | 0.50 | | 喷雾 | 2 | — | — |
| | 苦参碱 | 1.67 | | 喷雾 | 2 | — | — |
| | 小檗碱 | 0.40 | | 喷雾 | 2 | — | — |

小檗碱·阿维菌素水剂可大大降低阿维菌素用量，同时提高阿维菌素对害虫的毒力，且提高小檗碱植物提取液对靶标害虫的控制作用，解决了小檗碱植物提取液对害虫药效慢，田间药效差，喷药次数多，内吸渗透作用差的缺陷问题。

**（四）防控时间**

防控时间为 4 月下旬、6 月中旬、8 月中旬。农药品种以内吸性杀螨剂为主。最佳防控期为成虫出蛰转移期。

**（五）注意事项**

提高防控效果，注重虫体暴露期的虫情测报，在短时间内集中农药防控。

# 第五节　枸杞锈螨的防治

枸杞锈螨属真螨目瘿螨科，成群虫体密布于叶片并吸取汁液，导致叶片变为铁锈色而早落。

## 一、形态特征

该虫体长 0.10~0.13 mm，外形类似胡萝卜，褐色或橙色。其口器向下并与体垂直，腹部逐渐狭细。胸部腹板有毛一对，腹部由环纹组成，背部环粗，约有 33 个，腹部环纹细密，数目约为背部的 3 倍；腹部两侧各有长毛 4 对，腹部端毛 1 对。足有两对，膝节、胫节各有长毛 1 根；爪上方有弯曲跗毛 1 根，毛端球形。

## 二、为害症状

枸杞锈螨在枸杞树叶片上大量分布，一片叶子上可以有数百到 2 000 头之多。它们主要分布在叶片背面基部主脉的两侧。自若螨开始将口器刺入叶片吸取汁液，使叶片的营养条件会恶化，光合作用会降低，叶片变硬、变厚、变脆，弹性减弱，叶片颜色变为铁锈色。严重时，整棵树的新叶和老叶都会被害，叶片表皮细胞会坏死，叶片会失去绿色，叶面会变成铁锈色，失去光合能力，全部提前脱落，只剩下枝而没有叶。随之而来的是大量的落花、落果，一般会造成 60% 左右的减产。

## 三、生活习性

枸杞锈螨以成螨在树皮缝隙、芽叶等处越冬，翌年 4 月中旬枸杞展叶后开始危害活动，4月下旬开始产卵，5月下旬至6月下旬为繁殖最盛期，在单株上吸汁为害，直至叶片表皮细胞坏死，叶片变为铁锈色，失去光合作用，出现大量落叶。7月底至8月初发出新叶，出现第二次繁殖高峰。9月中旬繁殖较慢。10月份落叶后成螨转迁到枝条裂缝内过冬。枸杞锈螨从卵发育到成熟，完成一个世代平均为12 d，全年可发生20代以上。

枸杞锈螨一年有两个繁殖高峰：6月、7月是大高峰，8月、9月是小高峰。

锈螨的爬行仅限于单株范围。株间短距离传播靠昆虫、风和农事活动。远距离传播主要是苗木。

### 四、防控技术

#### （一）防控时间

防控时间为5月下旬、6月中旬和7月上旬。农药品种以触杀性杀螨剂为主。最佳防控期是成虫期、若虫期。

#### （二）注意事项

防控时期日照长、气温高，喷洒农药的时间选择在10：00以前和16：00以后，着重喷洒叶背面。

# 第六节　枸杞红瘿蚊

枸杞红瘿蚊是瘿蚊科的一种害虫，专门为害枸杞幼蕾。被它为害的幼蕾失去开花结实的能力。尽管这种害虫不像枸杞蚜虫和枸杞木虱一样是每个产区的主要害虫，但由于无公害农药多不具备内吸作用，因此在宁夏产区近20年来，其发生率和造成的经济损失有加重趋势。

## 一、形态特征

成虫长 2.0~2.5 mm，黑红色，形似小蚊子。触角 16 节，串珠状，有银毛。复眼黑色，在头顶部相接，下颚须 4 节。各足第一跗节最短，第二跗节最长，爪钩 1 对。卵淡橙色或近无色，常 10 余粒产于幼蕾顶部内。幼虫长 2.5 mm，橙红色，扁圆，腹节两侧各有一微突，上生一短刚毛。蛹黑红色，长 2 mm，头顶有二尖齿，齿后有一长刚毛，两侧有一突起。

## 二、为害症状

幼虫在幼苗内为害子房，被红瘿蚊产卵的幼蕾，卵孵化后红瘿蚊幼虫就开始咬食幼蕾，形成畸形花蕾。早期幼蕾纵向发育不明显，横向发育明显，被为害的幼蕾变圆、变亮，使花蕾肿胀成虫瘿。后期花被变厚，撕裂不齐，呈深绿色，不能开花，最后枯腐干落。

## 三、生活习性

枸杞红瘿蚊一年约发生 6 代。以老熟幼虫在土里越冬，春季化蛹，4月中旬枸杞现蕾时成虫出现，5月是盛期，产卵于幼蕾顶部内。幼虫蛀食子房，被害蕾呈畸形。因不能开花而脱落。9月下旬以老熟幼虫入土越冬。

红瘿蚊每完成一个世代需要 22~27 d，即羽化后到产卵 2 d，卵期 2~4 d，幼虫危害期 11~13 d，蛹期 7~8 d。除第一代发育整齐外，其他各代世代交替比较明显。

### 四、防控技术

#### （一）防控方法

4月中旬用40%辛硫磷微胶囊500倍液拌毒土，均匀地撒入树冠下及园地后耙地，灌头水封闭土壤。对于幼蕾内的幼虫，应喷内吸性杀虫剂，如40%氧化乐果的800倍稀释液。成虫发生期喷洒吡虫啉1 000倍液防控。

#### （二）防控时间

防控时间为4月中旬、5月下旬。农药品种以内吸性杀虫剂为主。最佳防控期是化蛹期、成虫期。

#### （四）注意事项

用过筛细土做毒土，拌药均匀。

# 第七节　枸杞负泥虫

枸杞负泥虫又叫十点叶甲，属叶甲科。成虫和幼虫啃食叶片造成缺刻，有时将嫩叶甚至全树叶片吃光，严重影响植株生长和产量。

## 一、形态特征

此虫体长型，体长 4.5~5.8 mm，体宽 2.2~2.8 mm。头、触角、前胸背板、体腹面、小盾片蓝黑色；鞘翅黄褐至红褐色，每个鞘翅具 5 个近圆形黑斑（肩部 1 个，中部前、后各 2 个）。鞘翅斑点的数目和大小均有变异，有时全部消失。足黄褐至红褐色，一般基节、腿节端部和胫节基部黑色。头部刻点粗密，头顶平坦，中央有一条纵沟，沟中央具一凹窝；触角粗壮，伸达翅肩。前胸背板近于方形，面较平，散布粗密刻点，基部前的中央有一个椭圆形深凹窝。鞘翅末端圆形，翅面刻点粗大。小盾片有 4~6 个刻点，明显小于翅面其他刻点。卵橙黄色，长圆形。幼虫灰黄色，前胸背板黑色，胸足 3 对发达。蛹淡黄色。

## 二、为害症状

负泥虫成虫、若虫均为害叶片，以幼虫为甚，使叶片呈不规则的缺刻或孔洞，最后仅留叶脉。受害轻者，叶片被排泄物污染，影响生长和结果；大发生时，枸杞树全株枸杞叶片、嫩梢被害，严重影响枸杞的产量。幼虫老熟后入土化蛹。成虫常栖息于枝叶；因幼虫背负自己的排泄物，故称负泥虫。

### 三、生活习性

枸杞负泥虫常栖息于野生枸杞或杂草中，以成虫飞翔到栽培枸杞树上啃食叶片嫩梢，以"V"形产卵于叶背，一般8~10 d卵孵化为幼虫，开始大量危害。幼虫老熟后入土吐白丝黏和土粒结成土茧，化蛹其内。

枸杞负泥虫一年平均发生3代，以成虫在田间隐藏处越冬，春七寸枝生长后开始危害，6—7月份危害最严重，10月初末代成虫羽化，10月底开始越冬。

研究表明，枸杞负泥虫卵期的发育起点温度为7.8 ℃，有效积温为88.4日度；幼虫期的发育起点温度为7.6 ℃，有效积温为138.3日度；预蛹期的发育起点温度为8.1 ℃，有效积温为71.3日度；蛹期的发育起点温度为9.3 ℃，有效积温为65.9日度；产卵前期的发育起点温度为82 ℃，有效积温为126.8日度。全世代的发育起点温度为7.7 ℃，有效积温为526.8日度。

### 四、防控技术

#### （一）清洁枸杞园

田边、路边的枸杞根蘖苗、杂草，每年春季要干净彻底地清除一次，对全年负泥虫数量减少有显著作用。

#### （二）防控时间

防控时间为4月、5月、7月。最佳防控期为成虫期和若虫期。

# 第八节　枸杞蓟马

枸杞蓟马属蓟马科。成虫、若虫均对枸杞构成危害，严重时虫体密布叶片背面，吸食汁液，叶片上形成微细的白色小点，叶背面密布黑褐色排泄物，被害叶片略呈纵向反卷，造成早期落叶。

## 一、形态特征

成虫体长 1.5 mm，黄褐色。头前尖突，复眼黄绿色，单眼区圆形，单眼暗色。触角 8 节，黄色，第 2 节膨大而色深，第 6 节最长，第 7、8 节微小，3~7 节有角状和叉状感觉器，各节有微毛和稀疏长毛。前胸横方形，近后侧角区有大小各 1 个灰绿色圆点。翅黄白色，中间有 2 条纵脉，上有稀疏短刺毛，前缘有较长的刺毛，均匀排列，后缘毛深色颇长，两相交错排列，翅近内方有 1 条隐约可见的深色横纹。腹部黄褐色，背中央淡绿色，腹端尖，雄虫第 6 腹节腹面有下弯而色深的产卵管，到达第 10 节的下方。

若虫深黄色，背线淡色，体长约 1 mm 复眼红色。前胸背面两侧各有一群褐色小点，中胸两侧、后胸前侧角和中间两侧各有 1 个小褐点。第 2 腹节前缘左右各有 1 褐斑，第 3 节两侧，第 5、第 6 节和第 8 节两侧各 1 个红斑，第 7 节两侧各 2 个红斑。

## 二、为害症状

以成虫、若虫为害枸杞叶片、果实，被害叶略呈纵向卷缩，最后脱落，严重影响树势。果实被害后，常失去光泽，表明粗糙有斑痕，果形萎缩甚至造成落果。

### 三、生活习性

蓟马雌成虫主要是孤雌生殖，偶有两性生殖，极难见到雄虫。卵散产于叶肉组织内，每次产卵 22~35 粒。卵期在 5—6 月份为 6~7 d。若虫在枸杞树叶背取食，落入表土化蛹。成虫极活跃，善飞能跳，可借自然力迁移扩散。成虫怕强光，多在背光场所集中。阴天、早晨、傍晚和夜间才在寄主表面活动。这也是蓟马难防治的原因之一，当用常规触杀药剂时，因此特性白天喷不到虫体而见不到药效。

蓟马喜欢温暖、干旱的天气，其适温为 23~28 ℃，适宜空气湿度为 40%~70%。湿度过大不能存活，当湿度达到 100%，温度达 31 ℃时，若虫全部死亡。大雨后或浇水后致使土壤板结，使若虫不能入土化蛹和蛹不能孵化成虫。

成虫在枯叶下等隐藏处越冬，春季枸杞展叶后即活动危害，6—7 月害情最重。

### 四、防治方法

#### （一）农业防治

**1. 清理园地**

根据枸杞蓟马以成虫在枯叶、落果的皱痕等隐藏处越冬的习性，于秋季枸杞采摘结束和春季枸杞修剪时，清除田间枯叶、落果及杂草，在田园外集中焚烧，降低后期危害的虫源。

**2. 水肥管理**

加强肥水管理，适时灌水施肥，促进枸杞生长，提高植株抗虫害能力，减轻危害损失。

**3. 土壤耕作**

秋冬季节成虫越冬期，结合田间管理，进行松土、灌溉，破坏枸杞蓟马越冬环境，消灭越冬虫害。

### （二）物理防治

#### 1. 地膜覆盖物理防治

结合枸杞红瘿蚊地膜覆盖物理防治，在上一年枸杞蓟马危害严重的枸杞园，适当延长覆膜时期，将越冬枸杞蓟马封闭于膜下，起到降低越冬后虫害基数的作用。

#### 2. 粘虫板物理防治

5月下旬以"五点法"先在枸杞园对角线上悬挂5块指示性粘虫板，待6月上旬前后发现任何一张粘虫板上面有枸杞蓟马时，枸杞蓟马即开始出现危害，种群数量开始上升，此时期为悬挂防治始期，应进行全园悬挂，直至10月下旬枸杞蓟马种群进入越冬期结束。

（1）最佳防治时间　5月下旬至7月上旬，以5：30至上午10：30前，枸杞蓟马活跃期作为最佳的防治时间。

（2）粘虫板悬挂数量　因栽植密度的不同，采用不同的悬挂数量，株行距为1.0 m×1.8 m和1 m×2 m的枸杞园，每亩悬挂80块；1.0 m×2.2 m和1.2 m×2.4 m的枸杞园，每亩悬挂70块；1 m×3 m以上栽植密度的枸杞园，每亩悬挂60块。

（3）不同树龄的粘虫板规格　为发挥最大的控制作用，减少不必要的经济投入，根据枸杞园的树龄大小，选取不同规格的粘虫板。2龄的幼龄枸杞园，粘虫板基板为20 cm×30 cm（长 × 宽）的规格；3龄至4龄的幼龄枸杞园，粘虫板基板为25 cm×40 cm（长 × 宽）的规格；5龄以上的成龄枸杞园，粘虫板基板为30 cm×40 cm（长 × 宽）的规格。

（4）粘虫板悬挂方向　根据枸杞蓟马种群向西扩散的行为特征，为保持粘虫板最好的受光率，达到最佳的控制效果，将粘虫板南北向悬挂于枸杞园。

（5）粘虫板悬挂布局　粘虫板在枸杞园采用棋盘式分布最为理想。

**（三）化学防治**

在5月下旬至7月下旬，选用1.8%虫螨克1 000倍液、50%辛硫磷乳油1 000倍液、4.5%高效氯氰菊酯1 000倍液、3%啶虫脒乳油2 000倍液、48%毒死蜱乳油800~1 200倍液、10%吡虫啉可湿性粉剂1 500~2 000倍液、5%锐劲特悬浮剂1 500倍液、2.5%保得乳油2 000~2 500倍液、44%速凯乳油1 000倍液、5%蚜虱净2 000倍液或1.8%爱福丁乳油2 000倍液，进行树冠喷雾防治。也可选用5%虿螨脲乳油1 000倍+25%阿克泰可湿性粉剂5 000倍在6 d内连续喷施两次。

以上药剂交替喷施，可提高药效，防止蓟马产生抗药性。喷雾防治作业应在黄昏和傍晚蓟马活跃性减弱的19:00后，注意喷均匀、细雾、漏喷的要重喷。田间喷雾时喷头应斜向上喷施药液，嫩叶的叶背和果实尤其要喷到，如喷药后4 d内降雨，须重喷1次，以提高防治效果。蓟马危害严重的田块，不宜增加浓度来提高防效，而应适当增加喷药次数达到最佳防效。早春和深秋可以加大防治次数，枸杞采果期减少防治次数。

**思考练习题：**

1. 枸杞的主要虫害有哪些？有哪些病害？列举其中一个病害的病原菌和发病症状。

2. 枸杞黑果病发病的程度和哪些因素有直接关系？预防方法有哪些？

3. 枸杞根腐病的发病症状有哪些？病原菌是什么？预防方法有哪些？

4. 枸杞蚜虫的形态特征有哪些？

5. 枸杞蚜虫对枸杞的为害症状有哪些？

6. 防控枸杞蚜虫有哪些方法？

7. 枸杞木虱的形态特征有哪些？如何识别该虫？

8. 枸杞木虱的为害症状有哪些？如何防治？

9. 枸杞木虱的生活习性有哪些？如何防控？

10. 枸杞瘿螨被害后叶片、嫩茎和果实会出现什么症状？

11. 枸杞瘿螨的发生规律有哪些？

12. 防控枸杞瘿螨的有效药剂有哪些？

13. 枸杞锈螨的为害症状有哪些？请列举至少三个。

14. 枸杞锈螨一年有几个繁殖高峰？分别是哪几个月？请简要说明。

15. 防控枸杞锈螨的最佳时间是哪几个月？使用什么农药品种可以有效防控枸杞锈螨？

16. 枸杞红瘿蚊的生活习性有哪些？它每完成一个世代需要多长时间？

17. 枸杞红瘿蚊的防控方法有哪些？最佳防控期是什么时候？

18. 枸杞红瘿蚊为害枸杞幼蕾的症状有哪些？为什么被为害的幼蕾不能开花？

19. 枸杞负泥虫的形态特征有哪些？

20. 枸杞负泥虫的为害症状是什么？

21. 枸杞负泥虫的防控技术有哪些？

22. 枸杞蓟马的为害症状是什么？给枸杞树造成了什么样的影响？

23. 枸杞蓟马的生活习性有哪些？为什么难以防治？

24. 列举至少两种防治枸杞蓟马的方法。

# 第九章　枸杞采收制干与包装贮存

## 第一节　枸杞鲜果形态与结构

枸杞鲜果是指成熟的枸杞果实。成熟时的宁夏枸杞果实为鲜红色浆果，色泽发亮，果肉柔软且富有弹性，种子成熟，果蒂松动，果肉含水量78%~82%。枸杞鲜果经脱水制干成为干果，即枸杞子。枸杞子是枸杞产品的主要形式，几乎占枸杞总产量的90%，也是枸杞的主要经济部位。

### 一、枸杞果实形成

受精是植物结实和形成种子的必要条件。枸杞开花后，花粉传到柱头上，卵细胞受精后，子房膨大成绿色幼果，花柱干萎，花冠和花丝脱落。随着时间的推移，幼果逐渐长大，逐渐形成青果，最终成熟为红果。整个过程一般需要28~40 d，时间的长短取决于温度等外部因素。

### 二、果实形态与结构

#### （一）枸杞果实的形态特征

枸杞鲜果的形态多种多样，包括广椭圆形、矩圆形、卵形和近球形等。它们的顶端可能钝尖或圆，也可能有些微凹陷。成熟时，它们的色泽鲜红、表皮光亮，手感软滑。枸杞鲜果一般长度为2.5~2.8 cm，横径为0.5~1.2 cm，内含种子20~50粒。

虽然枸杞鲜果的形状是品种固有的特性，但果实大小会受到品种、栽培条件、生境和树龄等因素的影响而表现出差异。例如，枸杞当家品种宁杞1号的成熟鲜果为棱柱形，表面有4~5条纵棱，顶端截平，果粒大，鲜果百粒重达590.5 g；而"大麻叶"枸杞鲜果的形状则为准柱形，顶端多有钝尖，果粒小于宁杞1号，百粒重约为502.0 g。

枸杞鲜果的大小与栽培年限（树龄）密切相关。虽然枸杞的结果盛期一般从栽植后5~25年，但有研究表明，枸杞树龄对果粒大小有显著影响，二者间的关系表现为果粒重随树龄增加而降低，即树龄与粒重成反比。在栽植13年后，果粒会严重变小。因此有人建议将枸杞淘汰的树龄确定在13年，最多不超过17年（见表9-1）。这意味着，为了确保枸杞果实的质量和产量，农民需要定期更新栽种，同时，枸杞企业也需要加强对树龄的管理和控制，以保证成品的品质和市场竞争力。

表9-1　不同树龄果实百粒重

单位：g

| 树龄 | 5年 | 8年 | 13年 | 17年 | 20年以上 |
|---|---|---|---|---|---|
| 鲜果 | 587.67 | 516.64 | 445.54 | 441.34 | 419.51 |
| 干果 | 126.77 | 115.41 | 114.15 | 102.63 | 99.48 |

枸杞的果实大小受到栽培条件的重要影响。一般而言，若肥水条件优越，果实粒度则较大，制干后优等果率亦较高。据研究表明，当实施高质量、高产量的栽培技术时，优等品果实占总产量的60%以上；相反，果实较小，则优等品率较低。虽然枸杞有较强的抗逆性，但适宜的土壤和肥料条件更有利于果实的生长发育，因此果实更大。

### （二）枸杞果实结构

枸杞果实内部结构分为果皮、果肉和果心三部分。果心含有种子。果皮除外部几层细胞外，其余部分都肉质化，充满汁液，内含20~50粒种子。果实外果皮很薄，与果肉不易分离，因此果肉厚度一般指果皮和果肉厚度的总和。枸杞果肉厚度 0.1~0.2 cm，果实含水量为 78%~82%，可溶性固体物含量为 14.2%~15.4%。果肉呈鲜红色，果腔膨大、多汁，口感甘甜，果蒂松动。

### 三、枸杞果实的发育及成熟规律

枸杞果实的发育始于花朵雄蕊受精后，随后子房开始膨大，此时期被称为果实发育期。花朵在开放后 1 d 内受粉受精率高，3 d 后柱头干萎，受粉不再受精。未受精的花在 4~5 d 脱落。在枸杞果实发育过程中，其幼果体积不断增大，萼片缩存。整个生长过程，从受精到果实成熟需要 28~35 d。

#### （一）枸杞果实生长发育规律

枸杞果实，其生长发育始于开花受精，直到果实完全成熟。枸杞果实在生长发育过程中会经历许多变化，如果实外部形态、果腔果肉、种子发育程度、可溶性固形物含量等。通过结合果实外部形态特征，果内组织和成分变化，枸杞果实生长发育阶段被划分为 5 个时期，即青果期（20~24 d）、变色期（3~5 d）、绿熟期（1~2 d）、黄熟期（2~4 d）和红熟期（1 d）。完成整个果实发育时期需要 28~35 d，以上是对宁杞 1 号枸杞果实发育时期的观察结果。

#### 1. 枸杞各发育时期主要特征

青果期：指枸杞果实呈青绿色状态的时期，此时果实平均长度为 1.15 cm，横径为 0.51 cm，果实主要以长度生长为主，横径生长相对较慢，纵横比为 2.65∶1。单个果实的重量约为 0.127 g。果实手感硬实，果形瘦长，与果柄紧密相连，果瓢小、呈绿色，内腔没有汁液，完全被种子占据。种子乳白色，较小，瘦瘪，胚乳发育不完全。口感涩酸。

变色期：指果实从绿色开始逐渐变为黄色或黄红色，距开花时间 24~27 d，持续 3~5 d。在此期间果实的口感转为酸涩，果瓢增大且变为黄色或黄红色，种子体积增大，胚乳发育接近完全。果实平均长度为 1.27 cm，横径为 0.57 cm，长宽比为 2.2 ∶ 1，裸果单重为 0.21 g。果体手感紧实，外表增速不大，果口（果实与果柄结合处）开始呈绿黄色，但果身大部为绿色，果实手感较硬，感观较瘦，与果柄附着紧密，种子呈白色或浅黄色，相对于前期体积更大，略显饱满。果实内腔无汁或仅有极少的汁，可溶性固形物为 5.5%。

绿熟期：通常距离开花 25~28 d，持续时间为 1~2 d。在此时期果实会展现出典型的特征：果口呈黄红色，果身呈绿黄色，显色率在 20%~50%；果体明显增大，手感柔软，富有弹性，感官丰满，果实与果柄紧密附着；果腔内壁呈绿黄色，果肉紧密，果瓤继续增大，变为黄红色；果汁很少，种子为白色或淡黄色，大小与成熟种子相当，幼胚已经形成，胚乳饱满；果实的口感酸涩，可溶性固体含量为 9.35%；果长为 1.48 cm，横径为 0.65 cm，长宽比为 2.28 ∶ 1，单个果重为 0.30 g。

黄熟期：距离 22~27 d，阶段持续 1~2 d。此时期果实的典型特征：果体外表呈黄红色，果瓤为黄红色，果腔内壁呈黄红色或红色；种子为浅黄色，饱满且已成熟；果实口感酸甜，可溶性固形物含量为 11.34%；果汁适中。果体长度为 1.56 cm，横径为 0.73 cm，生长速度加快，长宽比为 2.12 ∶ 1，单个果重为 0.37 g；果体感官丰满，富有弹性，果实与果柄的附着紧密度降低。

红熟期：果实从开花到成熟一般需要 28~35 d。在接近成熟的 1~2 d 内，果实迅速膨大，颜色从里到外呈鲜红色，有光泽，有弹性，果体圆满。此时期果实与果柄的结合度显著降低，容易从果柄上脱落。果肉甜酸可口，多汁，可溶性固形物含量为 14.25%。果实平均长度为 1.84 cm，宽度为 0.93 cm，长宽比为 1.99 ∶ 1，裸果重量为 0.65 g。果肉致密，果瓤呈黄红色，内腔充实。幼胚成熟，种子浅黄色饱满、坚硬。

**2. 果实发育特性分析**

随着枸杞果实发育成熟，果实不仅在体积、颜色、果柄附着程度等外部特征上产生明显变化，如体积增大、颜色变红等，而且在果瓤、果汁及种子成熟等果实内部特征方面，变化也十分明显。随着果实的发育，果瓤逐渐变色膨大，果汁增多，可溶性固形物含量增加，果实适口性增强，增加了口感的丰富度。

**（二）果实不同发育阶段与果实生长间的关系**

**1. 发育时期与生长量的关系**

枸杞从开花到果实成熟，需要 28~35 d。枸杞的果实发育过程可以分为青果期、变色期、绿熟期、黄熟期和红熟期，这 5 个时期所需的天数分别为 20~24 d、3~5 d、2~4 d、1~2 d 和 1 d 左右。随着果实的逐渐成熟，发育所需的天数逐渐缩短。同时，果实重量也逐渐增加，分别为 0.127 g、0.205 g、0.297 g、0.370 g 和 0.648 g。总体上，枸杞果实的生长速度会随着时间的推移而加快，早期发育需要的时间较长，生长速度较慢；后期发育需要的时间较短，生长速度较快。

**2. 发育时期与体积变化的关系**

从果实的发育过程看，果实的体积变化主要表现为果体的生长与膨大，即果体纵径和横径的增加。但是，纵径和横径的生长并不是同步进行的，而是前期以果体长度的增加为主，后期以横径的增加为主。也就是说，在果实的生长过程中，纵向生长略早于横向生长，直观表现为长度先开始增加，然后再进行横向生长和果腔膨大。例如在青果末期，果体长度增加到 1.15 cm，宽度仅增加 0.51 cm，果实纵横比达到 2.65 ∶ 1，果体长度已占总长的 62.5%，而宽度仅占总宽的 54.8%；相反，在红熟期，果实纵横比缩小为 1.99 ∶ 1。

从增大速度看，呈现前慢后快的趋势。以青果期为例，果实持续天数为 20~24 d，占总发育时期的 68.5%，但果体生长量仅占总量的 19.6%。而到达果实红熟期时，持续天数却只有 1 d，但生长日期却占总发育期的 2.9%，果体重却占重量的 42.9%。

研究表明，枸杞果实的生长分为长度增加和宽度增加两个方面。从生长顺序来看，果实生长表现为长度增加早于宽度增加。例如在青果末期，果实纵、横径生长量占总生长量的比重分别达总量的 62.8% 和 55.0%。变色期为 68.8% 和 61.4%，绿熟期为 80.1% 和 70.0%。黄熟期为 84.5% 和 79.4%；到了红熟期，果实纵径生长量占总生长量的 15.5%，而横径生长量却占总生长量的 20.6%。因此，果实纵横比随着发育时期的进展逐步下降。

**3. 颜色变化特点**

枸杞果实从开始发育到完全成熟，包括体积变化、色泽变化、口感变化等，从外表看，观察枸杞果实颜色变化，遵循由上到下的原则，先从果口开始变色，由上而下逐步扩展到整个果体；从果体剖面看，枸杞果实发育表现为果瓤发育和成熟早于果皮，果瓤变色先于果皮，整个果体色泽变化过程为绿色→黄红色→红色。在变色后期，果体迅速膨大，完全成熟的枸杞果实色泽鲜红，皮色发亮。这是枸杞成熟果实的基本特征。

**（三）果实不同发育阶段与果实内物质变化的关系**

随着果实逐步成熟，内在物质也发生显著变化，在口感上，由初期的干涩到成熟果的酸甜适口，果实可溶性固形物在 5 个发育时期的含量分别为 1.22%、5.52%、9.35%、11.34%、14.25%，含量呈不断上升的趋势。进入绿熟期以后，可溶性固形物增长速度明显加快。由于果实可溶性固形物含量的高低直接反映果实糖分含量水平、糖酸比等，因此，果实可溶性固形物含量增高，是果实适口性提高的重要指标之一。所以，红熟期随着果实可溶性固形物含量的增加和果实水分含量的增加，适口性显著高于其他时期。

### （四）枸杞成熟果实的典型特征

果实外形特征：果实色泽鲜红，表皮光亮、手感软滑，果体完全膨大。

内部组织特点：果体变软，富有弹性，果内果肉增厚，果腔空心度大。

口感：口感甘甜，多汁。

结合力：果实与果柄结合力下降，果蒂松动，易于摘下。

枸杞果实生长发育与气温关系密切，一般表现为气温高时成熟快、果粒大；气温低时成熟慢、果粒小；昼夜温差大的地方果实偏大，一般夏果比秋果大。但温度太高时，果实表面温度比内部高，会使蒸腾作用加强，果实暂处于收缩状态。此外，光照条件好的，比遮阴条件下的果实大。

### 四、枸杞鲜果的特点及成熟度确定依据

一般情况下，果实成熟过程中不同表形都有与之对应的内部组织结构变化特点，因此，实际生产上，主要依据果实外部特征判断果实成熟状况。成熟果实在感官上表现为颜色鲜红光亮、果体充分膨大、果体丰满有弹性，与果柄结合力显著降低，易于从果柄上脱落、便于采摘等基本特征。

枸杞果实成熟后应立即采摘，因为如果延迟采摘，果实会过熟，导致果内营养物质贮存形式发生转化，可能形成果汁反渗，这会导致油果量增加、果实胀裂枝头，最终形成烂果。此外，采摘难度也会增加甚至无法采摘。

然而，枸杞果实成熟后期进度极快（约 1 d），确切把握成熟度，进行适时采摘在实际生产中较为困难。因为枸杞是无限生长花序，不仅果实之间的发育进度有差异，而且采摘也需要时间过程。因此，为避免果实过熟形成次品，一般在果实即将完全成熟时，提前开始采摘，也就是通常所说的"八成熟"采摘。这样可以保证果实成熟度合适，减少果实的烂损率，提高采摘效率和果实品质。

# 第二节　鲜果成熟与传统采收

枸杞果实的采收和加工,分为采果,干燥、脱把、分级和包装等5个工序,是枸杞生产过程中极为重要的环节。

## 一、枸杞成熟期与采摘时期

枸杞鲜果在一年中的成熟期大约有5个月,即从6月中旬到10月上旬。枸杞采摘期与果实成熟期一致。其中,大批量集中成熟在6月中旬至8月上旬,为大量采摘期,生产上称盛果期,其余时间果量相对较少。

枸杞的采摘时期取决于果实的成熟度和成熟量。当果实发育至黄熟期时,果实体积迅速膨大,颜色变为黄红或红色,手感变得软滑,果腔膨大,果肉增厚、变红,口感变得更加甘甜,果蒂变得较松,即已经进入生理成熟期,此时可以进行采摘。在生理成熟期之前或之后采摘都会对果实干燥后的色泽产生不良影响,从而影响果实的质量和商品性。需要注意的是,果实的生理成熟略早于表型成熟,因此生理成熟期对应的表型成熟期为"八成熟",也是生产上公认的最佳采摘期。

枸杞的采摘期集中在果实大量成熟期,分为两个阶段:第一阶段一般在6月中旬至8月初,约55 d,产量占总产量的60%~70%;第二阶段在9月中下旬至10月中下旬,约30 d,占总产量30%~40%。枸杞无限生长花序特点决定了其果实成熟的连续性和分散性,但对生产而言,成熟前期和后期(6月上旬和10月下旬后)果实成熟量少,成熟分散,采摘将浪费大量人力，此时期多放弃采摘。枸杞果实的成熟及其数量与光、热、水条件关系密切。枸杞产量形成的重要时期是在 6 月上中旬至 8 月初，平均气温为 22.7 ℃，最高气温 29.3 ℃，最低气温 16.5 ℃，这个时期气温高，果实生长快，成熟和采摘周期在 5~7 d。而秋季产量形成期是在 9 月下旬，平均气温仅为 13.6 ℃，10 月上中旬平均气温为 11.0 ℃，到了这个时候随着气温降低，果实成熟和采摘周期随之延长，有时达半个月左右。光照和水分条件对枸杞果实的成熟也有影响。枸杞成熟期极短，只有 2~3 d，延迟采果会导致果实烂裂枝头，影响品质和商品性，也给下次采摘带来不便。在果实成熟期，光照充足的晴朗天气有利于果实生理成熟和表面着色。

**二、枸杞鲜果采收时间的确定**

枸杞成熟期与果枝类型直接相关。在生产中，枸杞果枝按枝龄分为老眼枝和七寸枝。老眼枝是指当年以前生长的果枝，包括二年及以上生果枝；七寸枝是指当年形成的果枝，包括七寸春枝和七寸秋枝。不同果枝的果实成熟时间和产量各不相同。老眼枝果实在 6 月中旬开始成熟，一般需要 15~20 d 采摘 3~4 次，产量占总产量的 20%~30%；春梢果实成熟期在 6 月下旬至 8 月初，需要 30~40 d，产量占 60%~70%。以上两种枝条上的果实会在夏季成熟，因此称为夏果，其果实特点是粒大、肉厚、色深，制成干果实后呈现紫红色。9 月以后成熟的果实都是秋梢上的果实，产量占总产量的 10%~20%，称为秋果。与夏果相比，秋果果粒较小、果色微黄、果肉较薄，籽粒较多。

**三、枸杞鲜果的采收方法**

枸杞树枝条稠密细软，叶片嫩脆密集，导致果实间歇性成熟，红绿相间，这为采摘带来了极大困难。尽管近年来在枸杞采摘机的研制上取得了较大进展，但目前仍然沿用人工手采方式进行果实采摘。对于成年枸杞树的单株果枝在 200~400 条，枝条多、密度大的情况，采摘顺序应该是从上到下，从外到内；对于单个果枝来说，采摘顺序应该是从上到下。采摘方法是一手拿起枝条，使果实自然下垂，另一只手选择成熟果实并逐个将其采下。由于人工采果是选择性单果采摘，再加上枝条密集、多刺等影响，使采摘效率很难提高。以宁杞1号为例，在盛果期（果实集中成熟期），每个熟练采果工的采摘量也只有每小时2.2~3.0 kg。日均（10 h）为25~30 kg。

**四、枸杞采摘时间与技术要求**

枸杞果实属于浆果，自身水分含量高，果实质地柔软，采摘难度大；而枸杞叶片则脆嫩易碎，采摘果实时容易造成叶片脱落或折损。无论是作为药材还是食品，枸杞产品的安全性都是不容忽视的问题。为了确保产品质量、减少损伤，并保证安全性，枸杞采摘时通常遵循"三轻、二净、三不采"的原则。具体而言，"三轻"指轻采、轻拿、轻放；"二净"则是指树上采摘后要清理干净，地上拣净；"三不采"指未成熟果实不采摘，雨天及露水未干燥时不采摘，喷施农药后未到间隔期不采摘。

枸杞果实附着在果柄上，在采摘时手指用力的大小对采摘量和果实质量都有很大影响。用力过小采摘效率低，或者采不下果实；用力过大则果实容易被捏烂。因此在采摘时手指用力一定要适度。此外，每次手里捏的果实数量也不能太多，否则会因为过于拿捏和挤压而使果实组织受伤。另外，果筐中盛放果实也不能太多，以5~7 kg为宜，否则果筐底部的果实会因压力过大而受伤成为烂果。因此，在枸杞采摘中必须遵循轻采轻拿、轻放的原则，这样才能保证采摘出的果实质量更好。

在采摘枸杞鲜果时，需要避免过量堆积，轻搬轻放，以免伤及果实，影响质量。在20世纪60年代到70年代，生产上要求枸杞必须带柄采摘，待枸杞制干后再脱去果柄，这是为了避免手指用力过度挤压果实，从而影响果实质量。然而，近年来随着枸杞产量的提高和采摘劳力的极度紧缺，生产中对枸杞采果方式已经无法严格要求。因此，裸果采摘作为一种可提高采摘效率的方式日渐流行，已成为枸杞果实的主流采摘方式。需要注意的是，从果实质量上讲，带柄采摘的干果油果率要低于裸果采摘。这是因为带柄采摘手指不直接接触果实，避免了手指用力过大造成果实挤压和果汁外溢，因而制干果实后的油果率低。相比之下，裸果采摘需手指直接接触果实，松软的果体在受到压力时，就会使组织受伤，引起汁液反渗，从而使制干后油果率增加。但是，由于不同果实成熟状态、果体的耐受力不同以及不同采摘工的手指力度也有差别，很难精确控制采摘力度。

就采摘速度而言，裸果采摘速度明显高于带柄采摘的速度。这是因为裸果采摘是将果实从果柄上摘下，而带柄采摘则是将果实和果柄从叶腋上摘下。在同等成熟条件下，果实与果柄的结合力明显小于果柄与叶腋的结合力。因此，在果实成熟期，果实与果柄的结合力明显降低，果口松动，更易于采摘。但此期果柄与叶腋的结合力降低不明显，采摘较前者费力。因此，裸果采摘不仅用力小，果实易于脱落，且可以多果并采，能提高采果效率。带柄采摘用力大，且只能单果单采，因此采摘效率较低。

**五、人工采果面临的突出问题**

20世纪80年代之前，宁夏枸杞的种植区域主要集中在中宁和中卫的引黄灌区。当时，农户自种以自采或邻里互助的方式采摘枸杞，由于种植面积小、产量低和农村劳动力的集中等条件，几乎没有采摘压力。然而，自20世纪90年代以来，随着枸杞栽培面积的迅速扩大和高产量品种的应用，鲜果产量大幅度提高，导致枸杞采摘环节面临着越来越大的困难。一方面，枸杞生产因产量迅速增加而使劳动力需求量急剧增加；另一方面，农村劳动力日趋减少，种植与采摘之间的矛盾日益突出。尤其是人工采果效率低下，且采果环境条件艰苦等因素，使原本劳动力就不足的枸杞采摘环节更加困难，劳动力缺口更为突出，且逐年增加。目前，枸杞采摘环节的困难主要表现在以下几个方面。

首先，随着栽培面积的扩大和产量的提高，采摘人员的减少成为制约该产业发展的一个矛盾。20世纪80年代前后，宁夏的枸杞栽培面积不足10万亩，但到了2006年，这一面积已经扩大到了55万亩。仅以面积扩大因素计算产量和采摘工数量，2006年需要的采果人员至少是过去的5.5倍。但实际上，近年来城市化速度加快，大量农业劳动力向城市转移。据粗略调查，枸杞产区的劳动力数量仅为20世纪80年代的1/2~1/3。如果将20世纪80年代的采摘劳动力需求视为基本平衡，那么目前需要的采果劳动力数量至少是过去的6~10倍。因此，在产业化发展的背景下，枸杞采果劳动力短缺是该产业发展面临的最突出问题之一。

其次，枸杞产量受到人工采摘效率低下的制约，这一问题主要源于枸杞的生物学特性。由于枸杞枝条细软多刺、果实浆果，体积小而数量多，红绿相间，因此需要根据其成熟状况分次采摘，这增加了采摘难度，制约了采摘效率的提高。据调查，在盛果期每个熟练工的采果量仅为2.2~3.0 kg/h。日均（10 h）采摘量为22~30 kg/人。而盛期的枸杞亩产量在150~250 kg，鲜果750~1 250 kg，其中盛果期占全年产量的80%，即600~1 000 kg。仅盛果期（5次），每次平均需要熟练采果人员6~10人，每亩就需要30~50人。这样的人工采摘速度慢效率低、大量占用劳动力，使得劳力不足成为限制枸杞采摘的重要因素之一。

其三，随着枸杞种植业的发展，采摘成本上涨和种植效益下降之间的矛盾愈发突出。由于枸杞产区的劳动力严重短缺，采摘劳动力的组织形式已经从过去的自产自采逐渐演变为职业采摘人员，呈现出商业化趋势。因此，农民们需要探索新的方式来提高产量和效益，以应对采摘成本上涨和种植效益下降之间的矛盾。商业化采摘中，采摘费用的变化是反映采摘难度的重要标志。多年来，采摘费用呈逐年上涨趋势。从2000年前后的每千克0.2元，到2009年每千克2.0~2.2元。近10多年来，枸杞鲜果采摘费用每年以

0.1~0.2 元的幅度增长，提高了约 10 倍。当前，枸杞每千克售价为 30 元而采摘成本已达到每千克 10~12 元，加上其他农资和管理费用，严重降低了枸杞种植效益。

随着采摘成本的上升，枸杞种植已经变得越来越不可持续。这对于那些依赖枸杞种植为生的农民来说，是一个严重的问题。采摘难度和采摘费用的上升是相互关联的，因为随着果实成熟度的提高，采摘难度也会增加。此外，枸杞种植的管理和维护也需要耗费大量的时间和金钱。因此，为了确保枸杞种植的可持续性，必须采取其他措施来减少采摘成本和提高种植效益。机械化采收方式应运而生。

# 第三节　枸杞机械采收

## 一、枸杞机械采收的背景和意义

枸杞采摘需要大量的劳动力，这导致了生产成本的增加，降低了种植效益，同时也占用了其他作物管理的时间和劳动力。枸杞采摘环节不仅严重制约了枸杞产业自身的发展，而且影响了农业各产业之间的均衡发展。近年来，各界对于枸杞机械采摘的呼声日益高涨和迫切，枸杞采摘机械的研制也成为一个新的枸杞研究方向。研发和推广采摘机械的目的，是研制一种代替手工采摘的机械设备，从而提高采摘效率、保证采摘质量，缓解枸杞采摘的压力，降低生产成本，提高种植效益，加快枸杞产业化发展步伐，促进农业经济的全面均衡发展，并为早日实现农业现代化贡献力量。

## 二、枸杞采摘机的研制

### （一）枸杞采摘机的国内外研制动态

虽然枸杞属植物多达 80 余种，但仅有中国、韩国等少数国家栽培药用枸杞。韩国虽然栽培面积不大，但由于其工业化程度高、农业人口少、劳动力成本大等原因，导致枸杞采摘成本极高。因此，韩国早在很久以前就开始研制枸杞采摘机。韩国研制了至少两代样机，并在室内模拟采摘。但由于枸杞的生长习性以及种植模式的限制，样机至今无法进入田间实地采摘。

关于枸杞机械采摘研制中是否能够应用机械采果、采摘设备的工作原理等问题，国内外所有研制机构已经基本达成了共识，均认为枸杞果实机械采摘是可行的。在机械研制方面，我国的枸杞采摘机研制方向以小型、便携为目标，并已有多款样机进行前期采摘试验，部分样机已经在进行示范。不过，完全投入生产试验还需要一定的时间。

宁夏农林科学院是国内最早开展枸杞采摘机研制的单位。研制小组针对我国枸杞以农户分散经营为主、果实持续成熟的特点，结合栽培模式综合考虑，将枸杞采果机的研制定位在"小型便携式"的目标上。经过不懈努力，于2006年完成了便携式枸杞采摘机的自主设计，包括样机研制、初步采摘试验以及采摘性能和机械性能的评价。在随后几年中，经过不断改进完善，"便携式枸杞采摘机"逐步成熟，并于2008年进入中试。

## （二）枸杞采摘机的工作原理与机型设计

### 1.工作原理

枸杞的机械采摘理论上，可以采用振动、切割、仿生和色别等原理来采摘枸杞果实。综合考虑枸杞果实特点、机械制造成本、工艺难度和经济发展水平等因素，发现振动原理更适合采摘枸杞果实。振动原理可以更好地适应枸杞果实的成熟特点，而且设备造价低廉、制造工艺简单，实用性强。因此振动原理是一种非常优秀的选择。

### 2.机型设计

枸杞是一种具有特殊生长和成熟特性的植物，同时现有的经营模式、栽培特点、生产水平和经济条件等因素综合影响并决定了枸杞采摘机的设计与研制。因此，需要设计并研制出小型、轻便的枸杞采摘设备，以符合枸杞生长特点和成熟特性，并且适应当前我国农村经济发展水平和农户的经济条件。这样的设备能够更好地满足农民对枸杞采摘的需求，同时也能够促进枸杞种植业的发展。

### （三）枸杞采果机的研制开发

宁夏农林科学院研制的便携式枸杞采摘机是国内最早的一款采摘机械，

具有小巧、轻便、实用的特点。该采摘机的主要构造包括动力系统、主机系统和收集系统，其中主机系统可谓是采摘机的核心。

便携式枸杞采摘机的主机由中央控制器、手柄及采果头、控制系统、果实接受系统和动力部分组成。样机体积小、重量轻、操作方便。主机总重量为 3.0~3.5 kg，手柄及采果头重量为 1.3 kg。使用时，主机为背负式，单手持手柄，开启手柄上的操作开关，采果头即可开始采摘。

便携式枸杞采摘机主机系统的作用是承接上游动力。它通过特殊装置将旋转力转变为振动力，进而传递至采果头和枝条上，由动力驱动、带动主机工作和果枝联动，以达到振动采摘的目的。本款枸杞采摘机为交流电驱动，工作时需要连接外部电源或由发电机发电来满足动力需求。

就果实采摘形式而言，按照采摘器与采摘对象接触的准确性，可以分为精确采摘和模糊采摘。精确采摘指针对具体采摘对象而实施的采摘，一般为一次对单个采摘对象的采摘；而模糊采摘则指采摘单位不确定的采摘，为一次对多个采摘对象的采摘。同时，按照采摘器与果实接触的部位，也可以分为接触采摘和非接触采摘，前者指采摘器直接接触采摘对象（果实），后者则指采摘器不直接接触采摘对象。精确采摘和接触式采摘的采摘对象准确，但采摘效率低，而模糊采摘和非接触式采摘则采摘效率高，但采摘对象相对不准确。

便携式的枸杞采摘机在采摘的过程中，采摘头只会接触枝条，而不会直接接触果实。从采摘方式的角度来看，枸杞采摘机属于模糊采摘和非接触性采摘。这种采摘方式不仅可以避免直接接触果实时对果实造成的伤害，还可以减少劳动力成本和提高采摘效率。因此，采用便携式枸杞采摘机来采摘枸杞已经成为了一种主流的采摘方式。

**（四）枸杞采果机的特点性能**

经过多年的研发历程，便携式枸杞采摘机已经研制出多代样机，其中第 3 代样机已经进行过无数次田间采摘试验，其采摘性能和机械性能得到了大量的测试和验证，被证明是目前国内外综合性能较好的枸杞采摘机之一。采摘过程中，它不仅能够保证采摘速度和效率，而且不会直接造成果实烂裂、破损等机械损伤，从而最大限度地保证了采摘质量。根据调查，每台采果机的采摘量为每小时 13.5~26.8 kg，平均效率是人工采摘的 3~5 倍。这款采摘机不仅能够提高采摘效率，而且还能够减轻人工采摘的劳动强度，是一款非常实用的农业机械设备。

### （五）便携式枸杞采摘机的采摘条件

枸杞采摘机的采摘效率、质量和采净率与被采树体的关系密切相关。首先，在种植密度方面，尽管便携式枸杞采摘机具有小体积和轻重量的特点，但与人工采摘相比，机械活动仍需要一定的活动空间。因此，若果园使用采摘机采摘枸杞，树体之间最好有一定的间隔，以确保采摘头有足够的空间，不会碰到其他植株。应保持树体之间 20~30 cm 的间隔，以方便操作人员和采果机的工作。其次，由于枸杞采摘机实行多枝大面积采摘原则，因此，无论是"一把伞"还是"三层楼"树形，当枝条长顺并自然下垂时，枝条排列相对整齐，便于采果头插入和取出，工作阻力小，有利于缩短采摘周期，采摘效率高、质量好，对枝条和叶片的伤害也相对较小。相反，当枝条短截、横枝和混枝较多时，采摘速度慢、采摘质量差，采果头工作阻力大，出入易碰上枝叶，采摘损伤大。

在树形培养方面，为了更好地使用采摘机采摘枸杞果实，需要考虑采摘机采果头和手柄的长度，因为使用采摘机采摘果实可以在一定程度上延长采摘者的手臂。因此，在适当修剪的情况下，可以抬高树体的高度，增加果枝数量，从而使产量更高。

需要注意的是，枸杞叶片肉质较为柔软，机械采摘时容易折损。因此，在机械采摘时需要避开雨天和露水期。因为叶片表面含有过多水分，这会使叶片更加脆弱，增加叶片折损和脱落的风险，从而影响采摘质量。

果实和果柄结合力是果实生理成熟的指标之一，同时也是决定采摘枸杞果实的因素之一。在同一季节中，采摘拉力（外力）一致的前提下，果实成熟状况直接影响果实和果柄的结合力，从而影响采摘效果。成熟（八成熟）果实的直观感觉是果实果柄结合力小，易于采摘，这与生产上采摘成熟度相吻合。成熟度小于八成时，机械采摘果实脱落量少，采摘效率低，而过熟采摘易使果实组织受损，影响果实质量。

机械采摘效率的高低还取决于成熟果实的数量。枸杞在一年中有不同的果实成熟数量和采摘需求。宁夏在6月下旬到8月初是果实集中成熟期，全年产量的70%在此期间成熟，需要采摘大量的果实，机械采摘效率高、质量好，节省劳动力，效果明显；相反，在果量稀少时，机械采摘效果差，且枝叶损伤严重。因此，在果实非集中成熟期，不建议使用机械采摘。

在采摘机动力方面，出现了以直流电为动力的机型，代替发电机或交流电源。与交流电动力的机型比较，直流电为动力的机型具有田间使用动力方便的优势，或许是发展的趋势。

# 第四节　枸杞鲜果制干

鲜果制干是指通过脱水降低枸杞鲜果的水分含量，是枸杞生产中一个重要不可或缺的环节，同时也是保证枸杞产品质量的重要技术环节。

经过制干处理后，枸杞干果在形状、大小、颜色等方面都与鲜果不同。

由于果实脱水，枸杞干果的体积显著缩小，常呈纺锤形或类纺锤形状，表面多皱褶，皮色为紫红或枣红。

枸杞鲜果的水分含量约为80%，而经过制干后，枸杞干果含水量仅为13%以下。枸杞果实失去了大量水分，导致果实体积缩小，皮肤皱缩。此外，在制干过程中，高温、强光等因素会导致果实中的色素（主要为类胡萝卜素）降解与转化，使枸杞干果的颜色发生变化，从鲜红色变成紫红色或枣红色。

由于枸杞鲜果为浆果，富含糖分及多种营养成分，鲜果状态极难保存和持续利用。因此，保持果实的质量，延长保存期，便于产品的持续利用，是枸杞鲜果制干的直接目的。鲜果制干是枸杞子加工利用的前提和先决条件，枸杞果实的90%以干果形式贮藏、流通和使用。制干条件和技术等对干果色泽、含水量、商品性等均有直接影响。目前常用的枸杞鲜果制干方法有晾晒制干和加热烘干两种，即自然制干和人工制干。

## 一、晾晒制干

晾晒制干就是将采回的鲜果摊放在果栈上，在阳光晾晒下果实自然干燥。晾晒制干是枸杞鲜果制干的传统方法。

**（一）晾晒场地与果栈准备**

晾晒场地的要求是地面必须平坦，空旷通风，卫生条件良好。每亩（666.7 m²）成年枸杞树，需要预留 30~40 m² 的晾晒场地。果栈是用于铺设鲜果的器具，可以大可以小，可以简单也可以复杂。在枸杞的原产地中宁县，铺鲜果用的果栈通常是长 1.8~2.0 m，宽 0.9~1.0 m 的木框，中间夹竹帘，用铁钉固定。每亩高产的园地需要 60~80 m² 的果栈铺果面积，以保证周转使用。

通常在新建枸杞园地时，就应该准备好制作果栈的条件。在果实成熟之前，应该提前清理和维修果栈，以便采摘鲜果之后可以及时晾晒使用。制作果栈用的竹帘质量非常重要，必须保证有一定硬度，可以支撑一定的果实重量，同时还要有一定的缝隙，以保证果栈具有上下通风的要求。

**（二）脱蜡与晒干技术**

枸杞鲜果表面有一层蜡质层，这一层保护可以防止果实受到损伤。但如果直接晒干，则需要 10~12 d，时间较长且容易受到天气的影响，从而导致果实的质量下降。为了缩短干燥时间，需要采取人工方法破除鲜果表面的蜡质层，使果实水分容易挥发。其中脱蜡技术是一种有效的方法。这种方法是在晾晒前，对鲜果进行食用碱或含碱的冷浸液处理，以溶解鲜果表面的蜡质层，从而缩短果实干燥的时间。

脱蜡技术有两种方法：

第一种方法是将食用碱配成 2.5% 至 3.0% 的碱溶液，将采回的鲜果放入其中浸泡 15~20 s，捞出后闷放 20~30 min，再铺在果栈上准备晾干。或者，将鲜果中加入鲜果重量的 0.5% 食用碱，拌匀后闷放 20~30 min，再铺在果栈上准备晾干。

第二种方法是将采回的鲜果倒入特制冷浸液中浸泡 1 min，捞出后铺在果栈上，准备制干。

冷浸液的制备方法：先将 30 g 氢氧化钾加入 300 ml 95% 酒精中，充分溶解后慢慢加入 185 ml 食用油（菜籽油或葵花油），边加边搅拌，直至溶液澄清，即可得到皂化液。然后取 50 L 自来水，加入 1.25 kg 碳酸钾，搅拌至完全溶解。再将前面的皂化液加入碳酸钾水溶液中，边倒边搅拌，最终得到乳白色的油碱乳液，即为冷浸液。

晾晒技术：将脱蜡后的枸杞鲜果放在果栈上，铺放厚度 2~3 cm，铺放厚度要求均匀，以利于快速干燥。铺好后将果栈放在通风的阳光下晾晒。为了缩短制干时间，晾晒时可以用砖或其他东西将果栈四角垫高 20~30 cm，以利用空气流动。晾晒期间，如果晚间无风或遇到阴雨天气，应及时把果栈起垛遮盖，防止雨水和露水淋湿枸杞，导致果实变黑或发霉。在果实未干前避免用手翻动果实。如果个别果实已发霉，则只能从栈底用小棍进行拍打拣出。自然晾晒的快慢与气温和太阳照射时间长短密切相关。气温高、太阳照射时间长，制干时间短，一般需要 4~5 d；气温低、太阳照射时间短，制干时间长，一般需要 7~8 d。

因为设备简便、成本低廉，大部分分散种植户采用晾晒制干方法。然而，这种方法存在多个问题，包括干果制干不完全、干果含水量偏高、制干时间长、干果颜色较暗等。此外，制干过程受气象条件影响较大，并且卫生条件也不易控制，存在一些弊端。因此，需要研究和探索更好的制干方法，以解决这些问题。

**二、加热烘干**

加热烘干，也称为机械烘干。它通过人工加热和控制干燥条件来缩短干燥时间，从而获得高品质的干燥果实。当面对大规模的枸杞种植园时，由于面积集中，每日采收量大，但晾晒场地和果栈数量却十分有限，这就无法满足鲜果制干的要求。为了缩短干燥时间，提高工作效率，加热烘干设备应运而生。

加热烘干过程中，需要具备良好的加热装置和保温设备，以保证制干时所需的较高且均匀的温度。同时，它还需要具备良好的通风设备，以排除原料蒸发的水分。此外，为了避免产品污染并便于操作管理，需要具备良好的卫生条件和劳动条件。与自然制干相比，加热烘干设备和安装费用较高，操作技术也更加复杂，因此成本也更高。

枸杞加热烘干可分为三种：简易制干、热风烘干和烘干机制干。

### （一）简易制干

这是最简便易行的烘干法，尤其适合小规模的生产烘干，根据各地情况不同，变化较大，主要有以下两种。

### 1. 烘房一

要求房舍净空宽 2.8~3.3 m，长 4~6 m，在室内砌盖烤火炉两个，炉口高度与地面平行。两个火炉位置相反。火炉燃烧产生的热量用口径 15 cm 左右的铸铁火管或砖砌火道导入对面烟囱。砖砌火道宽 30 cm，高 40 cm。在火管或火墙上方放置果栈的支架，支架宽 75~85 cm，分 8~10 层，房舍中间留 80~130 cm 操作人行道。果栈长 1 m，宽 60 cm，每栈铺鲜果 4 kg 左右。在两边长墙的下部，离地 20 cm 高，开两个口径 15 cm 的进气孔，墙上部距地面 2 m 处同进气口位置错开，开两个同样大小的可变式排湿口，或在每垛长墙下距地 2 m 的位置安装一个 50~100 W 的换气扇排湿。

烘房一因热源在下方，温度不均匀，一般上层温度高，下层温度低。如果采回的鲜果经脱蜡后直接进烘房，要求 24 h 内 1.5 m 处温度不能高过 50 ℃，24 h 后上下果栈倒换一次。在 24~36 h 内温度控制在 55 ℃ 以内，36 h 后温度随着鲜果的干燥程度可增加到 55~70 ℃，烘干的果实端出房外。空出的果栈位置用将要烘干的栈子补充上，继续按照以上温度进行烘干。如果新采的鲜果已在室外晾晒一天，第二天进烘房，新采回的枸杞放在中下层，已晾晒一天的放在上层。以后凡是快干的枸杞放在上层，新采回的放在下层，以此循环，继续进行烘干。这种烘干一般时间为 50~60 h，每批次烘干干果 80~120 kg。技术上要求按鲜果失水程度控制好温度并及时排湿。这种烘干房是大部分产区采取的主要简易烘房，尤其是小规模经营者，实用性很强。

**2. 烘房二**

这种烘房发源于河北巨鹿县，长、宽各为 3.3 m，在房中间砌一个煤炉。如果产量大时，烘房的宽度可达 3.3 m，长度可达 6.6 m，在烘房内砌两个煤炉。煤炉高 70 cm，长宽 50~60 cm，炉口直径 15 cm，距地面 50 cm 处成对角各设直径为 15 cm 的气眼。其中，有一个气眼的墙外修一个和气眼相连的烟囱，高度超过房顶 50 cm，以便排出果实烘干时散发出的水分，降低室内湿度，缩短烘干时间。在房内四周搭木架，架高、架宽各 80 cm。架上叠放 10 个晒盘（或果栈子），长 85 cm，宽 50 cm。为了通气，盘的 4 个角下钉 1 个 5 cm 高的木脚。烘干时先将晾晒 1 d 的果栈或晒盘，一层层放在木架上，房内温度保持在 50 ℃ 左右。烘房内上层温度高，湿度小，所以较湿的果栈应先放在下层，较干的放在上层。一般烘干 70~80 h 可以达到干燥效果。

此烘房设备简单，便于小规模经营户采用。缺点是由于温度分布不均匀，需要人工上下倒栈，操作性较差。此外，火炉设在室内煤烟较多，果实清洁度差，存在二氧化硫超标的可能性较大。

**（二）热风烘干**

热风烘干与简易烘干相比，引进了通风设备，可解决烘干房内上下层温度不均匀以及排湿问题。根据烘干量的大小目前生产上主要有以下两种。

**1. 家庭式热风烘干房**

家庭式热风烘干房建造成本低，热能利用率高，烘干时间短，适合较大规模的生产经营户使用。家庭式热风烘干房室内净空面积长 5.8 m，宽 4.4 m，高 2.3 m。室内可摆 1 m×2 m 的果栈 8 垛，每个果栈可叠放 15 层，每日可烘干 600~700 kg 的鲜果。该烘干房的工作原理是利用火炉直接加热主火管，主火管散放热量，加热烘干房。然后开动风机，利用风机吸力加速主火管空气流动，加速火炉煤的燃烧。风机出来的热空气进入副火管，由副火管从地面向下层果栈底部吹出，迫使果栈下层湿空气向上流通，通过排气扇排出。如此昼夜不停地加热空气，排出湿气，果实就被逐步制干。

该烘干房的热源设有火炉、主火管和副火管。主火管一端连接火炉，进入烘房后在距地面 20 cm 高处平伸，到达火炉对面墙体 60~70 cm 处后返回，返回一端连接室外风机。副火管一端连接风机进入室内平放在地面上，副火管上面有 3 排通风孔，将热风自地面向上吹出。主火管口径 15~25 cm，用铁管制作，副火管口径 10~12 cm，用镀锌铁皮制作。烘干房排湿在每堵侧墙距地面 20 cm 处留 2 个 15 cm×15 cm 的通风口，在距离地面 2 m 处侧墙正中位置或房顶安装 80~100 W 的排气扇各 1 个，供烘干房排湿。

风机由 1 台 3 kW 的电动机带动，由风压 13~14 Pa/m²、风量 40~70 m³/h 的离心风机组成。风机一端连接主火管，另一端连接副火管。

家庭式热风烘干房有两种类型：人抬式和推车式。人抬式根据果栈位置，将室外铺好的鲜果的果栈手工搬进烘房，一层一层叠放，一垛一垛放好。推车式是在烘房内地面安装轨道，在烘干房外把果栈放在果栈车上铺果，叠放一垛推进一垛。两者在门的宽度方面有所不同，前者门的宽度为 1.25~1.30 m，后者为 2.2~2.3 m。此外，推车式还需要增加两根由 5 cm 宽的角钢铺设的铁轨和平板果栈车，铁轨的安装宽度为 1 m。平板车由角钢焊制，车长和宽度均为 1.8 m×0.9 m，车底部安装滑动铁轮，将平板车放在轨道上即可自由前后滑动。

家庭式热风烘干房的操作程序如下：点燃火炉，启动风机，加热烘干房，将采回的鲜果经脱蜡处理后以 2~3 cm 的厚度均匀摊放在果栈上，码垛放好进行烘干。在烘干过程中，按照鲜果失水程度分为三个温度控制段：第一段温度为 45~50 ℃，历时 10~12 h，鲜果失水 45%~50%，果体呈现初始缩小，果脐部分发皱；第二段温度为 50~55 ℃，历时 16~18 h，鲜果总失水率为 60%~70%，果体明显缩小；第三段温度为 60~65 ℃，历时 8~10 h，果实干燥至国家标准要求的含水量（≤ 13%）。将烘干好的果实推出烘干房，准备脱把。通过这种方法，可以继续将新采摘的鲜果进行烘干。

**2. 热风炉烘干（烘道式烘干）**

该方法的特点是设备造价低廉、操作管理方便、热能利用率高、每日吞吐量大。每个 24 m 的烘道每日可烘干 1 000~1 200 kg 的鲜果，烘干质量好，适用于大规模生产。

烘道式烘干的工作原理是利用炉火直接加热热风炉内的热风管。开动风机后，热空气通过热风管输送管道送入烘干道内。外面的冷空气随即进入加热管，被加热的空气再被送到烘干道，如此昼夜不停地供给热空气，以将果实烘干。

（1）热风烘干装置　由热风炉、鼓风机、热风输送管道和烘干隧道 4 部分组成。

热风炉：长、高、宽为 3.7 m × 1.6 m × 1.2 m，炉内分 5 层安装 38 cm 口径 7 cm、长 2.7 m 的铁管，炉正面开设 2 个口径 25 cm × 35 cm 的炉门用于添煤，热风炉与风机间开个口径 20 cm × 25 cm 的活动调风口，可以调节送入烘道热风的温度。

鼓风装置：由一台 15 kW 的电动机和 1 台轴功率 15 kW，风压 2.69 kPa/m$^2$ 的离心风机组成。风机风量 10 600 m$^3$/h，风机一头连接热风炉出来的热风，另一头接热风输送管道。

热风输送管道是一条地下热风道，一端连接风机，另一端穿过地下从离烘道口 1.5 m 远的烘道底部出口，口径长 0.6 m，宽 0.3 m，风口朝向烘道进口方向。

烘道：长、高、宽为 24 m × 2 m × 2 m，用砖块砌成。烘道底部铺设两根由角钢铺成的铁轨，备放置果栈用的平板车运行。平板车长 × 宽以 1.8 m × 0.9 m，角钢焊制，底部滑动铁轮便于其在铁轨上滑动。

（2）烘干操作　脱蜡处理、果实摊铺及果栈码放与其他烘干设备一致，烘制也分 3 个温度阶段：第一阶段温度 40~50 ℃，历时 24~30 h，鲜果失水率 50% 左右；第二阶段温度 50~55 ℃，需 20~25 h，鲜果失水率 60%~70%；第三阶段温度 55~60 ℃，历时 12 h，即达到烘干标准。

枸杞烘干速度，一是取决于烘干时持续温度，二是取决于果实表面水分的蒸发速度。因此在烘干时，要考虑温度条件和隧道内的流动风速。因热风烘干是连续性流水作业，鲜果昼夜不停地由烘道进口处推进，从出口拉出，进口温度低，出口温度高，在正常情况下，只需控制出口的进风温度在 60 ℃，即可 3~4 d 干燥。

为了方便进口枸杞时操作方便，在烘干道进、出口处应各留出 8 m 长，4~5 m 宽的棚架位置，作为工作准备间。

### 3. 机械干燥

机械干燥是利用现代干燥设备与相应的干燥技术结合的枸杞制干工艺，有加温干燥和冷冻升华干燥两种方式。

（1）加温干燥　用机械通过热源使枸杞鲜果干燥脱水。包括通风干燥机和远红外两种方式，由于设备成本、技术条件、实用性等方面的限制，截至目前，这些方法还处于试验阶段，无法实际应用。

（2）冷冻升华干燥　又称冷冻干燥或升华干燥，该方法是使枸杞在冰点以下冷冻，水分即变为固态冰，然后在较高真空度下，使冰升华为蒸汽而除去，达到干燥目的。由于整个干燥是在低温低压条件下进行，果实营养物质损失少，表面不至于硬化，蛋白质不易变性，体积收缩小，能较好地保持枸杞原有的色、香、味和营养价值。但此法设备昂贵、干果保存条件苛刻，在实际生产中无法推广应用。

枸杞果实烘干是枸杞生产中必不可少的环节，是保证枸杞产品质量、延长产品使用寿命、满足产品持续利用的重要技术措施。20世纪60年代以前，枸杞制干途径主要是晾晒；60年代以后，枸杞制干途径有自然晾晒与加热烘干并进趋势。农户分散种植的枸杞为自然晾晒，而农场或集中种植的枸杞，多采用加热烘干。

自然晾晒方法的优点是工序简单，制干成本低；缺点是制干周期长，一般在6~8 d，工作量大而繁琐，且容易受天气条件影响，造成果实霉变和二次污染。加热烘干制干时间一般在50~56 h，制干周期能缩短3~4 d；果实干燥度好，便于贮藏保管。

# 第五节 枸杞脱把去杂与包装贮存

## 一、脱把去杂

枸杞鲜果在干燥后，应该在果实最干燥的时候及时脱把并清理杂质。如果果实重新吸收水分后再进行脱离，会使清理果实变得困难。

在枸杞原产地中宁县，小规模的生产者通常使用长布袋装枸杞脱把法。这种方法是将已经干燥的果实装在一个长约 1.8 m，宽 0.5 m 的布袋中，由两个人抓住袋子两端来回拉动并摔打到地上，促使果把与果实脱离，然后将果实放入风车，通过风车的旋转产生的风力扬去果把和其他杂质。对于大规模经营者，他们通常采用脱把机进行脱离，然后将脱离后的果实和果把一起投入风车，利用风车的旋转产生的风力清除果把和其他杂质。

## 二、分级包装

枸杞果实经制干、脱把去杂后，为了避免枸杞子返潮，并减少污染环节，最好能立即分级，包装。

由农户小规模种植的枸杞，通常以混等、大包装保存，但大型农场生产的枸杞子，则直接进行分级保存。按照国家标准（枸杞子）GB/T 18672—2014 标准为分级依据，将枸杞果实划分为 4 个等级，即特优、特级、甲级和乙级。

枸杞分级方法是将干燥的混等果实，置于不同孔径的分果筛上，通过筛体振动或摇动，使粒度不同的果实透过不同筛网，达到分级目的。枸杞分果筛一般由 3 层筛网组成，从上到下按筛眼大、中、小设置，经过筛后，留在上、中、下筛网上的果实分别是特优、特级、甲级，而最后漏在筛体底下的是末级果实。筛网网眼大、小是根据分级标准设计制作的。至于果实中的油果、杂质、霉变果粒等，经分级后再进行人工或机械拣选去除。

在枸杞果实拣选方面，色泽选择机械逐步发挥作用。该机利用光电原理，通过计算机分析枸杞干果外表色泽，再通过色泽识别，将其中的霉果、黑果、油果、青果等分选出来。该机由主机和辅助设备组成，主机包括上料系统、识别系统、吹打系统、加热系统和操作系统组成；辅助系统由空气压缩机、储气罐和冷冻室空气干燥器组成。该机在实施拣选前，先设置好识别程序，在枸杞果实通过识别系统时，识别装置可按识别程序要求，将各类果实分离，达到分离和拣选的目的。利用拣选机拣选果实，可极大地提高拣选速度、降低拣选过程的劳动力占有量；且拣选质量稳定，降低劳动强度效果明显。每台色选机日拣选枸杞 10~15 t，相当于 120 人的拣选量；拣选成本在 0.13~0.15 元 /kg，低于 0.20 元 /kg 的人工拣选成本。但色选机设备一次性投入成本高，所以，该机械仅限于有实力的大规模销售企业购买使用。

枸杞干果在完成分级拣选后，多数产品要经过包装处理，才能进入市场销售。

枸杞包装涉及包装材料和包装规格。包装规格有大有小，大包装无统一规定，一般容量 25~30 kg，通常采用特制包装袋，包装袋分内外 2 层，内为优质黑色塑料袋，外为塑料编织袋，以保证贮藏期间防潮、控气、遮光等需要。常见的枸杞小规格包装有 250 g 和 500 g 两种，包装袋（小包装）材料有聚乙烯、聚氯乙烯、铝箔、复合材料等，这些材料有较好的阻隔性能，能有效阻止包装袋内外水分、氧气、二氧化碳等通透，从而抑制有害生物、微生物的繁殖，达到提高贮藏质量、延长贮藏期的目的。

保鲜剂：使用保鲜剂是提高枸杞产品贮藏期的有效手段。由于保鲜剂能有效吸附包装内袋残存的水分、氧气、二氧化碳，对枸杞的返潮、褪色、霉变、生虫有较强的抑制作用，有助于延长贮藏期，提高保鲜效果。

包装技术：与包装材料一样，包装技术在一定程度上也影响贮藏质量。果实返潮、褪色、霉变和生虫，是贮藏质量下降的主要标志，而贮藏环境中水分、空气、光照等，是果实返潮、褪色、霉变和生虫的重要诱因，因此，通过应用合理的包装技术，可有效减少包装袋内部的水分和空气的含量，优化包装袋内部环境，使果实返潮、褪色、霉变和生虫的风险大大降低，从而达到提高贮藏质量、延长贮藏期的目的。

在具体包装时，首先，要根据包装量的多少，选择适当大小的包装袋，包装袋过大，不仅浪费材料，且为袋内空气水分的残存提供了空间，不利于果实贮藏。其次，在包装袋封口前，要尽量挤压出袋内空气；再根据袋内果实量的多少，放置适量的保鲜剂后迅速封住袋口。在分装枸杞时，切忌将没有包装的果实长时间暴露在空气中。

### 三、果实贮存

枸杞果实贮存涉及果实产后从制干包装到最终使用前的整个过程，枸杞子可溶性糖分含量高，营养丰富，如果果实制干不彻底，含水量 ≥ 13%，或包装袋封口不及时、包装袋破损、密封不严等，都容易使枸杞子返潮和被虫霉感染，造成结块、褐变、生虫，使其商品性受到影响或失去商品价值，造成不应有的经济损失。

枸杞属于季产年销产品，枸杞产后须有一定的贮藏期，其商品质量在很大程度上取决于贮存环节，除果实干燥度、包装材料、包装技术外，贮存外部环境，如场地条件、贮藏温度等也非常重要。因此，在枸杞贮藏过程中，应注意以下几点。

首先，长期存放枸杞，必须是含水量 ≤ 13% 的干燥枸杞。其次，进货前贮藏库房要彻底清扫，并用高效低毒农药进行熏蒸处理，以保证彻底消毒。

第三，贮藏库房应是专用场所，具备通风、凉爽、干燥、避光和无异味条件，有条件的应采用低温冷藏。第四，在大堆码放时应经常反倒货物，以免堆内货物发热，造成贮藏病虫害蔓延。第五，贮藏中还应有防鼠防虫的措施，以防虫鼠破坏包装袋和货物，货物受虫鼠污染造成损失。

枸杞产品在贮藏期内，要遵循"安全贮存，科学管理；保证质量，降低消耗；收发迅速，避免事故"的原则。

**思考练习题：**

1. 枸杞鲜果的含水量大约是多少？

2. 枸杞的果实大小受到哪些因素的影响？

3. 枸杞果实发育过程中，从受精到果实成熟需要多长时间？

4. 枸杞果实的采摘需要注意哪些方面，以保证果实的质量和商品性？

5. 枸杞成熟期与采摘时期有哪些特点和注意事项？

6. 枸杞采摘的效率和质量如何提高？

7. 为什么枸杞采摘需要机械化？

8. 枸杞采摘机的工作原理是什么？

9. 便携式枸杞采摘机有哪些特点性能？

10. 枸杞鲜果的水分含量约为多少？经过制干处理后，水分含量被降低到多少以下？

11. 枸杞鲜果的脱蜡处理有哪些方法？请简要描述一下第一种方法的具体步骤。

12. 枸杞的加热烘干过程中需要具备哪些设备和条件？请简要描述一下加热烘干的三种方法中的一种。

12. 枸杞鲜果应该在什么时候脱离果枝并清理杂质？为什么？

13. 枸杞果实经制干、脱把去杂后，最好能立即进行什么操作？为什么？

14. 枸杞包装涉及哪些方面？使用什么保鲜剂可以提高枸杞产品贮藏期？

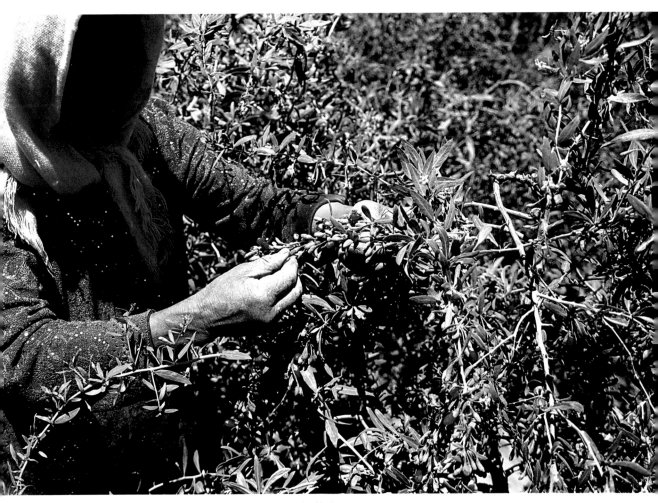

摘枸杞

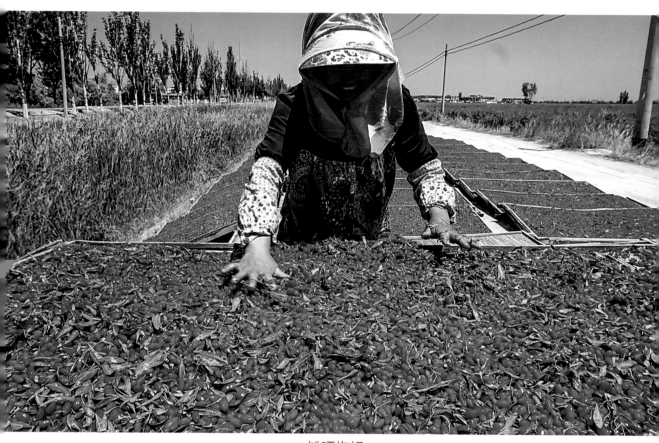

摊晒枸杞

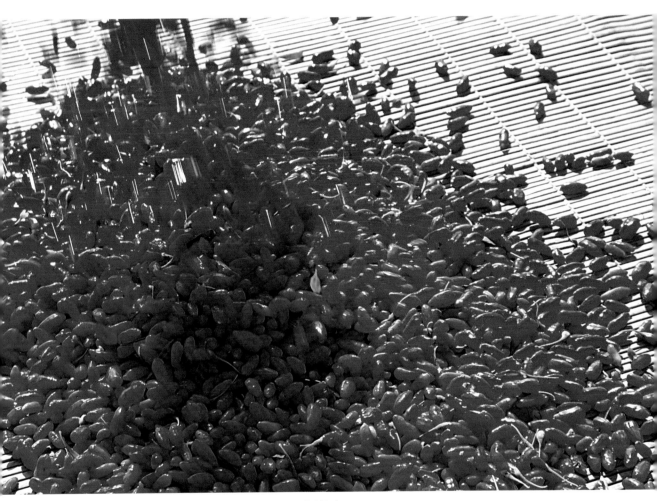

鲜枸杞

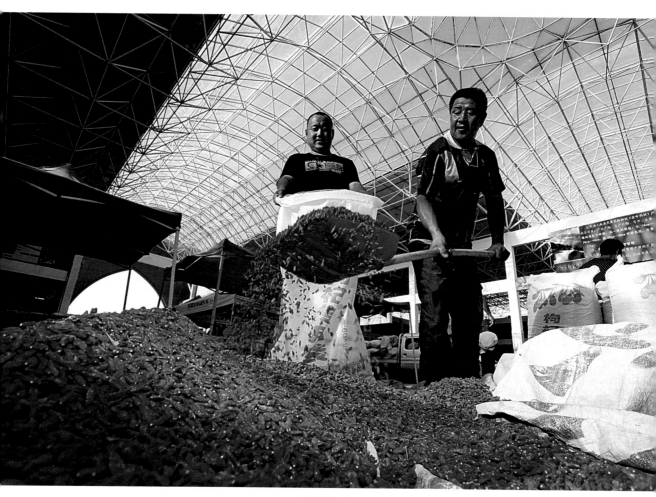

分装枸杞

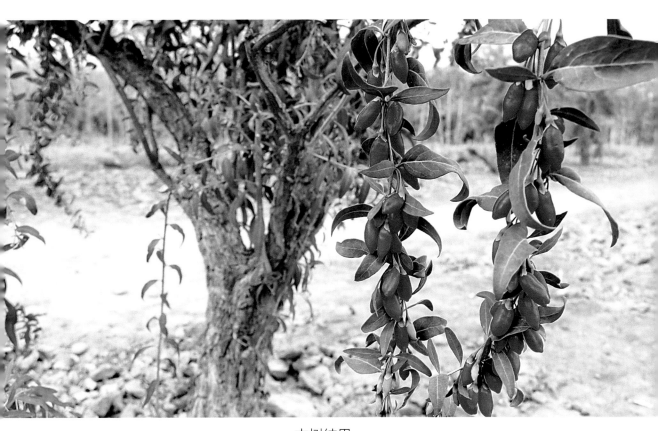

古树结果

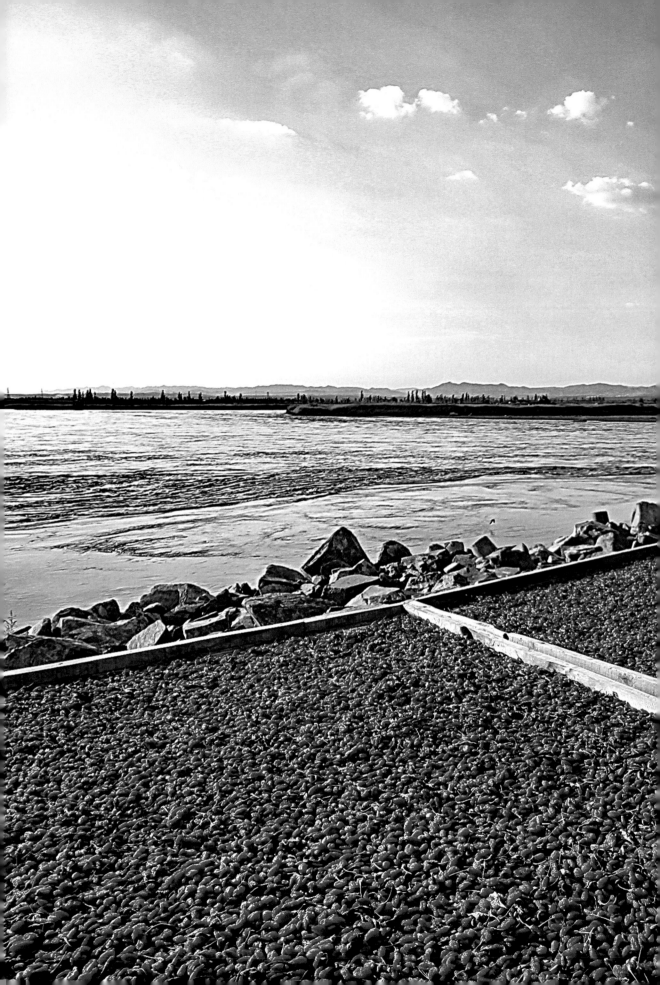

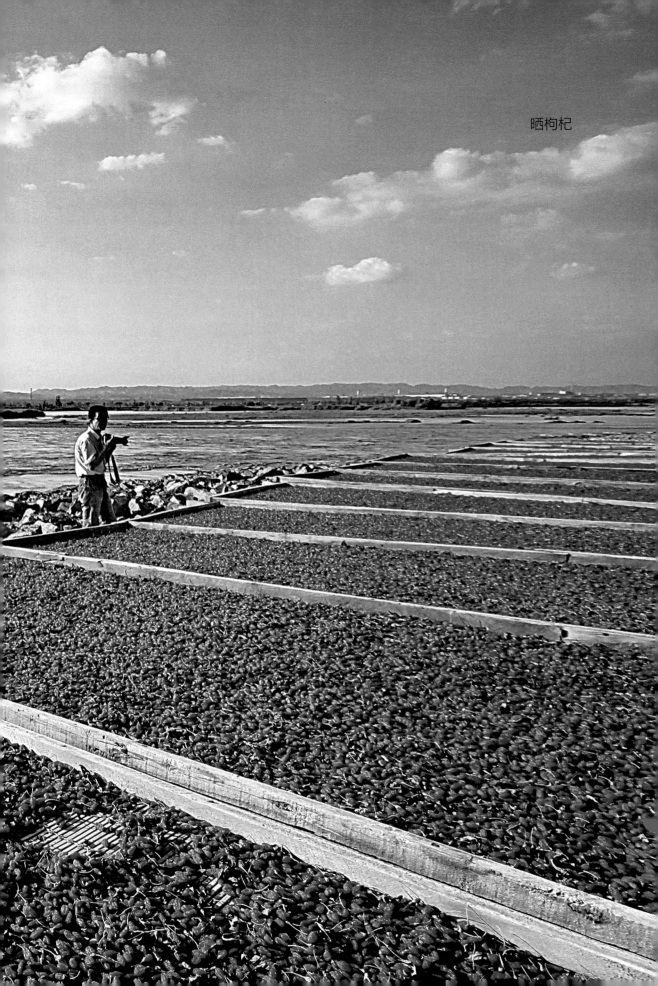

晒枸杞

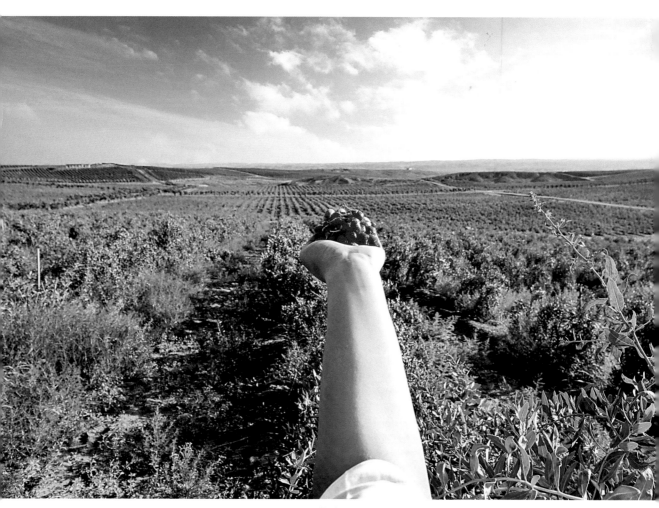

枸杞田